Erich Kasten

Übungsbuch Neuropsychologische Syndrome

Spezifische Trainingsaufgaben
nach Hirnschädigung

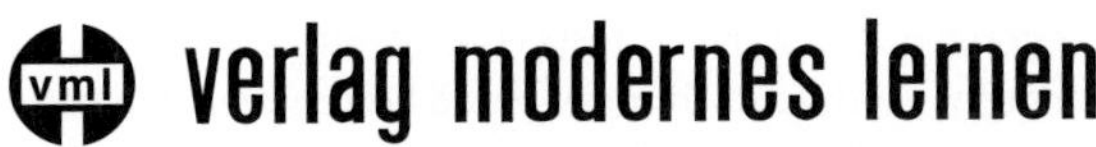
verlag modernes lernen

Unser Buchprogramm im Internet
www.verlag-modernes-lernen.de

Externe Links
Der Verlag weist ausdrücklich darauf hin, dass eventuell im Text enthaltene externe Links vom Verlag nur bis zum Zeitpunkt der Buchveröffentlichung eingesehen werden konnten. Auf spätere Veränderungen hat der Verlag keinerlei Einfluss. Eine Haftung des Verlages ist daher ausgeschlossen.

Folgen Sie uns auf 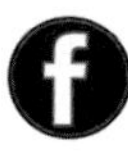 

Gesamtherstellung in Deutschland: Löer Druck GmbH, Dortmund

Titelfoto: © Who is Danny – stock.adobe.com

Schrift: Alegreya, Alegreya Sans, Fira Sans

Bestell-Nr. 5229 ISBN 978-3-8080-0926-0

Inhalt

Einleitung

Patienten, die einen Hirnschaden erlitten haben, werden oft abrupt aus einem völlig normalen Leben herausgerissen. Sie leiden durch die Läsion unter einer Vielzahl von Wahrnehmungsdefiziten, Lähmungen und kognitiven Einschränkungen. Hierzu gehören, je nach geschädigtem Bereich im Gehirn, aber auch psychosoziale Folgen. Die klinische Neuropsychologie ist ein spezialisiertes Gebiet der Psychologie, das sich auf Störungen von Gehirnfunktion konzentriert und eine Fülle von Behandlungsmaterialien entwickelt hat, die insbesondere auch in der Ergotherapie, Logopädie und z. T. Physiotherapie Anwendung finden.

Die Neuropsychologie hat gerade in Deutschland eine lange Geschichte. Bereits 1915 gründeten Kurt Goldstein und Ademar Gelb in Frankfurt am Main ein Zentrum zur Rehabilitation hirnverletzter Soldaten. Wichtigster erster Vertreter einer klinischen Neuropsychologie in Deutschland war sicherlich Walther Poppelreuter (1886–1939). Er behandelte hirnverletzte Soldaten des Ersten Weltkrieges und entwickelte für diesen Zweck eine Fülle von psychometrischen Untersuchungs- und Behandlungsmethoden. Die von ihm entworfene Poppelreuter-Figur wird in vielen Abwandlungen für visuelle Tests heute noch benutzt. Poppelreuter wies schon vor über 100 Jahren auf die Dreiteilung der Symptomatik von Hirnverletzungen hin: 1. Der subjektive Komplex der Hirnschäden, 2. die objektive Herabsetzung der körperlichen und geistigen Leistungsfähigkeit und 3. die Veränderung der gesamten Persönlichkeit.

Neuropsychologische Therapie geschieht stets mehrgleisig. Übergeordnetes Ziel ist die Verbesserung der Lebensqualität, wobei Neuropsychologie nur Teil eines interdisziplinären Ansatzes ist, daneben sollten die Patienten medizinische, physiotherapeutische, logopädische, ergotherapeutische, soziale und andere Leistungen erhalten. Im Verlauf der Therapie sollte der Patient folgende Stufen absolvieren:

- Allgemeine Aktivierung und Motivierung;
- Durchführung von allgemeinen Leistungstrainings (z. B. zur Verbesserung von Aufmerksamkeit und Konzentration);
- spezifische Abstimmung der Trainingseinheiten auf persönliche Defizite;
- Training von Basisleistungen auf die Lösung komplexer Probleme;
- Transfer des Trainingsfortschritts auf den Alltag und ggf. die berufliche Situation.

Grundlage sollte eine neuropsychologische Diagnostik sein, auf deren Basis dann entschieden wird, welche Bereiche behandelt werden können. Oft lässt sich leider eine völlige Wiederherstellung nicht erreichen; zusammen mit dem Patienten müssen deswegen realisierbare Ziele vereinbart werden, wobei auch der Patient Verantwortung übernehmen und diese nicht nur auf die Fachleute abschieben soll.

Häufig wird unspezifisches Material benutzt, etwa Kreuzworträtsel oder Sudoku aus der Tageszeitung. Bei umgrenzten Funktionsdefiziten muss aber ein möglichst spezifisches Training genau des gestörten Bereichs durchgeführt werden. Diese Übungen haben auch zur Folge, dass der Patient das Gefühl bekommt, aktiv selbst etwas gegen seine Schwierigkeiten tun zu können. Eine reine Fokussierung auf Defizite ist aber nicht sinnvoll, da sie den Patienten nur darauf verweisen, was er nicht kann. Gleichzeitig sollte man daher das Denken des Patienten auch auf die ihm verbliebenen Stärken lenken.

Überlastung ist unbedingt zu vermeiden; insbesondere allzu schwierige Übungen und mangelnde Fortschritte können die Motivation des Betroffenen empfindlich stören. Wichtig ist es, Übungsaufgaben herauszusuchen, die möglichst viel Spaß machen und bei denen der Patient seine Fortschritte direkt selbst erfassen kann.

Grundsätzlich lassen sich zwei therapeutische Vorgehensweisen unterscheiden:

Mit Kompensationsstrategien (Substitution) werden dem Patienten Handlungsalternativen beigebracht, um die Folgen der Hirnschädigung auszugleichen. Beispiele sind Benutzung des Rollstuhls oder Gehwagens bei Halbseitenlähmung, Terminkalender und Tagebuch bei Gedächtnisstörungen oder vermehrte Blickbewegungen in den blinden Raumbereich bei Gesichtsfeldeinschränkungen.

Die Restitution dagegen bemüht sich um eine Verbesserung oder Verminderung der Defizite, meist im Rahmen eines reinen *„drill and practice"*. Stures Üben hilft bei einigen Defiziten, etwa Aufmerksamkeitsdefiziten, Rechen-, Sprach- oder Lesestörungen. Das Gehirn ist plastisch und viele Defizite lassen sich auf intakte Hirnbereiche umtrainieren; dies ist ein mühseliger Prozess, der viel Zeit und Geduld in Anspruch nimmt, aber beachtliche Erfolge erzielen kann. Gut zu beobachten ist dies z. B. bei Halbseitengelähmten, die erst im Rollstuhl sitzen, dann zögernd am Rollator gehen und schließlich Spaziergänge mit dem Krückstock machen können.

Auch die Depressivität, unter der viele Patienten nach der Hirnschädigung leiden, verbessert sich meist nur, wenn Erfolge spürbar sind. Hierbei gilt allerdings auch, dass optimistische Patienten besseren Fortschritt zeigen als pessimistische und je besser die Unterstützung durch das soziale Umfeld, umso günstiger ist die Prognose.

Ein weiteres Problem bei vielen Patienten kann leider mangelndes Bewusstsein für das Ausmaß der Defizite sein. Es gibt Patienten mit dieser als *„Anosognosie"* bezeichneten Störung, die sich trotz massiver Probleme für völlig intakt halten und oft die Mitarbeit in der Therapie verweigern; offenkundige Symptome werden wegdiskutiert. Hier muss man zunächst Einsicht und Krankheitsakzeptanz fördern.

Je früher nach der Läsion die Behandlung einsetzt, desto besser die Prognose. Zu überlegen ist hier, welche Verbesserung zur Meisterung von Alltagsproblemen am besten helfen würde; fast immer stehen Physio- und Sprachtherapie dann an erster

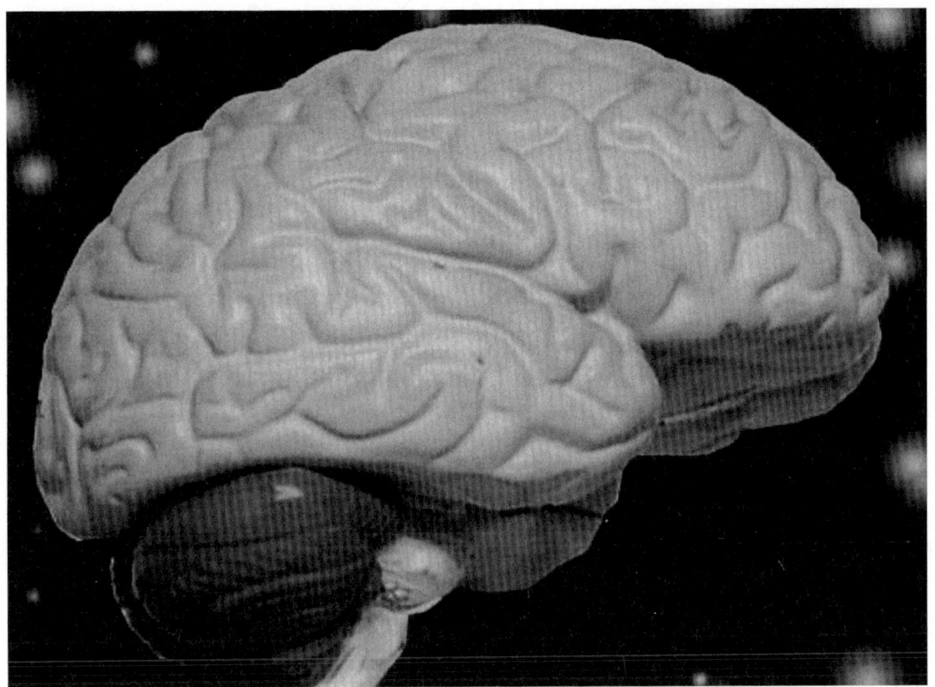

Stelle. Oberstes Zielkriterium sollte immer sein, dass der Patient sein Leben wieder möglichst selbständig meistern kann.

Der Betroffene muss zum Fachmann für seine eigenen Einschränkungen werden. Vor allem muss jeder Patient lernen, genau zu spüren, wann seine Belastbarkeit ausgeschöpft ist. Sobald dies der Fall ist, sollte er eine Ruhephase einlegen können, sich z. B. eine Zeitlang ins Schlafzimmer zurückziehen oder im Auto, in der Kaufhaus-Toilette oder im Stadtpark ein Entspannungstraining, wie z. B. Atemübungen oder Autogenes Training, machen.

Dem Patienten sollten während der Aufgaben auch Strategien zur Lösung vermittelt werden. Alltagsnahe Übungen (z. B. Einkaufslisten merken) sind für den Patienten einsichtiger als abstrakte Aufgaben.

In dem hier vorliegenden Buch finden Sie Aufgaben zu typischen Defiziten, die nach einer Hirnschädigung auftreten können, beispielsweise Konzentration, Gedächtnis, Wahrnehmung oder Handlungsplanung. Leider hat ein Buch eine umgrenzte Anzahl von Seiten. Letztlich können immer nur Beispiele für Übungen aufgezeigt werden und es bleibt Angehörigen oder Therapeuten überlassen, sich ähnliche Aufgaben auszudenken oder weiteres Therapiematerial anzuschaffen. Bitte betrachten Sie die Übungen in diesem Buch daher im Wesentlichen auch als Anregung.

1. Konzentration und Aufmerksamkeit

Konzentrationsfähigkeit setzt voraus, äußere Einflüsse weitgehend auszufiltern und sich gedanklich auf eine Aufgabe zu fokussieren. Aufmerksamkeit und Konzentration werden oft synonym verwandt, sind aber unterschiedlich definiert: Aufmerksamkeit richtet sich auf äußere Reize, Konzentration auf innere Vorgänge, d. h. man achtet aufmerksam auf den Straßenverkehr, konzentriert sich dagegen auf die Lösung eines Problems.

Unser Gehirn bildet ständig Assoziationen, von denen wir durch Konzentration blitzartig die relevanten auswählen müssen. Rund 80% der Hirngeschädigten leiden hier unter Störungen, die sich nicht nur negativ auf das Alltagsleben auswirken, sondern auch die Rehabilitation aller anderen Funktionen behindern. Äußerlich wirken die Patienten meist normal und das Defizit fällt zunächst kaum auf. Man merkt es erst an gehäuften Fehlern und frühzeitiger Erschöpfung. Oft neigen Familie, Kollegen und Arbeitgeber dazu, den Betroffenen zu überfordern, was zur Frustration führt. Viele Betroffene hätten lieber einen Beinbruch, den man sehen kann und auf den die Umwelt Rücksicht nimmt. Kognitive Probleme sieht man nicht und der Satz „*Nun konzentriere Dich doch mal!*" hilft nicht, wenn der Betroffene es einfach nicht kann.

Der Aachener Professor Walter Sturm fasste das Wissen über Aufmerksamkeit in einem Modell aus vier Komponenten zusammen:

- Alertness ist die allgemeine Wachheit, sie trennt sich in tonische Aktivierung (physiologischer Zustand, z. B. in Abhängigkeit von der Tageszeit) und phasische Aktivierung durch aktuelle Umweltgegebenheiten (z. B. Warnreize wie ein plötzlicher Knall). Die Skala der Folgen bei einer Schädigung reicht vom Koma über Schläfrigkeit (Somnolenz) bis zu einer allgemeinen Verlangsamung oder verzögerte Reaktionen bei Gefahr.

- Selektive Aufmerksamkeit ist die Fähigkeit, sich relevanten Merkmalen zuzuwenden und gleichzeitig irrelevante Aspekte zu ignorieren. Gerade damit haben viele Patienten Probleme, sie lassen sich viel zu leicht ablenken oder fühlen sich z. B. durch Hintergrundlärm bedrängt.

- Geteilte Aufmerksamkeit ist die Fähigkeit, gleichzeitig mehrere Reizquellen zu beachten (z. B. Straßenverkehr, Tacho und Nachrichten im Autoradio).

- Vigilanz (Wachheit, Daueraufmerksamkeit) ist die längerfristige Aufmerksamkeit bei niedriger Ereignishäufigkeit, z. B. bei Fließband-Arbeitern, die defekte Produkte aussortieren sollen. Vigilanz steht in engem Zusammenhang mit der tonischen Aktivierung.

Störungen von Aufmerksamkeit und Konzentration kann man verhältnismäßig gut mit Übungen trainieren, um die Belastbarkeit zu erhöhen. Hierbei zielen die extern fokussierten Ansätze auf eine Anpassung der Umwelt, d. h. Optimierung des Arbeitsplatzes und Reduzierung ablenkender Reizquellen (z. B. Radio im Hintergrund, überfüllter Schreibtisch). Checklisten zum Abhaken helfen vielen Betroffenen im Alltag (z. B. auch bei Hausarbeiten).

Es ist sinnvoll, mit Übungen und Tätigkeiten zu beginnen, die zunächst noch unter dem Anspruchsniveau liegen; ihre Erfüllung führt aber zu Erfolgserlebnissen, und das Niveau kann dann gesteigert werden. Wichtig ist es, insbesondere bei Patienten mit schwerer Schädigung, jede Leistung zu belohnen, entweder verbal („*Das haben Sie wirklich gut gemacht*") oder auch mit kleinen Geschenken, Süßigkeiten usw. Kritik sollte vermieden werden, eher kann man am Anfang kleine Hilfen geben, die dann ausgeblendet werden, bis man das Gefühl hat, dass der Patient die Übung selbständig bearbeiten kann.

Bei intern fokussierten Therapieansätzen wird nach störendem und aufzubauendem Verhalten gefragt und nach möglicher Belohnung. Impulsives, abgelenktes Verhalten muss gelöscht werden. Der Patient soll diese antrainierten Verhaltensweisen dann via Selbstverstärkung und Selbstinstruktion für sich selbst (intern) übernehmen und lernen, seine Motivation aufzubauen und sich selbst zu belohnen.

Welches störende Verhalten des Patienten verhindert die Konzentration?

____

Gibt es Verstärker, die dieses störende Verhalten aufrechterhalten (z. B. Zuwendung durch andere?)

____

Welches positive Verhalten soll erreicht werden?

____

Womit kann man den Patienten belohnen, um dieses Ziel zu erreichen?

____

Praktisch jede Übung in diesem Buch trainiert auch die Aufmerksamkeit mit.

1.1 Konzentrationsübung: Blumen malen

Blumen für Oma Martha: Bitte malen Sie aus den Kreisen Blumenblüten. Die Zahl, die in dem Kreis steht, gibt vor, wie viele Blütenblätter jeder Kreis bekommen soll, also zum Beispiel etwa so:

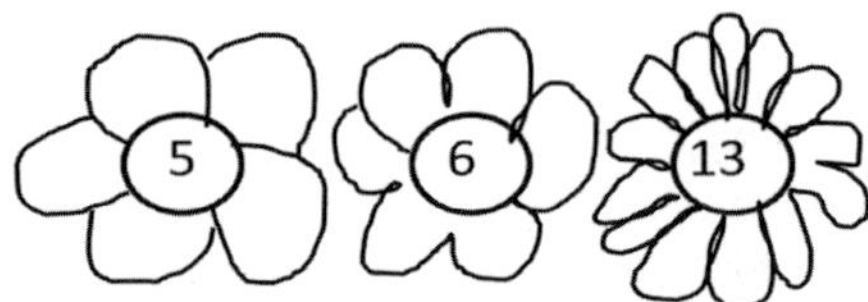

Vermutlich können Sie das besser? Bitte zeichnen Sie hier die fehlenden Blütenblätter:

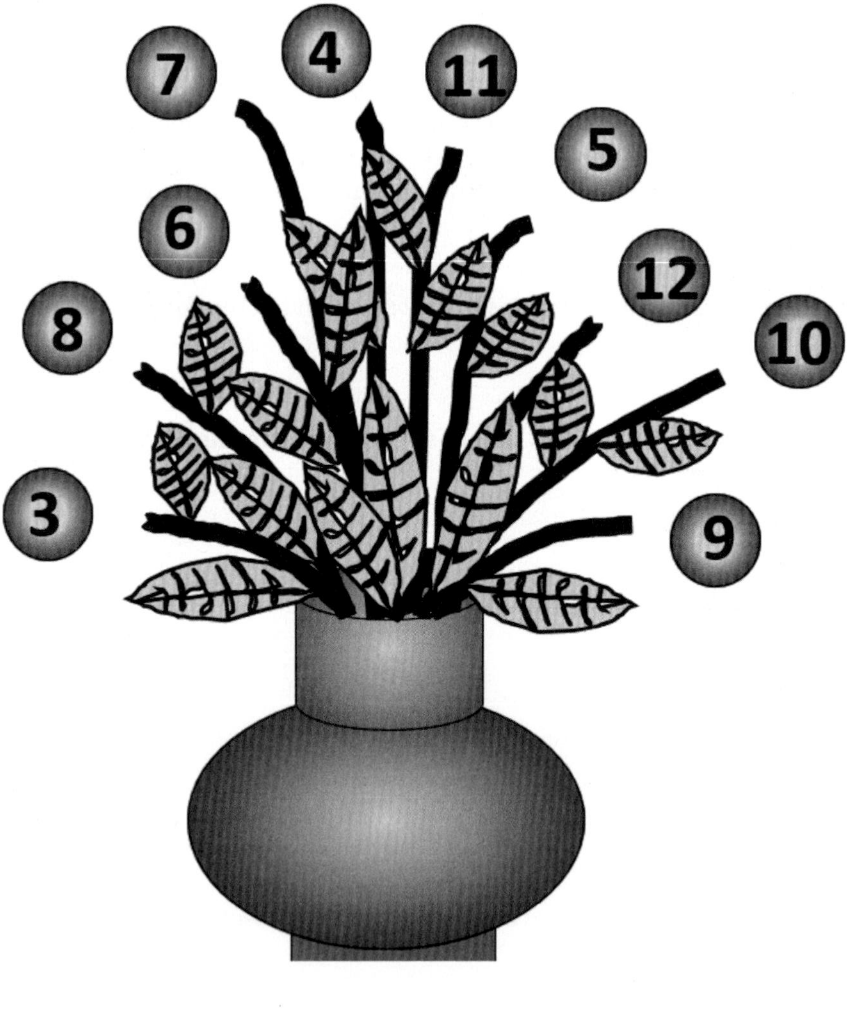

1.2 Konzentrationsübung: Segelboot

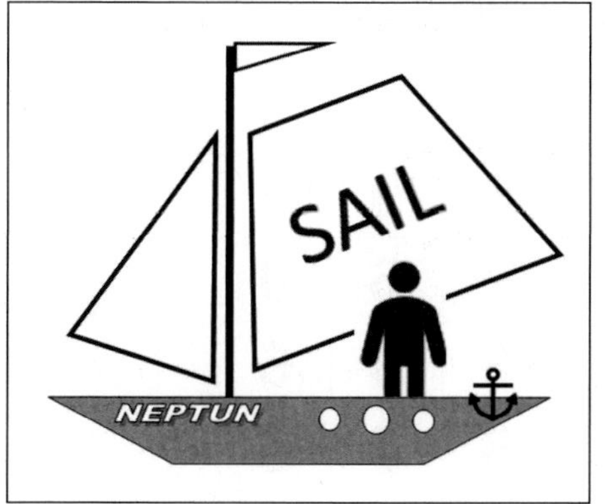

„Ahoi, Land voraus!"

So soll das Segelboot eigentlich aussehen, aber in den folgenden Bildern hat der Zeichner in der Hektik dieses Lebens immer ein Teil vergessen. Können Sie das fehlende Teil finden und es dazu zeichnen?

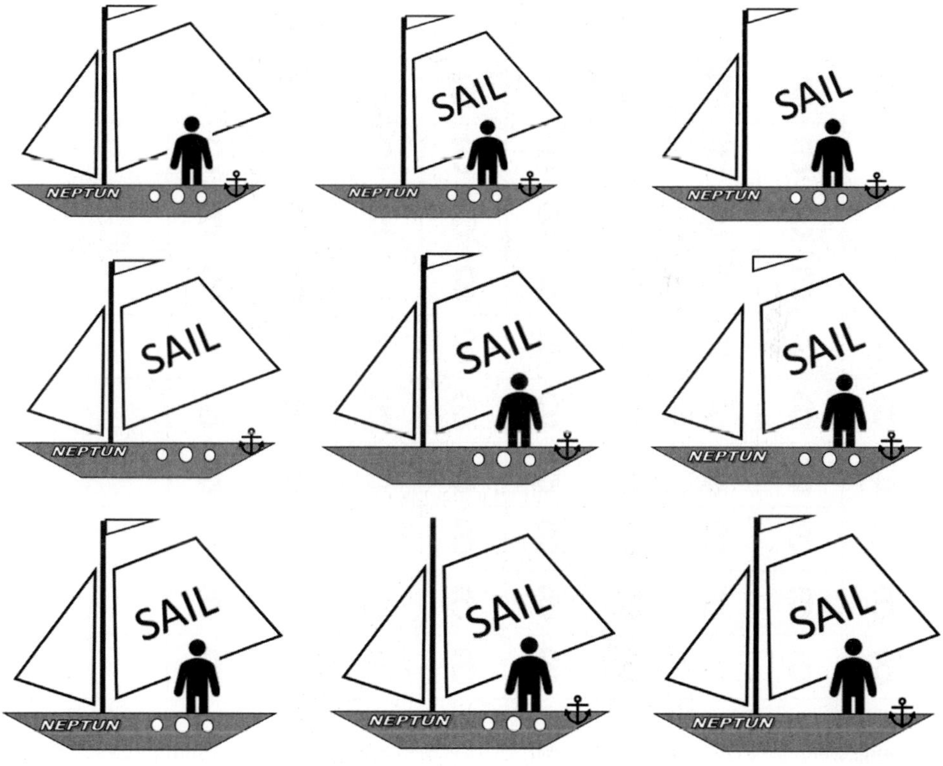

1.3 Konzentrationsübung: Neuner raus!

Bitte streichen Sie bei der folgenden Aufgabe alle Zahlen „9“ durch und schreiben Sie für jede Zeile die Anzahl durchgestrichener Neunen in die rechte Spalte.

									Summe
9	9	6	9	6	9	6	9	6	
6	6	9	6	9	6	9	6	9	
6	9	6	6	9	6	6	9	6	
6	6	9	6	6	9	6	6	6	
6	6	6	6	9	6	6	6	6	
6	6	6	6	6	6	6	6	6	
6	9	6	6	6	6	6	6	6	
6	6	6	6	9	6	6	6	9	
6	6	6	6	6	6	9	9	9	
6	9	9	9	9	6	6	6	6	
9	6	6	6	9	9	9	6	9	
6	9	6	6	6	9	6	9	9	
6	6	9	6	9	6	6	9	6	
9	9	6	6	6	6	6	6	6	
6	6	6	9	6	6	6	6	6	
6	6	6	6	6	6	6	6	6	
6	6	6	6	9	6	6	6	6	

Lösung: Wenn Sie es richtig gemacht haben, muss in der rechten Spalte unter Summe diese Zahlenabfolge stehen:

5-4-3-2-1-0-1-2-3-4-5-4-3-2-1-0-1.

1.4 Konzentrationsübung: Blätter zählen

Bitte schätzen Sie, wie viele Blätter dieser Baum hat: ____________.

Zählen Sie dann die Blätter, es sind: ____________.

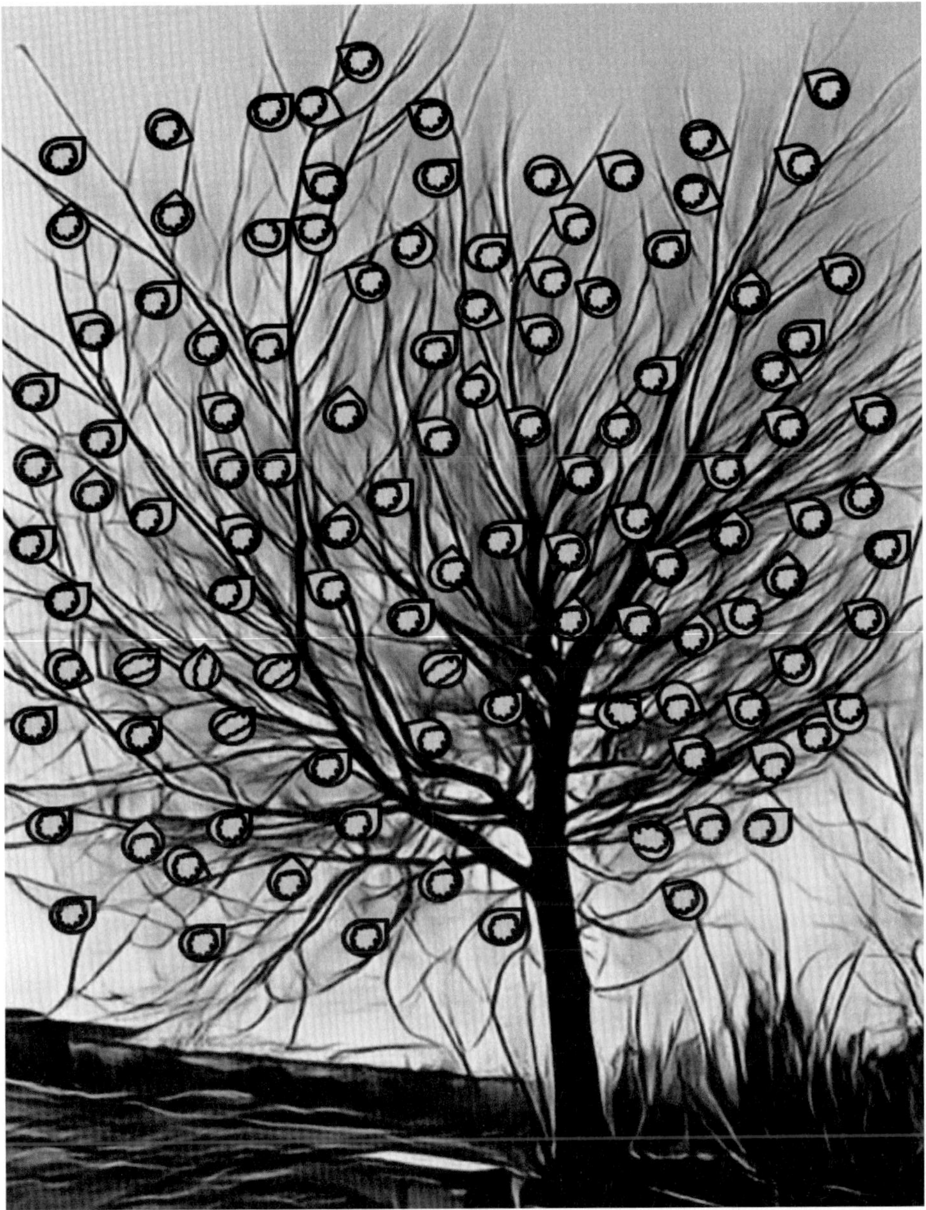

Nach Ansicht des Zeichners hat der Baum genau 111 Blätter, so ungefähr jedenfalls.

1.5 Konzentrationsübung: Figuren rechnen

Bitte schreiben Sie
eine Eins in alle Vierecke,
eine Zwei in alle Dreiecke
und eine Drei in alle Kreise:

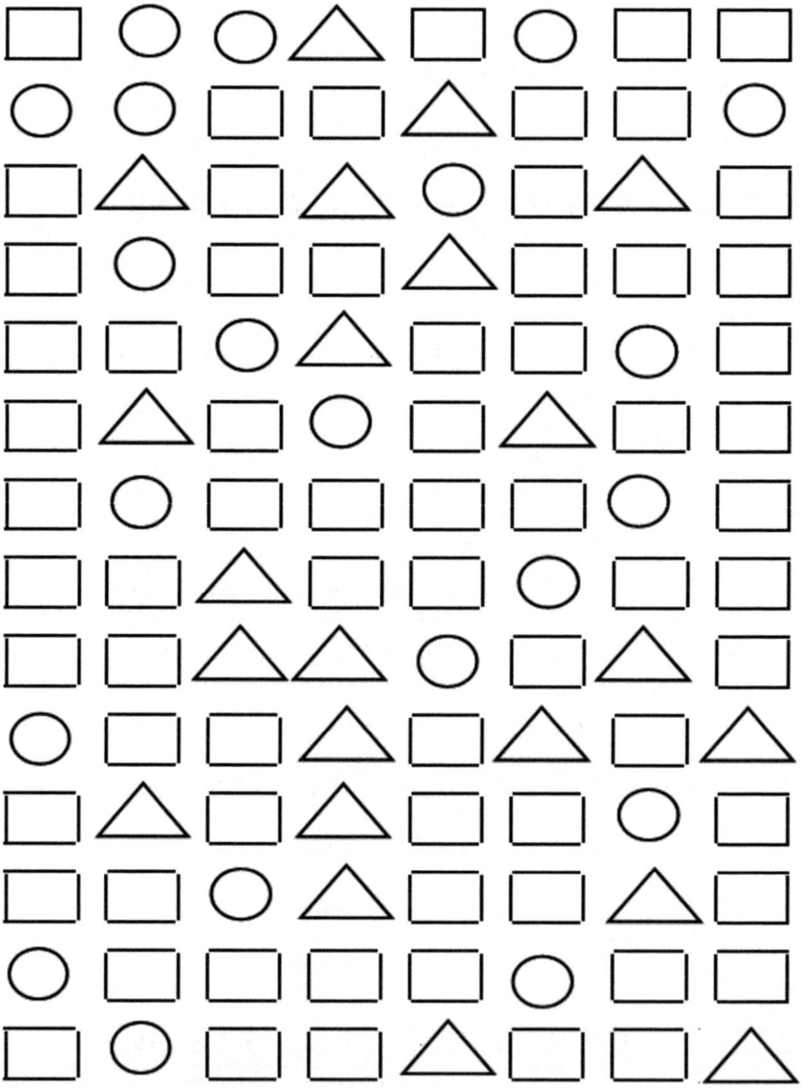

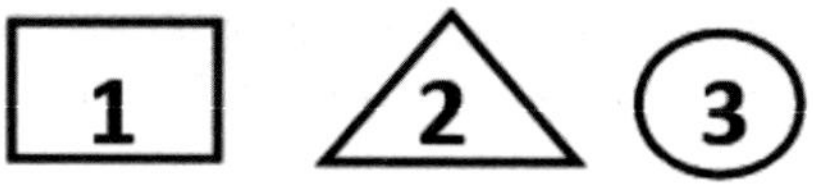

Zählen Sie nun die Zahlen zusammen, die Sie in die geometrischen Figuren geschrieben haben. Wenn Sie als Lösung 176 haben, dann haben Sie dasselbe heraus wie der Buchautor. Wenn Sie nicht 176 errechnet haben, dann hat sich einer von uns beiden verzählt.

1.6 Konzentrationsübung: Die #69er

Bitte zählen Sie alle Zahlen 69, aber nur durch, wenn ein # davor steht, also: **# 69**. Merken Sie sich die Anzahl pro Zeile und schreiben Sie diese Zahl in die Spalte „Summe".

	Summe
# 69 + 96 & 96 # 69 # 69 $ 96 # 69 # 69	
# 69 + 69 # 69 + 96 # 69 # 96 # 69 & 69	
# 69 & 96 # 96 # 69 % 69 # 69 $ 96 + 96	
# 96 ? 96 & 69 / 96 () 69 + 96 # 69 # 69	
% 96 % 69 # 69 ? 69 % 69 $ 96 § 69 ? 96	
# 96 & 69 % 69 § 96 / 69 # 96 () 96 + 96	
% 96 % 69 # 69 ? 69 % 69 $ 96 § 69 ? 96	
# 96 ? 96 # 69 / 96 () 69 + 96 # 69 # 96	
# 69 & 96 # 96 # 69 % 69 # 69 $ 96 + 96	
# 69 + 69 # 69 + 96 # 69 # 96 # 69 & 69	
# 69 + 96 & 96 # 69 # 69 $ 96 # 69 # 69	
+ 69 / 69 + 69 # 96 % # 96 § 69 # 96 #9	
# 96 & 96 # 96 # 69 % 69 # 96 $ 96 + 96	
# 69 ? 96 & 69 # 96 () 69 + 96 # 69 # 96	
% 96 # 69 # 69 ? 69 # 69 # 96 § 69 ? 96	
+ 96 # 96 # 69 / 96 # 69 + 96 # 69 # 69	
# 69 & 96 # 96 # 69 # 69 # 69 $ 96 # 69	

Wenn Sie alles richtig gemacht haben, lauten die Summen:

5–4–3–2–1–0–1–2–3–4–5–0–1–2–3–4–5

1.7 Konzentrationsübung: Wo ist die 13?

Bitte streichen Sie die Zahlen an, wenn die Summe mit der letzten Zahl „13" ergibt. Zum Beispiel:

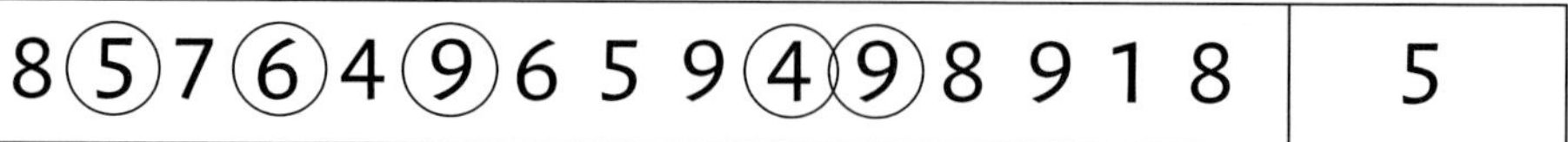

8 5 7 6 4 9 6 5 9 4 9 8 9 1 8	5

Die 5 ist eingekreist, weil 8 + 5 = 13. Die folgende 6 ist eingekreist, weil 7 + 6 = 13. Die darauf folgende 9 ist eingekreist, weil 4 + 9 = 13. Dann ist erst wieder die 4 umkreist, weil 9 + 4 = 13.

	Summe
7 6 8 5 4 9 5 7 8 5 3 9 6 5 9 4 7 8 2 9 2	
4 9 4 9 6 7 5 8 3 5 6 9 3 9 2 8 9 3 5 3 7	
5 8 6 9 4 3 5 8 9 4 6 7 3 8 9 7 7 3 2 9 5	
4 9 5 1 6 5 8 3 2 6 7 5 5 9 4 8 6 8 5 7 6	
3 5 6 9 5 1 8 7 4 4 9 5 8 6 7 9 4 8 5 7 6	
9 5 6 7 4 9 8 5 8 2 5 6 7 5 9 4 8 3 7 9	
9 4 1 2 4 8 5 8 5 4 9 6 7 6 8 9 3 6 2 7 4	
3 9 2 8 5 2 7 6 9 4 9 8 5 6 7 6 5 9 3 9 3	
4 5 6 7 8 7 5 4 3 9 4 5 6 7 8 9 4 9 6 7 6	
6 7 6 8 5 9 4 9 3 1 9 4 8 3 5 8 5 6 6 2 9	
5 6 5 8 7 6 1 3 8 5 8 5 6 3 7 6 7 8 5 6 2	
4 9 5 8 6 7 7 6 5 8 9 4 8 5 6 7 4 8 8 3 7	
5 9 4 4 8 5 7 6 7 5 3 9 4 9 3 8 5 8 5 9 1	
1 2 9 4 5 8 5 2 9 4 6 7 6 7 8 5 9 4 8 6 5	
9 5 7 8 5 9 4 9 4 9 4 6 7 6 7 5 6 2 1 9 8	
6 7 6 8 5 9 4 9 3 1 9 4 9 3 5 8 5 6 7 2 9	
6 5 9 8 5 3 5 8 9 4 6 7 3 7 6 7 6 7 8 5 8	
4 5 6 9 9 4 9 8 5 8 6 7 6 7 4 9 5 8 5 3 7	

Wenn Sie alles richtig gemacht haben, müssten in der Zeile Summe diese Zahlen stehen:

5–5–5–6–6–6–7–7–7–8–8–8–9–9–9–10–10–10

1.8 Konzentration: Tipps & Tricks im Alltag

Aufmerksamkeit und Konzentrationsfähigkeit lassen sich im Alltag gut trainieren, da praktisch alles was man tut verlangt, dass man sich aufmerksam darauf konzentriert. Viele Patienten haben anfangs eine Spanne von gerade mal 20 bis 30 Minuten, in der sie sich gezielt mit etwas beschäftigen können. Ziel ist es, diese Spanne zu verlängern. Mit viel Training kann erreicht werden, sich schließlich mehrere Stunden auf eine Arbeit zu konzentrieren. Ablenkende Reize sollte man weitgehend fernhalten, die Dauer einer Übung muss anfangs sehr kurz sein und insbesondere Pausen sind wichtig.

Für ein Konzentrationstraining gibt es im Buchhandel eine Vielzahl von Übungsheften und Büchern. Auch wenn Materialien wie Kreuzworträtsel oder Sudoku sehr unspezifisch sind, kann man sie durchaus als Übungsmaterial vorlegen. Auch Patiencen-legen trainiert die Konzentrationsfähigkeit. Fast jedes Gesellschaftsspiel ebenso. Vor allem macht es dem Betroffenen sicherlich mehr Spaß, ein Spiel zu zweit oder dritt zu spielen. Sticken, Stricken, Häkeln oder Malen-nach-Zahlen erfordert Aufmerksamkeit. Ebenso viele Bastelarbeiten, etwa ein Vogelhäuschen zu bauen, einen Steingarten anzulegen, oder einen Pflanzkasten zu bestücken. Wenn einem gar nichts anderes einfällt, kann man seine Aufmerksamkeit auch darauf lenken zu zählen, ob in einer Stunde mehr schwarze als weiße Autos vorbeifahren oder ob mehr Frauen als Männer vorbeigehen. Konzentration ist auch gefragt, um eine Liste zu erstellen, was im Verlauf der kommenden Woche mittags auf den Tisch kommen soll und was man dafür einkaufen muss. Hierzu kann es wichtig sein, überhaupt erst einmal nachzusehen und aufzuschreiben was eigentlich noch da ist und wieviel. Überhaupt kann eine Inventur von Gebrauchsgegenständen zu interessanten Ergebnissen führen (insbesondere, dass man manche Dinge doppelt und dreifach hat, ohne das zu ahnen).

Die „Pendelübung“ stellt eine Möglichkeit dar zu üben, sich von äußeren Reizen nicht ablenken zu lassen. Optimal ist es, wenn man bereits ein Entspannungstraining, etwa Progressive Muskelentspannung, Autogenes Training oder Meditation erlernt hat. Man legt sich hin, entspannt sich und achtet nun einige Zeit nur auf seinen eigenen Körper, versucht immer noch lockerer und entspannter zu werden und denkt ein Mantra wie „*Ommmmm*“ oder die Formeln des Autogenen Trainings („*Ich bin ganz ruhig*“). Dann fokussiert man seine Aufmerksamkeit aber nach außen: Welche Geräusche kommen von außen, welche Gerüche, wie ist die Temperatur. Nach einigen Minuten lenkt man seine Aufmerksamkeit wieder nach innen. Dieser Außen-Innen-Wechsel lässt sich mehrfach wiederholen.

2. Gedächtnis

Wenn Sie jetzt glauben, dass Ihr Gedächtnis völlig in Ordnung ist, dann sagen Sie mir doch einmal:
Was haben Sie gestern Mittag gegessen?
Was haben Sie vorgestern Mittag gegessen?
Was haben Sie vor zwei Tagen zum Mittag gegessen?
Was haben Sie vor drei Tagen zum Mittag gegessen?
Was haben Sie vor vier Tagen zum Mittag gegessen?

Alternativ kann man auch fragen, was man gestern, vorgestern usw. im TV geschaut hat. Sie werden rasch merken, dass die Erinnerungsfähigkeit mit jedem Tag Abstand immer dünner wird. Mit etwas Glück kann man sich noch zusammenreimen, was man an dem Tag gemacht hat und dann fällt einem mitunter auch ein, was man gegessen hat. Das Gehirn ist dummerweise von einem Schädelknochen umgeben und das verhindert, dass es immer größer wird. Da aber ständig neue Informationen auf uns einprasseln, die wir uns merken sollen, muss das Gehirn zwangsläufig löschen, was nicht wichtig ist. Wenn Sie nachts glauben, dass Sie schlafen, entscheidet Ihr Gehirn, was es behalten und was es auslöschen möchte. Vergessen ist also völlig normal.

Wie merkt man sich eigentlich etwas im Gedächtnis? Das Gehirn versucht fremde Inhalte in bereits vorhandene Systeme zu integrieren. Hierbei werden neue Verknüpfungen zwischen Nervenzellen gebildet, dies geschieht vor allem in Ruhephasen nach dem Lernen (z. B. in der Nacht). Man sollte also nach jedem Lernprozess eine Pause einfügen.

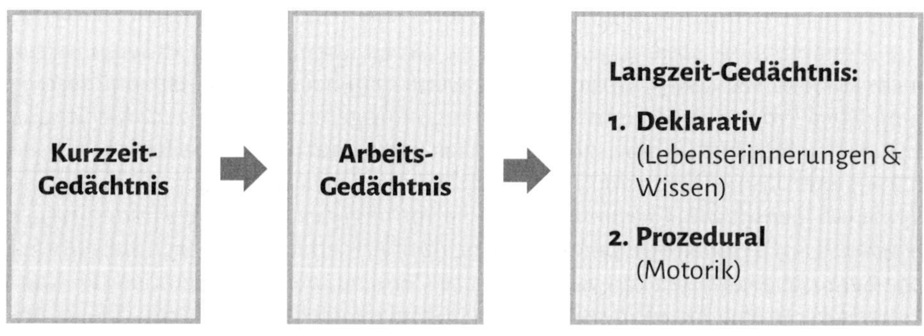

Die wichtigsten Gedächtnisspeicher.

Man unterscheidet das Kurzzeitgedächtnis, mit dem man sich z. B. eine Telefonnummer merkt, die man gleich wählt. Viel mehr als etwa 7 Informationseinheiten kann man hier nicht behalten und schon nach einer runden Minute hat man diese Information oft schon wieder vergessen, es sei denn, sie wandert weiter in den nächsten Gedächtnisspeicher: Im Arbeitsgedächtnis legen wir Informationen ab, die wir im Alltag benötigen, um eine Aufgabe zu erledigen. Die Information kann hier deutlich länger im Gehirn kursieren, wird nach der Erledigung aber meist auch wieder vergessen (*oder wissen Sie noch, was Sie vorletzte Woche am Dienstag zum Mittagessen hatten?*). Aufregende, spannende, emotionale Erlebnisse wandern automatisch in den Langzeitspeicher. Allerdings müssen wir auch viele langweilige Informationen dort ablegen, weil wir sie z. B. für eine Prüfung benötigen; das geht nur durch stetige Wiederholung des Lernstoffes. In diesem Altgedächtnis trennt man episodisches (Lebenserinnerungen) und semantisches Gedächtnis (Wissen). Prozedurales Gedächtnis (motorische Funktionen wie Autofahren) und Priming (spontanes Wiedererkennen) bilden den *nondeklarativen Speicher*.

Das *Arbeitsgedächtnis* ist am anfälligsten für Störungen, seltener ist das Kurzzeit- und am seltensten das Langzeitgedächtnis eingeschränkt. Die Patienten wissen im Extremfall noch, was sie vor 20 Jahren gemacht haben, aber nicht was sie vor 20 Minuten gegessen haben. Patienten mit schweren Gedächtnisdefiziten neigen dazu, diese im Alltagsleben zu verdecken, indem sie Erinnerungslücken mit Konfabulation, d. h. Erfindungen, auffüllen.
Vergesslichkeit lässt sich leider nur schwer therapieren, allerdings bilden sich offenbar im Hippocampus, einem der wichtigsten Gehirnbezirke für die Bildung von Erinnerungen, stetig neue Nervenzellen, so dass eine Besserung möglich ist.

Wenn sich der Betroffene nichts mehr merken kann, muss man zu kompensatorischen Strategien greifen, hierzu gehören der Einsatz von externen Gedächtnishilfen wie z. B. Einkaufslisten, Notizzettel, Pinboard, (Küchen-)Wecker, Handy mit Erinnerungsfunktion, Führen eines Tagebuchs, elektronische Notizbücher, Terminkalender im PC, usw. Man differenziert zwischen aktiven Hilfen (z. B. Alarmton) und passiven (z. B. Notizzettel). Insbesondere bei prospektiven Gedächtnisstörungen (z. B. Einhalten von Verabredungen) haben sie sich bewährt. Betroffene sollten hier aber unter Umständen nicht nur den nächsten Arztbesuch festhalten, sondern z. B. auch, wann die Bettwäsche gewechselt oder Haare gewaschen werden müssen. Ein Terminplaner muss mit hohem Aufforderungscharakter so liegen, dass die Person mehrmals täglich automatisch daran vorbeikommt und anliegende Termine sieht; auch ein Smartphone mit Erinnerungsfunktion, das fleißig summt, nützt im falschen Zimmer nichts. Hilfreich sind auch *Check-Listen* für den Tagesablauf, die dann abgehakt werden müssen.

2.1 Gedächtnisübung: Geschichten

1. Gerda Schrammhausen muss noch einkaufen gehen, sie braucht Brot, Ananas, Radieschen und eine Torte. Leider findet sie keinen Zettel, um sich das aufzuschreiben und ihr einziger Kugelschreiber ist sowieso gerade leer, aber sie kennt einen einfachen Trick: Um sich das zu merken, bildet sie aus den Anfangsbuchstaben der vier Teile ein neues Wort. In diesem Fall ist das **B**rot – **A**nanas – **R**adieschen und **T**orte = BART. Sie geht die 10 Minuten zu Fuß zum Supermarkt. Auf dem Weg trifft sie ihre Freundin Anneliese, die ihr ganz aufgeregt erzählt, dass ihr Kollege auf dem Heimweg einen Autounfall hatte. Er ist tatsächlich abends auf der Autobahn mit einem Wildschwein kollidiert, das muss man sich mal vorstellen, es ist unglaublich. Der Wagen hat Totalschaden und musste abgeschleppt werden. Und außerdem weiß Anneliese zu berichten, dass die Freundin vom Chef Mutter von Zwillingen geworden ist, also niemand versteht, warum er sie nicht endlich mal heiratet; das spart ja auch Geld und die beiden wohnen nun schon drei Jahre zusammen. Und der bösartige Ober-Buchhalter geht nun wohl doch endlich in Rente, Zeit wird es ja auch, er ist ja schon fast 70 Jahre alt, keiner mag den bärbeißigen alten Kerl wirklich, aber er soll ja mit einer noch schlimmeren Frau verheiratet sein und lässt seinen Frust wohl an den Mitarbeitern in der Firma aus. Dann klagt Anneliese über die stetigen Preis-Erhöhungen, die Tomaten kosten jetzt das Doppelte von dem, was sie letztes Jahr gekostet haben und von den Energiepreisen wollen wir gar nicht erst reden. Das ist endlich ein Thema, bei dem Gerda Schrammhausen mithalten kann, denn zufälligerweise ist auch sie von den Preiserhöhungen gerade bei Lebensmitteln betroffen. Als Anneliese dann aber auch noch anfängt über das Wetter zu reden, es soll ja nächste Woche Sturm und Regen geben, wird Frau Schrammhausen langsam etwas ungeduldig. Es dauert aber trotzdem fast eine Stunde, bis sie den Redefluss ihrer Freundin endlich unterbrechen kann und weiter zum Supermarkt geht. Dort angekommen hat sie leider völlig vergessen, was sie eigentlich einkaufen wollte. Ihr fällt nur das Wort „Bart" ein, aber einen Bart wollte sie sich bestimmt nicht kaufen. Wissen Sie noch, was Frau Schrammhausen einkaufen wollte?

1. ______________________ 2. ______________________

3. ______________________ 4. ______________________

2. Thomas Blauborgberg schläft schlecht in dieser Nacht. Er hat den Alptraum, dass es stockfinster ist, seine Wohnung ist voll von bösen Geistern und das Licht lässt sich nicht anknipsen. Schweißgebadet wacht er auf und ihm fällt ein, er muss noch dringend die Nachzahlung für die **Stromrechnung** bezahlen. Er versucht sich das zu merken, schläft wieder ein und träumt von einem Kunden, der zähnefletschend hinter ihm her läuft und im Traum hat der Kunde Zähne so groß wie die von einem Blauwal. Herr Blauborgberg wacht wieder auf und ihm fällt ein, dass er das **Paket** mit der Ware für diesen Kunden unbedingt noch zur Postannahmestelle bringen muss, das liegt schon drei Tage herum. Kaum ist er so halbwegs wieder eingeschlafen, fällt ihm seine Schwester **Erna** ein, sie hat übermorgen Geburtstag. Das bedeutet, er muss noch irgendetwas für sie besorgen. Er versucht wieder einzuschlafen und träumt davon, dass er umringt ist von einer riesigen Menge Menschen, die ihn alle auslachen. Sie lachen und lachen und Thomas Blauborgberg wird immer kleiner und schämt sich. Wieder wird er wach und fragt sich, warum ihn alle ausgelacht haben? Da wird ihm schlagartig klar, nächste Woche ist die Faschingsparty und er wollte sich als **Clown** verkleiden, hat aber das Kostüm noch gar nicht. Unbedingt muss er morgen daran denken, sich im Internet ein Clowns-Kostüm zu suchen und es zu bestellen. Vielleicht kommt das Kostüm ja in einem **Karton**? Den Karton braucht er nämlich, um die Ware an den zähnefletschenden Kunden zu versenden. Ganz dringend muss er sich darum kümmern, den Karton zu besorgen. Es ist schon 04:30 morgens und Herr Blauborgberg muss um 06:30 aufstehen, er will wenigstens noch diese zwei Stunden schlafen. Er wälzt sich im Bett hin und her, endlich umschlingt der Schlaf sein Gehirn. Der Rest der Nacht ist fast harmlos, er träumt davon, dass er aufgestanden ist, zur Arbeit will, aber sein Auto nicht anspringt und er versucht noch rechtzeitig mit dem Fahrrad zum Job zu kommen, aber natürlich hat das Fahrrad unterwegs einen Platten. Nun spurtet er zum Bus, der ihm im Traum vor der Nase wegfährt. Er kommt viel zu spät zu seiner Arbeitsstelle, aber er findet sein Büro nicht mehr. Es war immer im 3. Stock, aber der Fahrstuhl zeigt gar kein Stockwerk mehr an. Plötzlich schrillen in dem Gebäude die Feuer-Sirenen, er wacht auf und stellt fest, dass sein Wecker klingelt. Übermüdet steht er auf, kocht sich einen Kaffee und am Frühstückstisch hat er das dumpfe Gefühl, dass er sich heute Nacht irgendetwas merken wollte, was er erledigen muss, aber ihm fällt partout nicht mehr ein, was. Können Sie Herrn Blauborgberg helfen? Falls nicht, lesen Sie die Geschichte einfach noch einmal.

1. ______________________ 2. ______________________

3. ______________________ 4. ______________________

5. ______________________

3. Camilla Leckedorf möchte dieses Jahr mal wieder nach Afrika in den Urlaub reisen. Den Flug hat sie schon gebucht, aber es fehlen noch etliche Vorbereitungen. Ihr Ferienhaus in Afrika liegt nahe an einem See und oft kommen die Krokodile zu ihr auf die Terrasse. Sie füttert die lieben Tiere immer mit **Kaugummi**. Das beschäftigt die Großmäuler, die beim Kauen ja denken, dass sie etwas fressen und verklebt ihre Zähne, so dass man sie sogar streicheln kann. Also schreibt Camilla ganz groß „KAUGUMMI" auf ihren Einkaufszettel. Außerdem braucht sie **Anti-Ameisen-Spray**. Nachdem sich auf einer Safari eine Ameise in ihrem Zelt versteckt hatte, findet sie das absolut unabdingbar, denn sie hat eine unheilbare Phobie gegen alle Insekten, das sind ihr die Krokodile schon lieber. Aber als Allererstes benötigt sie **Medikamente** gegen Malaria, am besten auch gleich gegen Mumps, Masern, Meningitis und Megaloblastic-Madness – man weiß ja nie, was man auf so einer Reise kriegen kann. Und da sie beim letzten Afrika-Urlaub von einem Panther gebissen wurde, will sie in diesem Jahr jede Menge **Pflaster** mitnehmen, aber reichlich. Den **Fotoapparat** muss sie auch noch einpacken, das Smartphone macht nicht so bunte Fotos und sie will unbedingt die farbigen Flamingos am See mit Teleobjektiv knipsen. Mehr fällt ihr gerade nicht ein, was sie noch besorgen muss, also kocht sie sich nun zunächst eine Tasse Tee, lehnt sich zurück und träumt voller Vorfreude von ihrer kommenden Urlaubsreise. Sicherlich wird sie in Afrika einige gute Bekannte wiedertreffen. Bei ihrem letzten Urlaub hatte sie eine Woche lang Regen, was dort übrigens nur alle fünfhundert Jahre passiert, und erst an dem Tag als sie abreiste, lugte die Sonne hinter Wolken hervor. Durch Regen und Sturm waren alle Stromleitungen zusammengebrochen, sie hatte kein Internet und das Telefon ging auch nicht, sie konnte sich nicht melden und ihre Tante Elfriede und Onkel Heinz waren voller Panik, weil sie sicher war, dass eine Elefantenherde Camilla aufgefressen hatte. Durch den vielen Regen war der See so angestiegen, dass die Krokodile hin und wieder durch ihr Wohnzimmer schwammen und die Flamingos ihr das Frühstück vom Teller klauten. Da die Häuser in Afrika im Wesentlichen gegen Hitze aber nicht gegen Regen gebaut wurden, leckte es natürlich überall durch und alles war feucht. Und gerade überlegt Camilla, ob es nicht auch nett wäre, einfach mal Urlaub an der Ostsee zu machen? Aber egal, nun hat sie für dieses Jahr die Reise gebucht, jetzt fährt sie auch. Welche 5 Dinge wollte sie doch gleich besorgen?

1. ______________________ 2. ______________________

3. ______________________ 4. ______________________

5. ______________________

4. *„Wie soll ich das denn alles schaffen?"*, stöhnt Gisela Oberbaum. Ihr Chef hat gerade das Büro der Möbelfirma verlassen und gesagt, sie müsse sich dringend um die Reklamation der Familie Siebenauer kümmern, denen die falschen Stühle geliefert wurden. Außerdem hat der Verkäufer in der Wohnzimmer-Abteilung vier Tische aus Tropenholz verkauft, dummerweise sind nur drei im Lager, sie muss also – lieber gestern als heute – noch einen Tisch nachbestellen. Aber als Erstes muss sie die Rechnung schreiben für die Rattan-Gartenmöbel des Kunden Regenbauer, das hätte sie eigentlich schon bei Lieferung vorige Woche machen sollen. Aber jetzt sollte sie endlich mal etwas essen; es ist schon 14:30 Uhr und seit dem Frühstück hat sie nichts mehr in den Magen bekommen. Sie hat Brote mit Edamer und Erdnussbutter mit. Leider klingelt gerade das Telefon; es ist nicht Berufliches, sondern ihre Schwiegermutter, die darum bittet, ob Gisela ihr auf dem Heimweg eventuell einen Sechserpack Stachelbeersaft mitbringen kann; sie habe keinen einzigen Tropfen mehr, aber Stachelbeersaft sei ungemein wichtig, um keine Falten zu bekommen. Frau Oberbauer verspricht, auf jedem Fall daran zu denken, muss sich aber noch anhören, dass ihr Schwiegervater fast von der Leiter gefallen wäre. Sie hat noch immer Hunger, nun will sie aber endlich anfangen, da kommt Kollege Sauermeier in ihr Büro gestürmt und fragt, ob sie ihm eventuell ihren Staubsauger leihen könnte? Seiner sei ihm kaputtgegangen, übermorgen kommt seine Freundin vom Fortbildungskurs zurück und im Wohnzimmer sei ihm eine Tüte Kartoffelchips ausgekippt und es wäre total nett, wenn sie ihm ihren Staubsauger borgen könnte, er würde ihn abends noch zu ihr nach Hause zurückbringen. Frau Oberbaum verspricht ihm, den Staubsauger mitzubringen und es reicht, wenn er das Gerät dann wieder hier in ihrem Büro zurückgibt. Nun will sie endlich loslegen mit allem was sie tun muss, da klopft ihre Kollegin zaghaft an die Tür und fragt: *„Kommst du?"* Frau Oberbaum ist irritiert: *„Wohin denn?"* Nun ist ihre Kollegin auch irritiert und antwortet: *„Um 15:00 ist doch die Teambesprechung; hast Du das vergessen?"* Frau Oberbaum liegt ein Wort auf der Zunge, das sie lieber nicht laut ausspricht, sie steht auf und geht mit ihrer Kollegin zu der hochinteressanten Sitzung, die im Wesentlichen von neuen Möbelbeschlägen handelt. Nach dem Ende des Treffens ist sie unterzuckert und völlig leer im Kopf. Was wollte sie heute unbedingt noch erledigen? So ein STRESS, sagt sie sich.

____________	____________	____________
____________	____________	____________
____________	____________	____________

2.2 Gedächtnisübung: Schwedisch lernen

Eine Fremdsprache zu erlernen ist ein hervorragendes Gedächtnis-Training. Schwedisch eignet sich gut, da viele Wörter dem Deutschen ähnlich sind. Hier sind 50 deutsch-schwedische Vokabeln:

Automobil	*bil*
Bäcker	*bagare*
Bank	*bank*
Bier	*öl*
Brot	*bröt*
Essen	*äta*
Fähre	*färja*
Familie	*familij*
Frau	*kvinna*
Getränk	*dryck*
Hafen	*hamn*
Haus	*hus*
Hotel	*hotell*
Kind	*barn*
Liebe	*kärlek*
Mann	*man*
Milch	*mjölk*
Natur	*natur*
Person	*person*
Restaurant	*restaurang*
Stadt	*stad*
Straße	*gata*
Tankstelle	*bensinstation*
Wein	*vin*
Zeitung	*tidning*

arbeiten	*arbete*
böse	*arg*
durstig	*törstig*
einkaufen	*handla*
einsam	*ensam*
eklig	*äcklig*
fahren	*kör*
fragen	*att fråga*
freundlich	*vänlig*
gehen	*promenad*
hoch	*hög*
hungrig	*hungrig*
kosten	*kostar*
küssen	*kyss*
lang	*lång*
laufen	*att springa*
leben	*liv*
reisen	*resa*
sagen	*säga*
schmutzig	*smutsig*
schwimmen	*simma*
spannend	*spännande*
stehlen	*stjäla*
suchen nach	*letar efter*
zeigen	*demonstrera*

2.3 Gedächtnisübung: Gedicht lernen

Ein nettes Gedächtnistraining ist das Auswendiglernen eines Gedichtes. Je nach Inhalt kann man es dann auch zu passenden Gelegenheiten aufsagen und damit guten Eindruck schinden. Vielleicht haben Sie Lust, eines der folgenden Gedichte auswendig zu lernen?

Du kannst Dich wehren
Gegen Löwen und auch Bären.
Trifft Dich aber Amors Pfeil,
dann bleibt meist nix mehr heil.

Dir hat das Schicksal ein Bein gestellt?
Du fühlst Dich wie jemand, der immer nur fällt?
Bist sicher, dass Du niemals wirst froh?
Verflixt nochmal, mir geht's ebenso.

Es gab da mal 'nen Teddybär,
der liebte eine Puppe sehr.
Nur leider war er ihr zu dick,
sie gönnte ihm nicht einen Blick.

So träumte er vor lauter Kummer
von einem andren heißen Brummer.
Das ist die Weisheit dieses Lebens:
liebe einfach nicht vergebens.

Weiß ist der Schnee
Rot ist das Blut
Kummer tut weh,
Liebe braucht Mut.

Ein Sturm zieht auf in düsterer Nacht,
ein Blitz, der durch die Häuser kracht.
Es biegen sich Bäume im starken Wind,
zur Mutter kriecht das weinende Kind.

Am Bahnhof wartet ein einsamer Mann,
auf seine Liebste, deren Zug nicht kam.
Ihm peitscht der Regen ins Gesicht,
doch hier zu stehen, ist seine Pflicht.

Trotz Sturm und Kälte ist ihm warm,
denkt er voll Liebe an seinen Schwarm.
Und steht er hier noch stundenlang,
ihr Kuss wird sein der höchste Dank.

Einst galt Fleiß als größte Tugend,
anerzogen ab der jüngsten Jugend.
Doch das Meiste kriegen heut die Faulen,
weil sie früh bis spät laut jaulen.

Ehrlichkeit wurd' einst hochgelobt,
doch der Lügner, der trügt und tobt,
bekommt sein Recht in jedem Fall,
Wahrheit verlor längst jeden Hall.

Platon benannte Tapferkeit
als Tugend seiner Griechenzeit.
Heut schlüpft man bei Gefahr ins Bett,
so lebt man länger und bleibt fett.

Demut und Bescheidenheit,
damit kommt man nicht mehr weit.
Du musst erlernen laut zu brüllen,
dann wird sich auch Dein Konto füllen.

2.4 Gedächtnis: Persönlichkeitstypologie

Stellen Sie sich vor, Sie wären ein Student und müssen den folgenden Text zur Prüfungsvorbereitung lernen. Unterstreichen oder markieren Sie die wichtigen Sätze, schreiben Sie wichtige Aussagen auf und versuchen Sie möglichst viel zu behalten. Anschließend kommen dann einige Fragen zu dem Text.

Persönlichkeitstypologie

Menschen unterscheiden sich nicht nur hinsichtlich Körpergröße, Augenfarbe und Geschlecht, sondern auch psychisch. In derselben Situation, z. B. einem Seminar, verhalten Studenten sich verschieden: manche reden viel, manche selten, ein Teil sagt gar nichts. Aufgrund solcher beobachtbarer Verhaltensunterschiede versucht man mit Persönlichkeitstypologien Menschen in unterschiedliche Kategorien einzuteilen. Grundlage der Einteilung sind hervorstechende Merkmale oder Ähnlichkeiten des Verhaltens und Erlebens. Galenos unterschied schon im 2. Jahrhundert nach Christus vier Persönlichkeitstypen:

- Sanguiniker (heiter, aktiv),
- Choleriker (reizbar, unausgeglichen),
- Phlegmatiker (bedächtig, behäbig),
- Melancholiker (verzagt, schwermütig).

Im Mittelalter nahm man an, dass die vier Persönlichkeitstypen durch bestimmte dominierende Körpersäfte (Blut, gelbe Galle, Schleim, schwarze Galle) bestimmt sein würden. Im Mittelalter kam auch die Idee auf, dass Menschen, die Ähnlichkeiten mit Tieren haben, auch deren Charaktereigenschaften besitzen, z. B. Löwe oder der „Schafsmensch" nach Giambattista della Porta. Diese Charakterkunde setzte sich bis ins 20. Jahrhundert hinein fort. Mit der Lehre der Physiognomie versuchte man aus der Ausprägung vor allem des Gesichts auf Persönlichkeitseigenschaften zu schließen, z. B. ein vorstehendes Kinn sollte zeigen, dass jemand energisch und durchsetzungsfähig ist; das zurückweichende Kinn dagegen zeigt den Willensschwachen.

Der Wiener Franz Joseph Gall (1757–1828) entwickelte die *„Phrenologie"* zu einer eigenen Wissenschaft weiter. Gall glaubte, dass unterschiedliche Formen des Schädelknochens auf unterschiedliche Größen des darunterliegenden Gehirns deuten und diese wiederum auf spezifische Talente und Verhaltensweisen. Gall entwickelte seine Theorie schon im knabenhaften Alter von 9 Jahren, als er einen *„kuhäugigen"* Mitschüler beobachtete, der sich Fremdworte sehr viel besser merken konnte als andere Kinder. Fortan hielt Gall vorstehende Augen und ein gutes verbales Gedächtnis für zusammengehörig. Diese Lehre hielt sich bis zum Ende des 19. Jahrhunderts und trieb seltsame Blüten.

Ernst Kretschmer, ein deutscher Nervenarzt, beobachtete Zusammenhänge zwischen Körperbau, Charakter und Neigung zu bestimmten psychiatrischen Erkrankungen („*Körperbau und Charakter*", 1921):

- Leptosomer Typus (schmalaufgeschossen, mager): emotional kühl, zurückhaltend, ungesellig, introvertiert.
- Athletischer Typus (kräftig-derber Wuchs, betontes Muskelrelief): schwerfällig, phlegmatisch, explosibel, zuverlässig.
- Pyknischer Typus (gedrungene, runde Figur; weiches, breites Gesicht auf kurzem massigen Hals; fleischig-stumpfe Nase): gesellig, gemütvoll, praktischveranlagt, extravertiert.
- Dysplastischer Typus: Mischtyp, eher mit Negativmerkmalen, der sich nicht eindeutig zuordnen lässt.

Gleich zwei der klassischen Persönlichkeitsmodelle stammen von Sigmund Freud:

A) Das Topographisches Modell unterscheidet:

- Das Bewusste bezieht sich auf das im Moment bewusst erfasste Erleben, augenblickliche Wahrnehmungen und Gedanken.
- Das Vorbewusste umfasst Erinnerungen und Wissensinhalte, die durch aktive Aufmerksamkeit in das Bewusste gebracht werden können.
- Das Unbewusste beinhaltet verdrängte, meist unangenehme Erinnerungen oder nicht erlaubte Triebwünsche. Diese sind dem Individuum nicht bewusst, da sie sonst seine Integrität in Frage stellen würden. Gegen das Bewusstwerden besteht sogar ein erheblicher Widerstand, die Erinnerung daran ist angstauslösend. Traumatisch-belastende Lebensereignisse und nicht erlaubte Wünsche werden ins Unbewusste verdrängt. Sie sind jedoch keinesfalls vergessen, sondern beeinflussen das Verhalten des Menschen erheblich.

B) Das Freudsche Instanzenmodell trennt:

- Das Es ist ab der Geburt vorhanden und funktioniert nach dem Lustprinzip, d. h. es verlangt sofortige Befriedigung aller als lustvoll erlebten Aktivitäten, es ist der Sitz irrationaler Leidenschaften und des Eros (Liebestrieb), aber auch des Thanatos (Todestrieb)
- Das Über-Ich ist der Sitz des Gewissens und des Ich-Ideals. Es ist mit einem übergeordneten Richter vergleichbar und bildet sich während der Erziehung durch allmähliche Übernahme der elterlichen Gebote und Verbote, z. B. durch Identifikation. Das Über-Ich kann als Gegenspieler des Es gesehen werden.
- Das Ich ermöglicht die Anpassung der Wünsche des Es und der Gebote des Über-Ichs an die Realität (Realitätsprinzip) und kann deshalb als Vermittler betrachtet werden. Freud verglich das Ich mit einem Reiter, das Es mit dem Pferd.

Bitte beantworten Sie nun folgende Prüfungsfragen zu dem eben bearbeiteten Text:

1. Was gehört **nicht** zu der Persönlichkeitseinteilung des griechisch-römischen Arztes Galenos?
   [A] Sanguiniker
   [B] Phlegmatiker
   [C] Rhetoriker
   [D] Choleriker
   [E] Melancholiker

2. Ab dem Mittelalter nahm man an, dass jemand, dessen Gesicht einem Schaf ähnelt, auch die Charaktereigenschaften eines Schafs haben soll und dass z. B. jemand mit einem starken Kinn willensstark ist. Diese Lehre nannte man ...
   [A] Pathologie
   [B] Psychoanalyse
   [C] Physiognomie
   [D] Pyknologie
   [E] Phrenologie

3. Der Wiener Franz Joseph Gall beobachtete, dass ein Mitschüler sich Fremdwörter besonders gut merken konnte. Was hatte dieser Mitschüler?
   [A] er hatte ein starkes Kinn
   [B] er hatte ein zurückweichendes Kinn
   [C] er war *kuhäugig*
   [D] er ähnelte einem Schaf
   [E] er ähnelte einem Löwen

4. Welche Charaktereigenschaften hat nach Ansicht des Nervenarztes Dr. E. Kretschmer eine Person mit pyknischem Körperbau?
   [A] emotional kühl, zurückhaltend
   [B] schwerfällig, phlegmatisch
   [C] gesellig, gemütvoll, praktisch-veranlagt
   [D] ungesellig, introvertiert
   [E] explosibel, aber zuverlässig

5. Was gehört zum Instanzenmodell von Sigmund Freud?
   [A] Das Unbewusste
   [B] Das Vorbewusste
   [C] Das Über-Ich
   [D] Das Bewusste
   [E] Das Realitätsprinzip

Lösungen: 1 C, 2 C, 3 C, 4 C und 5 C.

2.5 Gedächtnis: Tipps & Tricks im Alltag

Gedächtnisübungen lassen sich gut in den Alltag integrieren. Die Kunst hierbei ist, es nicht aussehen zu lassen, als wenn ein Lehrer Prüfungswissen abfragt. Das Gespräch über Erinnerungen sollte eher wie nebenbei erfolgen, so dass der Betroffene es gar nicht merkt, dass man hier sein Gedächtnis aufbessern will.
Beispiele sind:

- Fragen Sie regelmäßig am Abend danach, was er/ sie heute gemacht hat? Welche Erlebnisse werden erinnert?
- Wenn das Gedächtnis im Kopf nicht mehr funktioniert, dann muss man es auslagern. Schreiben Sie mit dem Betroffenen zusammen ein Tagebuch darüber, was an diesem Tag oder in dieser Woche passiert ist. Vielleicht kann man ja auch Erinnerungsstücke in das Tagebuch einkleben, etwa die Eintrittskarte in den Zoo, den Einkaufs-Bon oder sogar ein Foto.
- Lesen Sie mit dem Patienten zusammen kleine Artikel aus der Tageszeitung und fragen Sie später nach, was behalten wurde.
- Schauen Sie zusammen einen Film und fragen Sie im Anschluss, was die vergessliche Person hiervon erinnert und welche Handlungssequenzen korrekt berichtet werden können.
- Kramen Sie alte Foto-Alben hervor und lassen Sie berichten, wer auf den Fotos zu sehen ist und in welcher Situation das Bild entstanden ist.
- Stellen Sie Fragen zum Lebenslauf: Was haben seine/ihre Eltern gemacht? Sind Geschwister da? Wie war die Schulzeit? Welcher Beruf wurde erlernt? Wann war der erste Kuss? Wann geheiratet? Kinder?
- Zeigen Sie Fotos von berühmten Persönlichkeiten (man findet heute alles im Internet) zum Beispiel Politiker, Schauspieler, Musik-Bands, Sportler oder Künstler, die der Betroffene im Lauf seines Lebens mitbekommen hat. Fragen Sie danach, wer darauf zu sehen ist und welche Funktion diese Persönlichkeit hatte.
- Geben Sie Erinnerungshilfen. Für Menschen mit starker Vergesslichkeit ist es sinnvoll und wichtig, sich alles aufzuschreiben, was erledigt werden muss. What-to-do-Listen, großformatige Kalender, Erinnerungsfunktionen auf dem Smartphone und so weiter können helfen.

3. Zerebrale Sehstörungen

Rund ein Drittel des Gehirns ist mit Sehen und der Verarbeitung des Gesehenen beschäftigt. Hierbei liegen die Augen vorne am Kopf, das Sehzentrum im Gehirn liegt aber im Hinterhaupt. Es verwundert daher nicht, dass Patienten mit Hirnschäden oft auch unter Sehstörungen leiden. Häufigste Ursache ist ein Schlaganfall im Bereich der hinteren Hirnarterie. Folge ist überwiegend, dass die Betroffenen in Teilbereichen ihres Gesichtsfeldes nichts mehr sehen. Unter „Gesichtsfeld" versteht man hierbei den Teil des Umfeldes, den man erkennen kann, ohne Kopf- oder Augenbewegungen zu machen, d. h. bei stur geradeaus gerichtetem Blick.

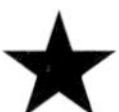

Blinder Fleck: Bitte kneifen Sie Ihr linkes Auge zu (oder decken es ab) und blicken Sie mit dem rechten Auge auf den Stern am linken Buchrand. Bewegen Sie nun Ihren Kopf auf den Stern zu oder aber weg davon. In einer bestimmten Entfernung wird der kleine Käfer, der sich am rechten Buchrand befindet, verschwinden. Das liegt daran, dass wir in dem Bereich des Auges, in dem der Sehnerv das Augen verlässt, ein kleines blindes Areal haben. Wenn Sie noch näher herangehen (bzw. wieder weiter weg), taucht der Käfer wieder auf.

Wie nehmen die Patienten selbst ihren blinden Gesichtsfeldbereich wahr? Bei gleichseitigen (homonymen) Defekten existiert ein Teil des Sehfeldes schlichtweg nicht mehr. Die Patienten sehen dort so viel, wie Sie in dem Beispiel oben in dem Austritt des Sehnervs aus dem Auge („Blinder Fleck"). Viele Patienten bemerken ihr Defizit dadurch oft nur durch Alltagsprobleme. Die Patienten stoßen häufig mit anderen Menschen oder Objekten im blinden Bereich zusammen, sie rennen gegen Türrahmen oder finden Objekte nicht, die schräg vor ihnen liegen, da sie im blinden Bereich verschwinden. Allerdings lernen die meisten Betroffenen es oft rasch, diesen Mangel mit vermehrten Blickbewegungen zu kompensieren.

Menschen mit Gesichtsfeldeinschränkungen dürfen kein Auto mehr fahren, insbesondere wenn der blinde Bereich das innere Gesichtsfeld stark verkleinert und die Gefahr besteht, dass Verkehrsschilder, Ampeln und Fußgänger im blinden Areal verschwinden.

Das gesunde einäugige (monokulare) Gesichtsfeld hat bei geradeaus gerichtetem Blick eine Ausdehnung zwischen 50° zur Nase hin bis zu 90° nach außen (temporal). Am schärfsten sehen wir in der nur 2° großen Fovea centralis in der Mitte. In der Peripherie wird das Auflösungsvermögen zwar immer schlechter, es werden dort aber bewegte Stimuli gut wahrgenommen und man schaut dann hin.

Das Gesichtsfeld wird in der Klinik oft nur „fingerperimetrisch" untersucht. Der Patient schaut geradeaus auf die Nase des Untersuchers, ohne Kopf oder Augen zu bewegen (was man kontrolliert, indem man dem Patienten in die Augen schaut). Jedes Auge wird getrennt geprüft (monokular), indem der Untersucher seine Hand aus unterschiedlichen Richtungen von außen nach innen ins Zentrum bewegt. Der Patient gibt ein Zeichen, wenn er die Hand sieht. Erscheinen die Finger wesentlich später im Gesichtsfeld des Patienten als beim Untersucher (der auch geradeaus schauen muss), so liegt vermutlich eine Gesichtsfeldeinschränkung vor.

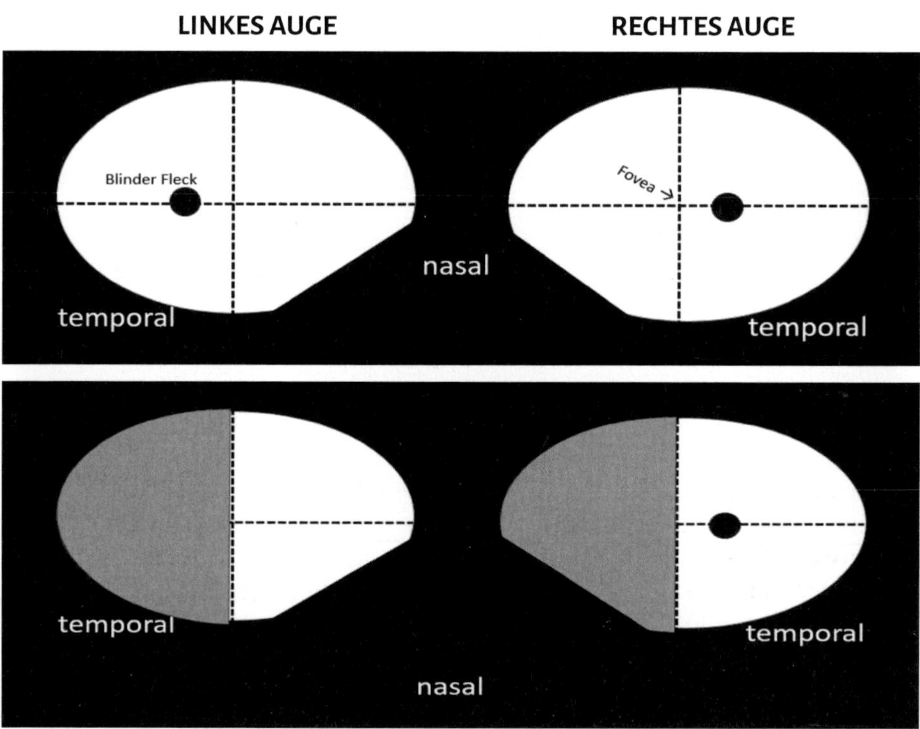

Abb. oben: vollständiges, gesundes Gesichtsfeld. Unten: Der graue Bereich stellt hier eine vollständige Blindheit der linken Gesichtsfeldhälfte auf beiden Augen dar (sog.: homonyme Hemianopsie).

3.1 Sehstörungen: Gesichtsfeldprüfung

Bitte legen Sie das Buch bei dem nachfolgenden Test auf S. 38 quer und bringen Sie es möglichst nahe heran. Je näher, umso größer ist der Ausschnitt des Gesichtsfeldes, den Sie prüfen können. Eine Entfernung zwischen 20 und 30 cm reicht aus. Decken Sie nun das linke Auge mit einer Augenklappe oder der Hand ab oder kneifen Sie es einfach zu.

WICHTIG: Bei dem folgenden Test dürfen Sie **nur** auf den Stern in der Mitte des Kreises schauen; Sie dürfen **nicht** direkt zu den Wörtern, Zahlen oder Buchstaben hinblicken. Wenn Sie Blickbewegungen machen, stimmt das Ergebnis nicht mehr. Versuchen Sie nun zunächst die Wörter im inneren Bereich zu lesen. Dann die Zahlen im zweiten und schließlich die Buchstaben im dritten Kreis. Sie werden die äußeren Wörter, Zahlen und Buchstaben nur sehr unscharf sehen können; dennoch ist es wichtig, nicht direkt hinzuschauen, sondern stur auf das Sternchen in der Mitte zu blicken. Wenn Sie alle Wörter, Zahlen und Buchstaben scharf erkennen und gut lesen konnten, haben Sie vermutlich doch gemogelt und zu den Zeichen hingeblickt. Leider macht das Gehirn diese kurzen Blickbewegungen geradezu reflektiv, sie lassen sich nur schwer unterdrücken. Wiederholen Sie den Test dann mit dem anderen Auge.

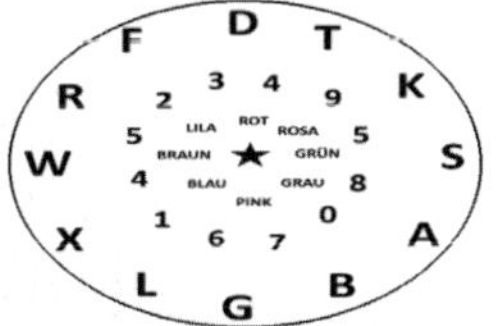

Intaktes Gesichtsfeld

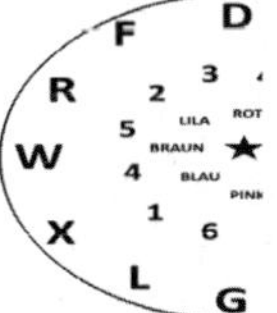

Halbseitige Blindheit nach rechts

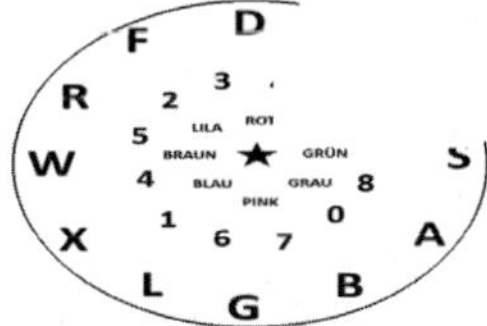

Blindheit im rechten oberen Bereicht

Wenn Sie z. B. nur Zeichen in der einen Hälfte erkennen können (z. B. auf beiden Augen nur rechts oder nur links), ist dies möglicherweise ein Hinweis auf eine Einschränkung des Gesichtsfeldes. In diesem Fall sollten Sie ggf. zur Überprüfung einen Augenarzt aufsuchen, der eine spezielle Untersuchung („Perimetrie“) mit Ihnen durchführt.

Der Test untersucht nur das innere Gesichtsfeld bis etwa 20° oder 30° Ausdehnung (je nachdem wie nah Sie das Buch gehalten haben). Das gesamte menschliche Gesichtsfeld reicht etwa 70° bis 90°, d. h. wir prüfen hier nur den inneren Teil, der aber für den Alltag und insbesondere auch für das Autofahren wichtig ist. Weit außen liegende Gesichtsfeldeinschränkungen spürt man oft kaum. Wenn auf dem rechten Auge deutlich andere Ergebnisse erzielt werden als auf dem linken Augen, kann es sich möglicherweise um einen „grünen Star“ (Glaukom) handeln.

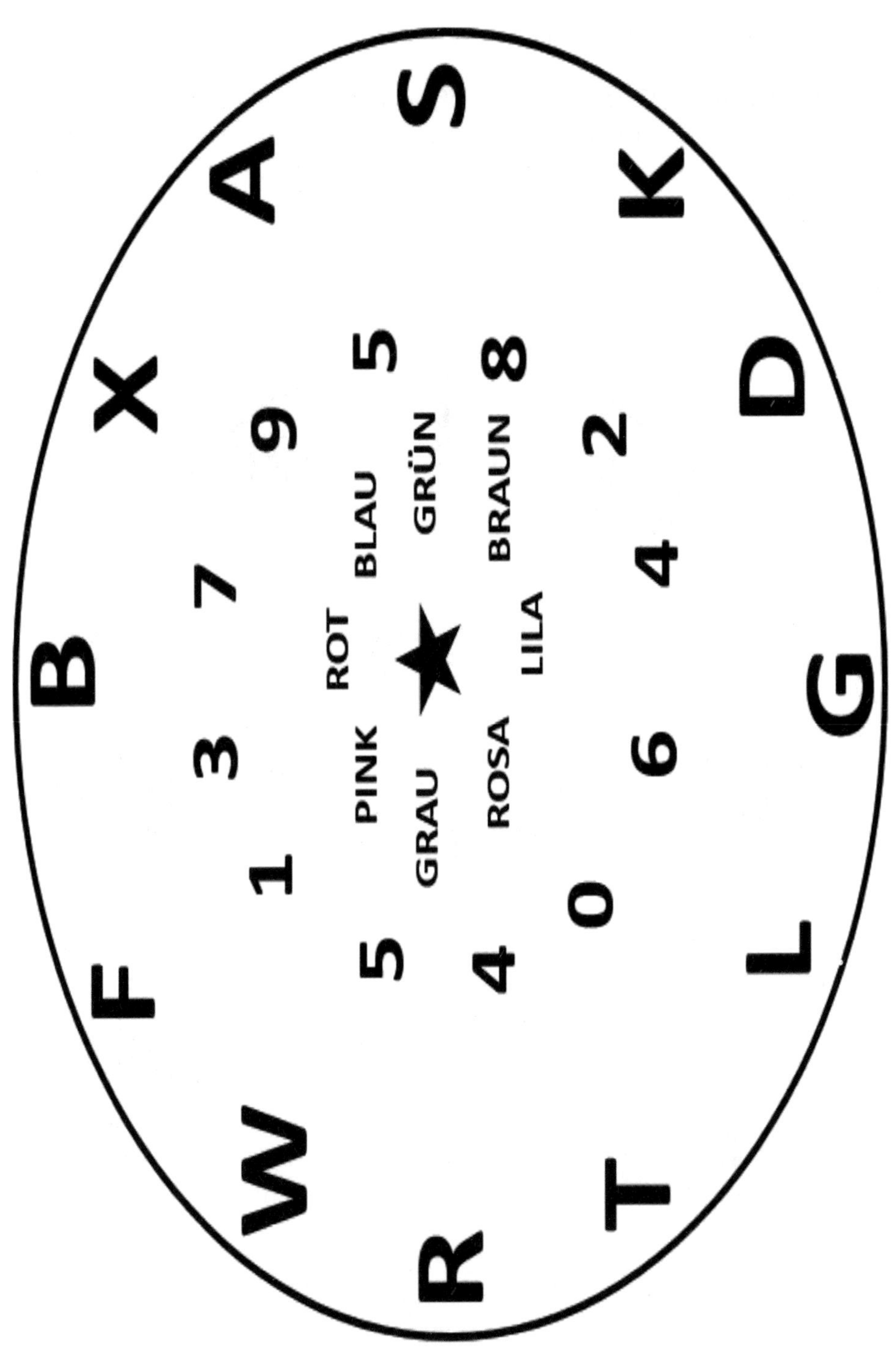

W F B X A S
R T L G D K
1 3 7 9
5 5
4 0 6 4 2 8
PINK ROT BLAU
GRAU GRÜN
ROSA LILA BRAUN

3.2 Sehstörungen: Der schwarze Kreis

Bei der folgenden Aufgabe sollen Sie zählen, wie viele schwarze Kreise in jedem Viertel der großen Ellipse vorhanden sind. Bitte legen Sie das Buch quer vor sich und machen Sie die Übung möglichst nur mit einem Auge; kneifen Sie das andere zu oder decken Sie es ab. Blicken Sie nur auf das Sternchen in der Mitte. Mogeln Sie nicht, indem Sie Blickbewegungen zu den schwarzen Kreisen machen. Zählen Sie nun die schwarzen Kreise im rechten oberen Viertel, dann im rechten unteren Viertel; im linken oberen Viertel und im linken unteren Viertel.

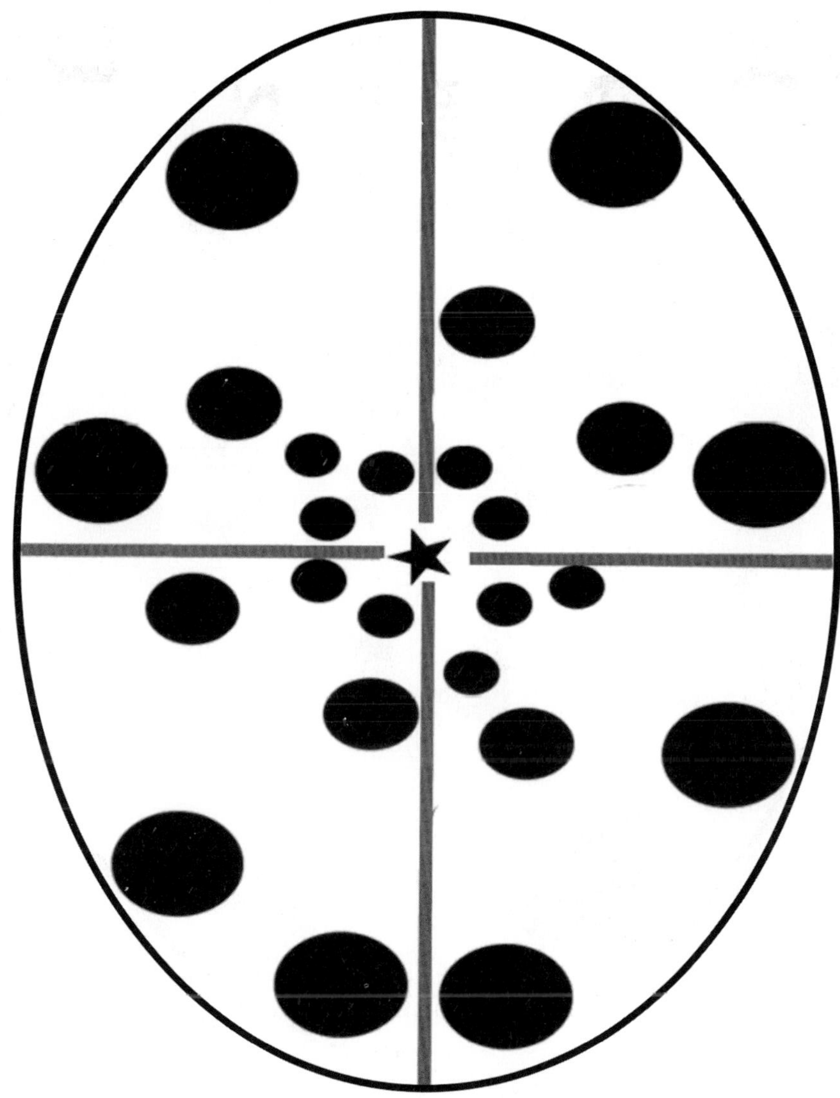

Wiederholen Sie die Übung wie eben beschrieben mit einem Auge, sehen Sie nur auf den Stern in der Mitte und zählen nun die Anzahl der Dreiecke pro Viertel der Ellipse.

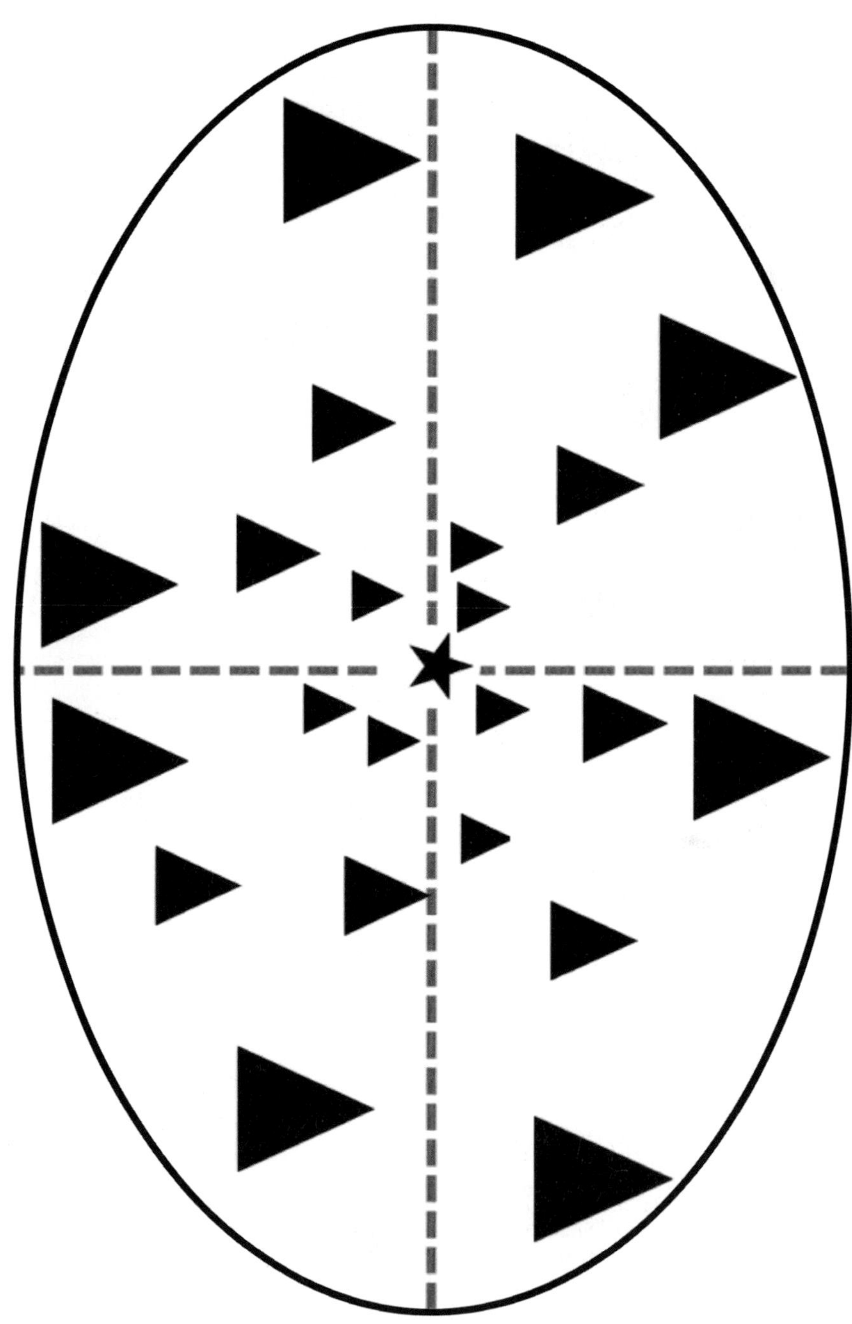

Wiederholen Sie die Übung wie eben beschrieben und zählen nun die Anzahl der Herzen pro Viertel der Ellipse.

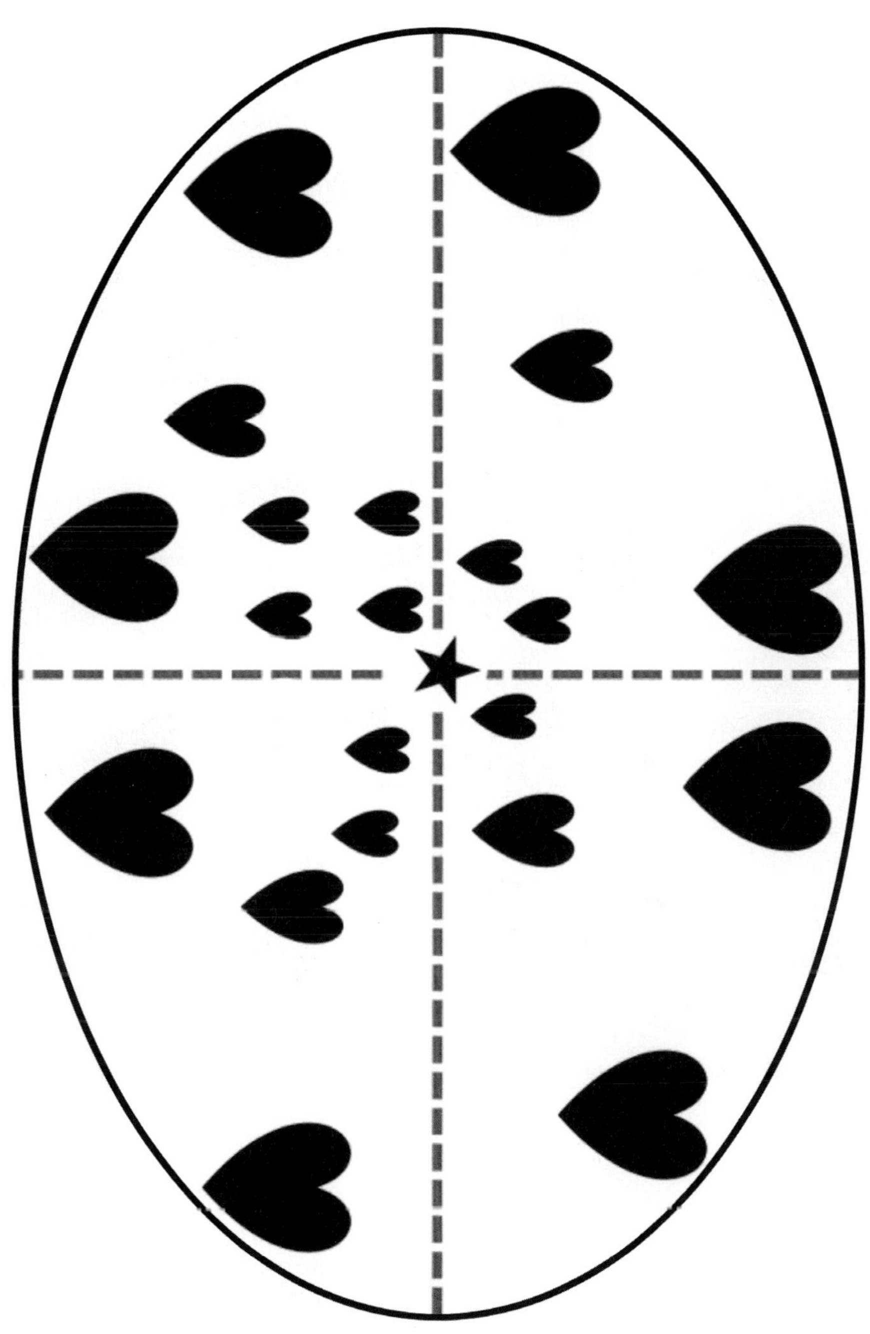

3.3 Sehen: Tipps & Tricks im Alltag

Bei manchen Patienten mit zerebral bedingten blinden Arealen lässt sich das Gesichtsfeld durch eine systematische Stimulation wieder erweitern. Voraussetzung ist, dass man weiß, wo der blinde Bereich liegt. Da die Patienten dieses Areal ja nicht „schwarz“ sehen, sondern dieses Stück einfach weg ist, fällt vielen die Teilblindheit gar nicht auf. Eine zweite Voraussetzung ist, dass die Blindheit im Randbereich nicht komplett ist. Häufig existieren gerade im Übergangsbereich zwischen intaktem und defektem Gesichtsfeld noch Inseln mit Sehresten. Durch gezieltes Training kann man diese Inseln dazu bringen, wieder etwas mehr Information zu verarbeiten, d. h. mit etwas Glück verkleinert sich das blinde Areal. Hierzu führt man ein Objekt, möglichst einen hellen, leuchtfarbenen oder glänzenden Gegenstand oder eine kleine Taschenlampe immer und immer wieder aus dem blinden Bereich in Richtung des intakten Sehfeldes. Der Patient soll versuchen, das Objekt möglichst frühzeitig zu entdecken. Dies kann der Betroffene auch selbst machen. Gut ist es, den Gegenstand dabei leicht zu bewegen, da wir im äußeren Bereich bewegte Reize besser erkennen.

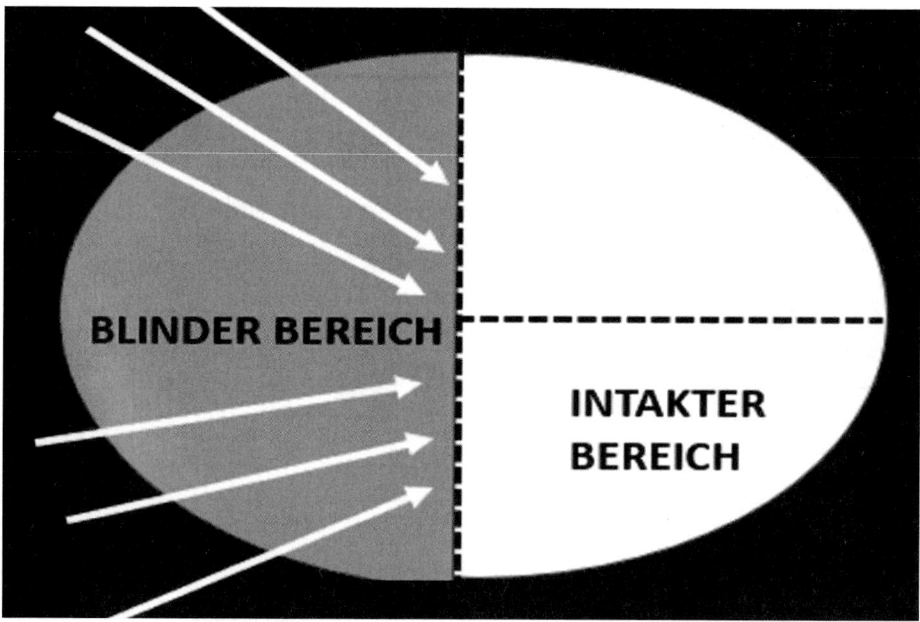

Alternativ muss der Patient lernen, die Einschränkung des Gesichtsfeldes durch extrem häufige Blick- und Kopfbewegungen zu kompensieren. Auch hierbei ist es wichtig zu wissen, wo das blinde Areal ist. Der Betroffene muss dann üben, immer und immer wieder in diese Richtung zu blicken und zu gucken, ob dort etwas ist. Es muss ihm quasi in Fleisch und Blut übergehen, durch Blickbewegungen in den blinden Bereich zu überprüfen, ob sich von dort eine Gefahr nähert.

4. Agnosie (Nichterkennen)

Der Begriff „Agnosie“ stammt aus dem Griechischen und bedeutet „nicht wissen“. Bei einer „visuellen Agnosie“ kann dementsprechend ein Objekt trotz intakter optischer Wahrnehmungsfähigkeit nicht erkannt oder benannt werden. Eine Identifizierung ist – je nach Art des Objektes – oft erst durch Betasten, Hören, Riechen oder Schmecken möglich. In dem neurologischen Bestseller von Oliver Sacks „Der Mann, der seine Frau mit einem Hut verwechselte“, schilderte ein Betroffener eine Rose als *„ein rotes gefaltetes Gebilde mit einem geraden grünen Anhängsel“*, ohne sagen zu können, was das eigentlich ist. Erst als der Patient zufälligerweise daran roch, konnte er sagen, dass es eine Blume ist.

Die links-hirnige Agnosie ist durch einen mangelnden sprachlichen Zugriff gekennzeichnet; bei rechts im Gehirn liegender Schädigung scheint ein Objekt für den Betroffenen aus unzusammenhängenden Einzelteilen zusammengewürfelt.

Agnosien können in unterschiedlichen Bereichen der Weiterverarbeitung von Wahrnehmungen auftreten, z. B.:

- Formagnosie: Fortlaufende Konturen werden nicht als zusammenhängendes Objekt erkannt.
- Integrative Agnosie: Die Patienten erkennen Details, ohne aber den Gegenstand identifizieren zu können.
- Bei der Farbagnosie können Farben nicht mit typischen Objekten (Kirschen, Zitronen ...) in Verbindung gebracht werden. Farbflächen können aber meist benannt werden.
- Visuell-räumliche Agnosie: Patienten finden Wege nicht bzw. können Räume nicht beschreiben. Sie haben Schwierigkeiten beim Abmalen von Zeichnungen, beim Lesen werden Zeilen ausgelassen.
- Auditorische Agnosie: Nichtverstehen von Sprache und Geräuschen, trotz intakter auditorischer Sinnesorgane.
- Bei der Geräuschagnosie, einer spezieller Form der auditorischen Agnosie, ist das Erkennen von Geräuschen gestört.
- Bei der Prosopagnosie werden Menschen nicht an ihrem Aussehen erkannt, sondern oft erst an ihrer Stimme, an typischen Kleidungsstücken oder einer auffälligen Haarfarbe.
- Patienten mit taktiler Agnosie sind unfähig, einen Gegenstand durch Tasten zu erkennen.
- Autotopagnosie: Unfähigkeit ein Körperteil zu benennen.

4.1 Agnosieübungen: Zerschnittene Bilder

Die folgenden Objekte sind zerschnitten. Können Sie diese in Ihrer Vorstellung zusammenfügen und darunter hinschreiben, worum es sich handelt?

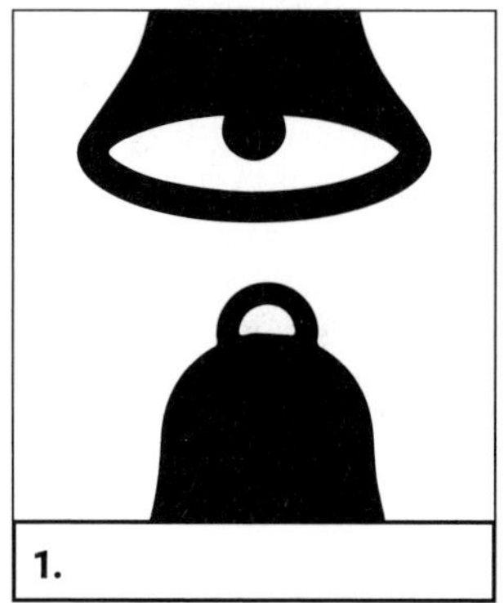

1.

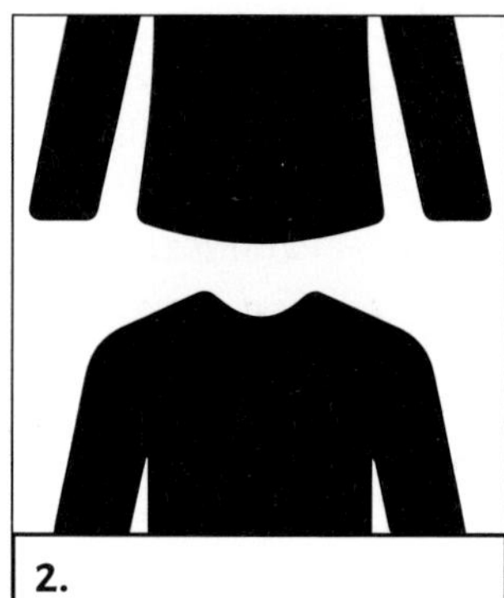

2.

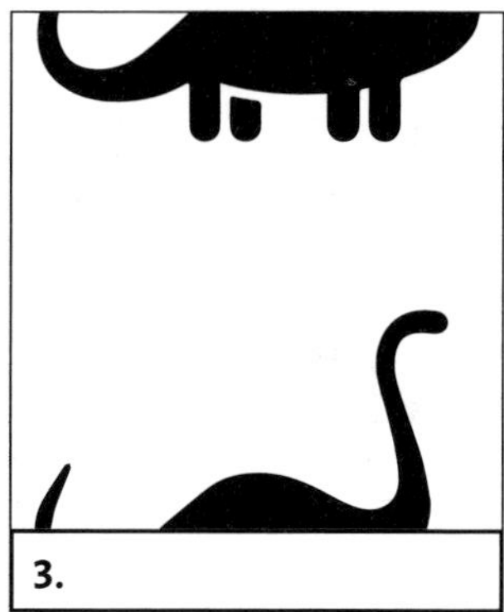

3.

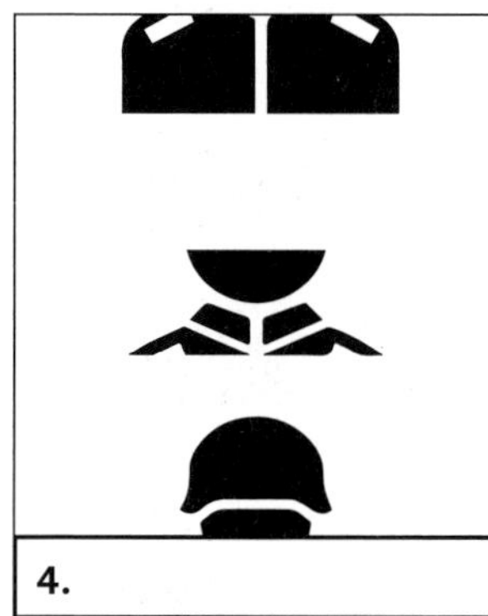

4.

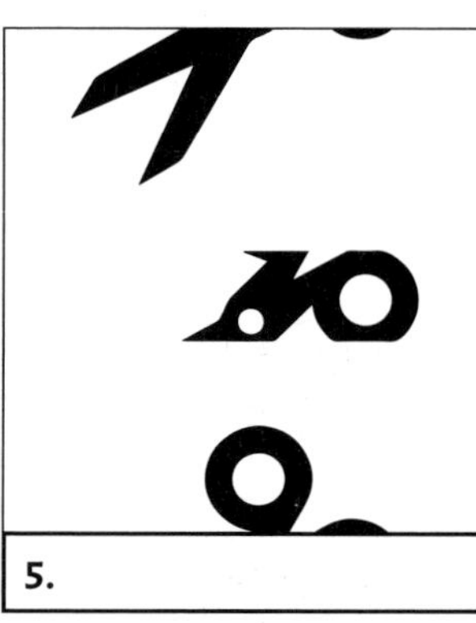

5.

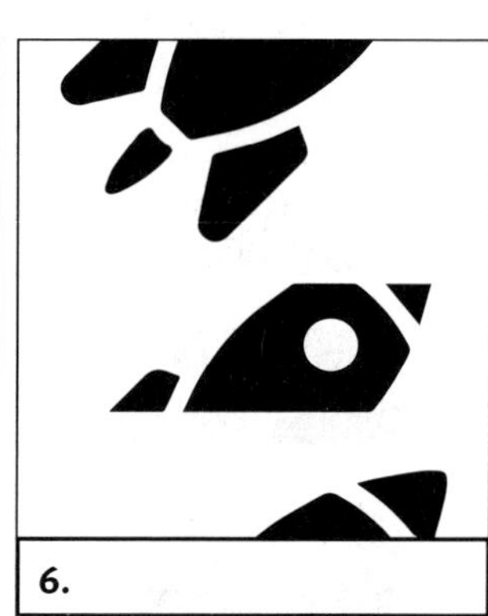

6.

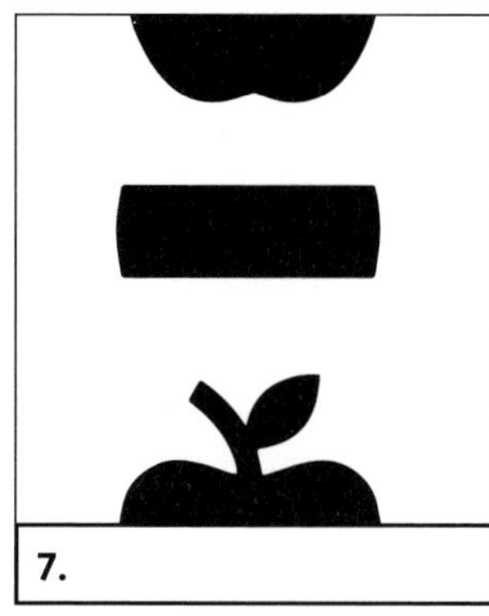

7.

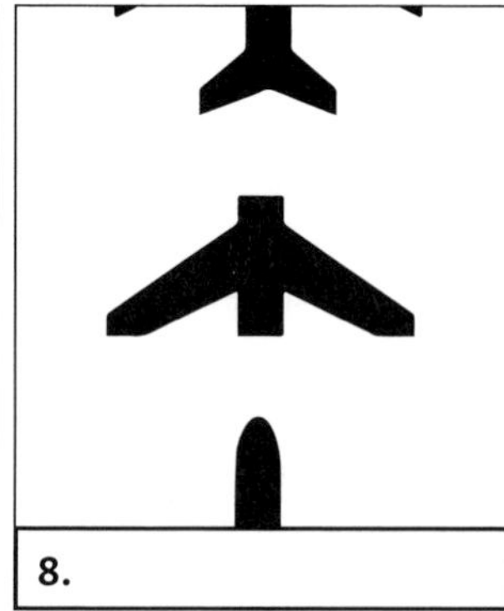

8.

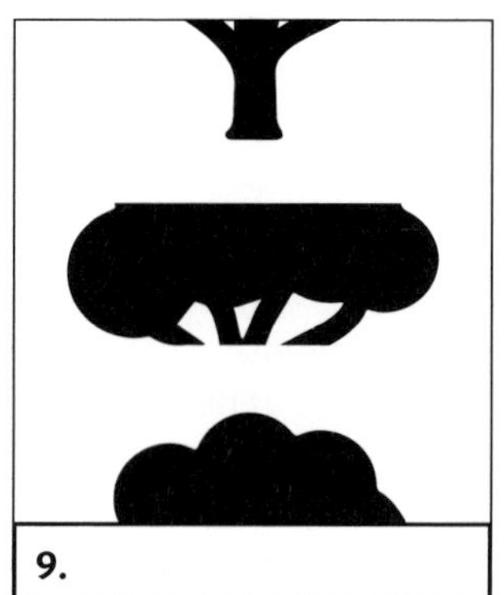

9.

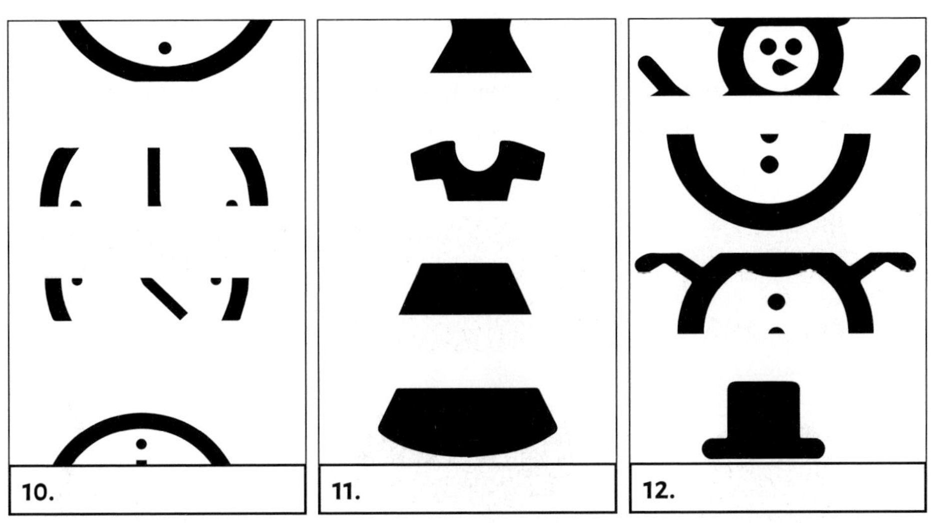

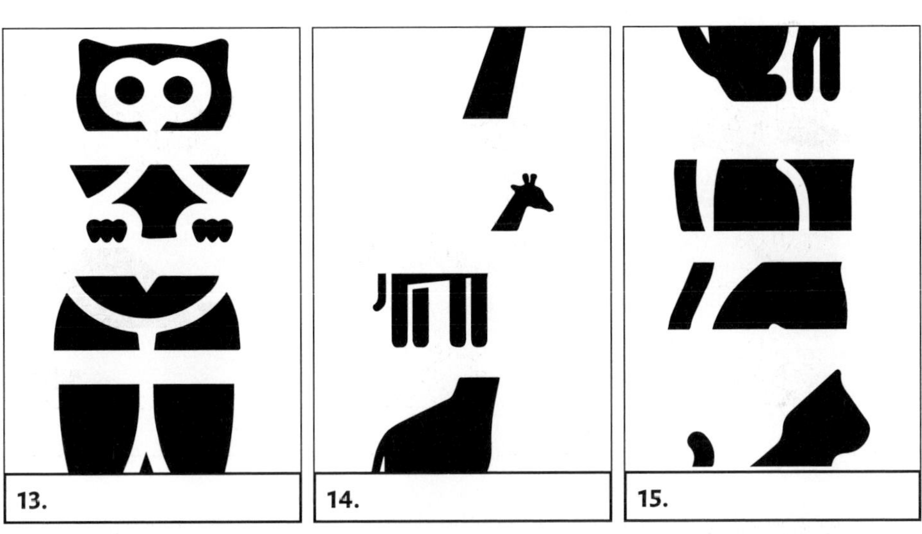

Lösungen: 1. Glocke, 2. Pullover, 3. Saurier, 4. Soldat, 5. Schere, 6. Rakete, 7. Apfel, 8. Flugzeug, 9. Baum, 10. Uhr, 11. Kleid, 12. Schneemann, 13. Eule, 14. Giraffe, 15. Katze.
[Abbildungen: Windows-Word Piktogramme]

4.2 Agnosieübungen: Überlagerte Bilder

Welche drei Objekte sind auf jedem Bild zu sehen?

1. 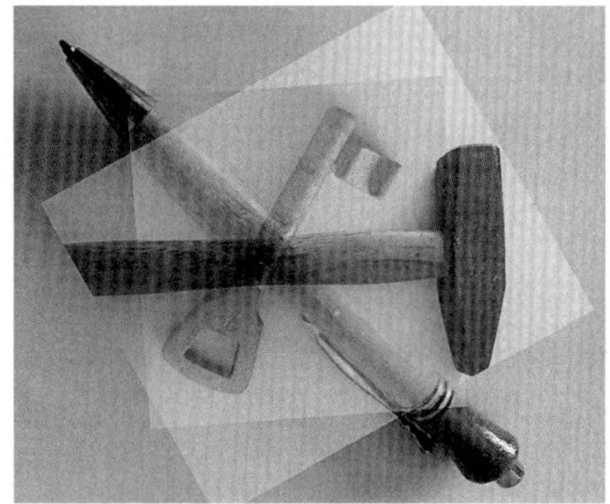

____

____

____

2. 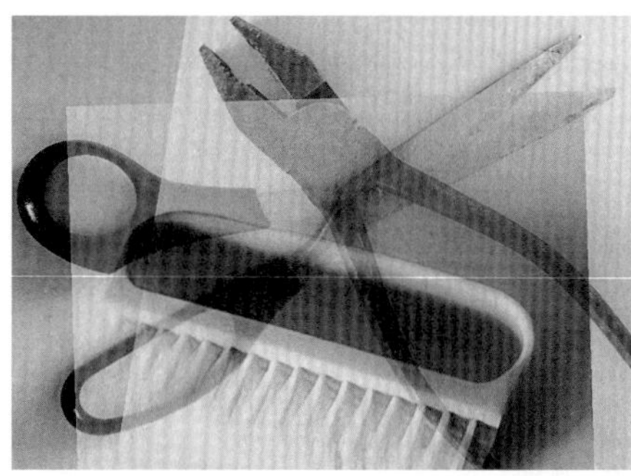

____

____

____

3. 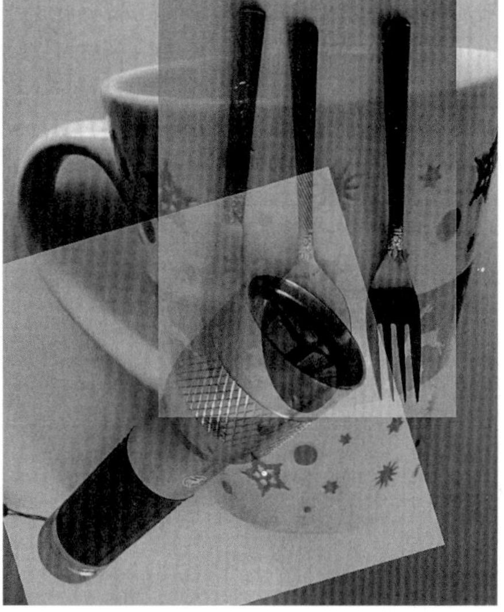

____

____

____

4.

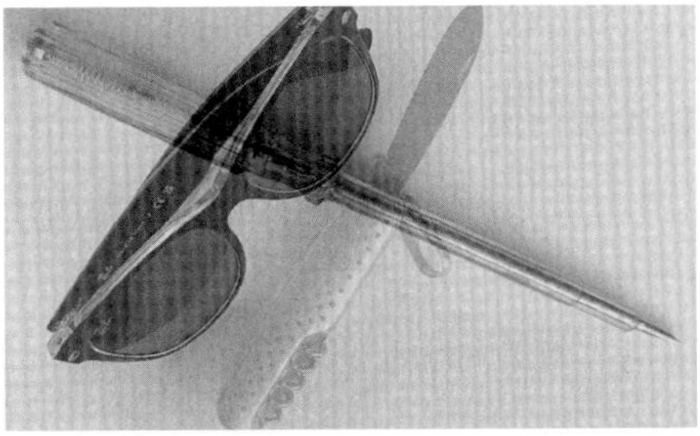

5.

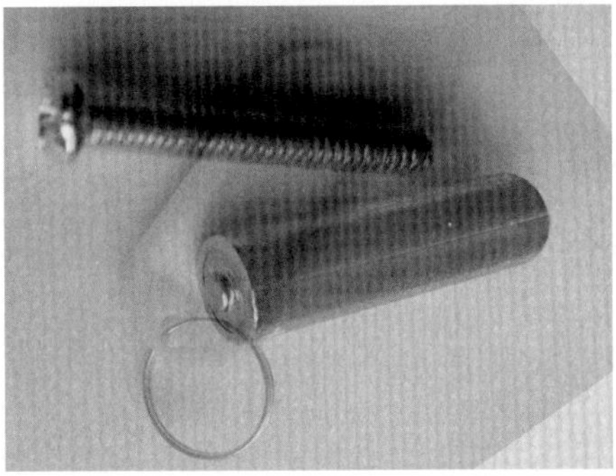

6.

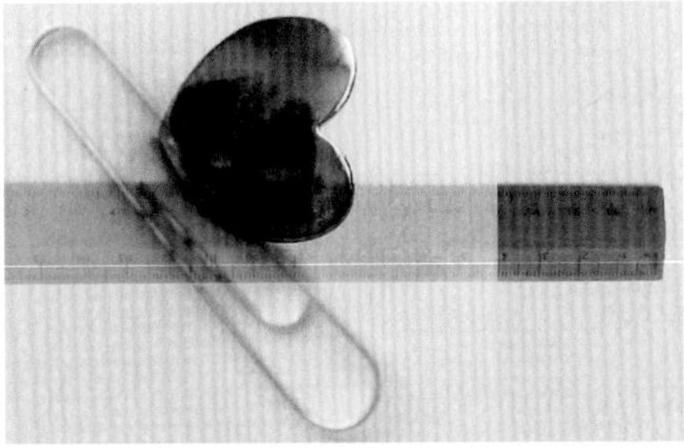

7.

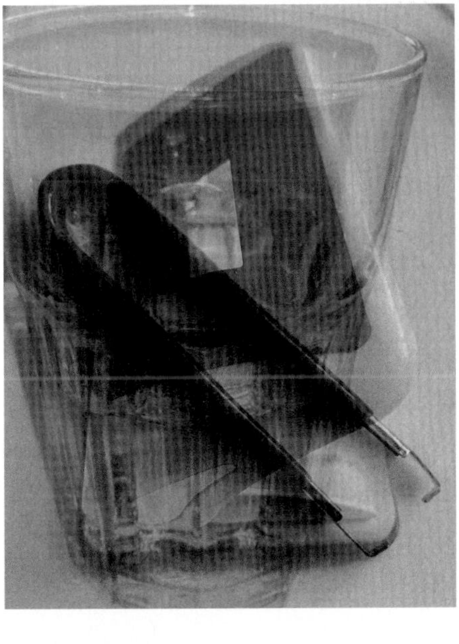

8.

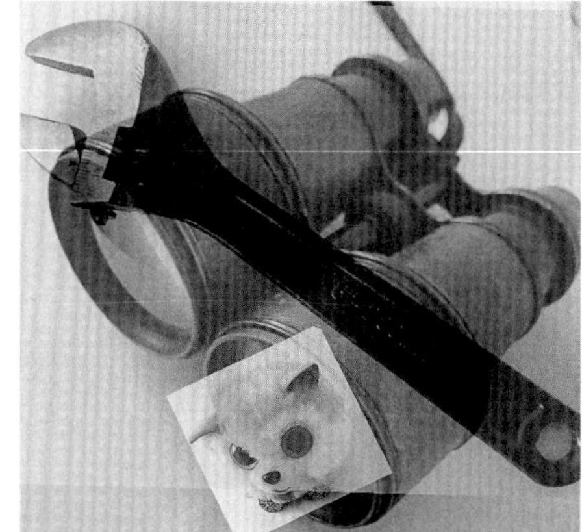

9.

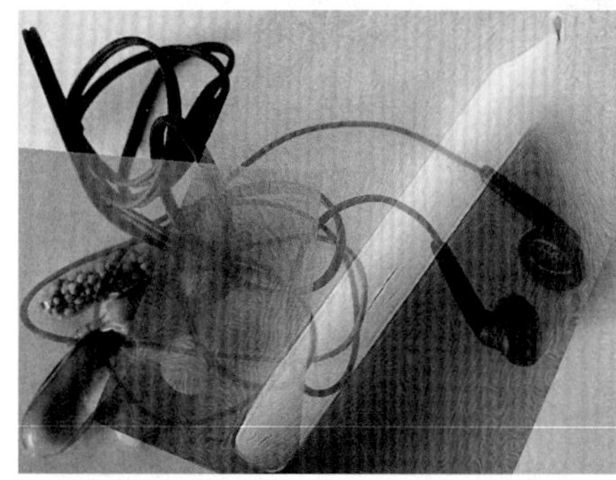

10.

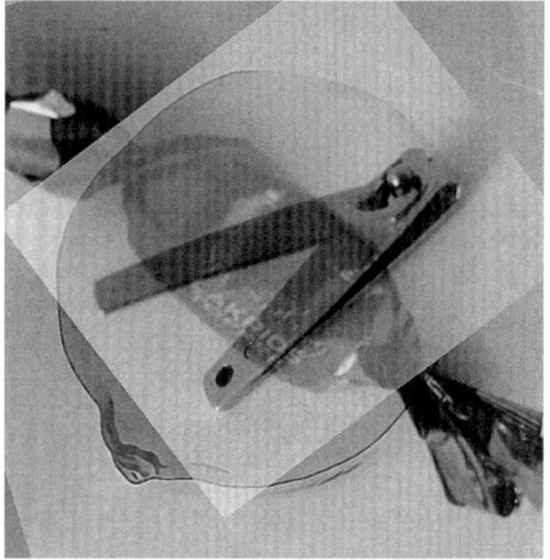

Lösungen: 1. Hammer, Schlüssel, Kugelschreiber. 2. Schere, Zange, Bürste. 3. Tasse, Besteck, Taschenlampe. 4. Brille, Taschenmesser, Schraubenzieher (Phasenprüfer). 5. Schraube, Batterie, Schlüsselanhänger. 6. Büroklammer, herzförmige Brosche, Lineal. 7. Glas, Pinzette, Locher. 8. Fernglas, Kuscheltier, Schraubenschlüssel. 9. Kopfhörer, Kerze, Tabletten. 10. Nagelclip, Bonbon, Zitrone.

4.3 Agnosie-Übung: Gesten erkennen

Erkennen sie, was die Gesten auf den folgenden Bildern bedeuten sollen? Was will die dargestellte Person damit andeuten?

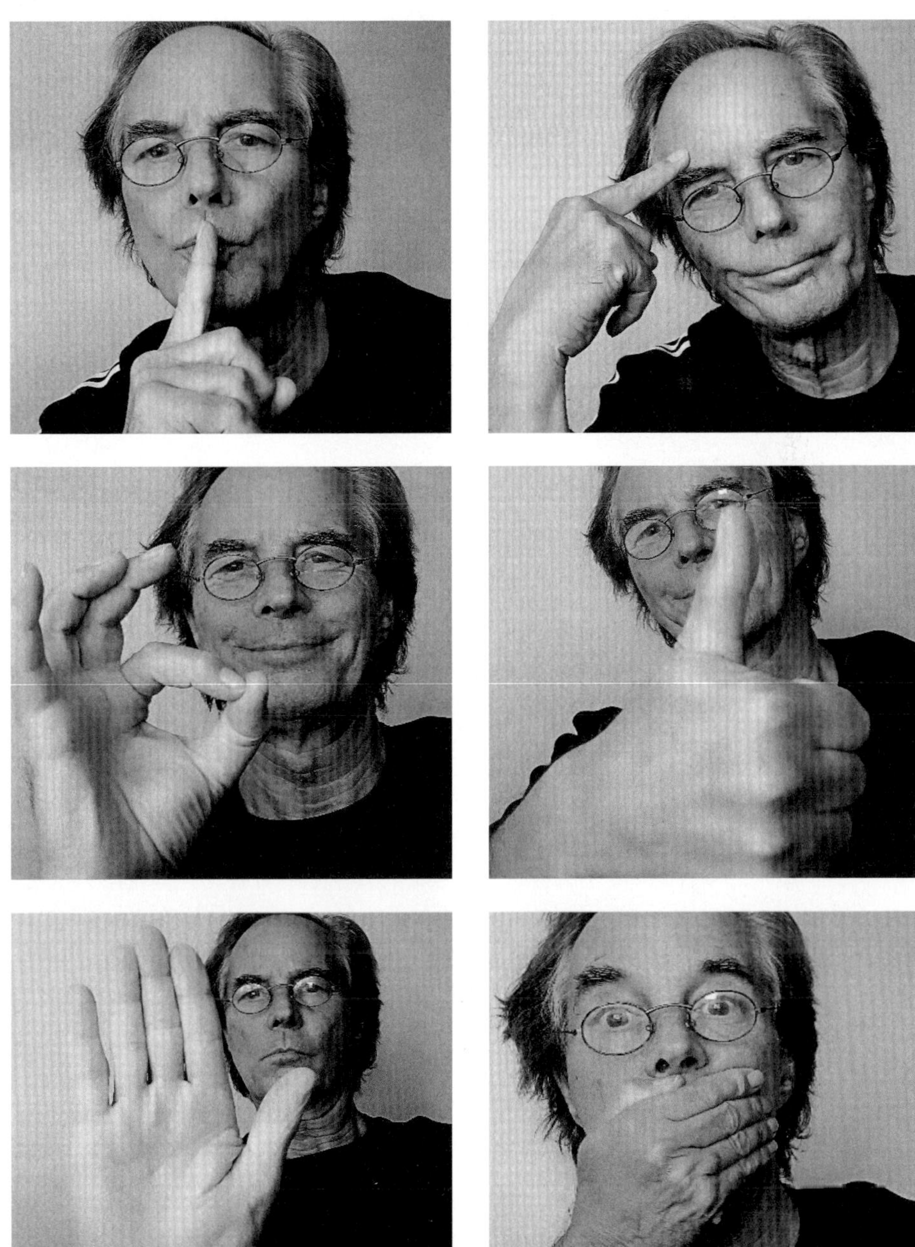

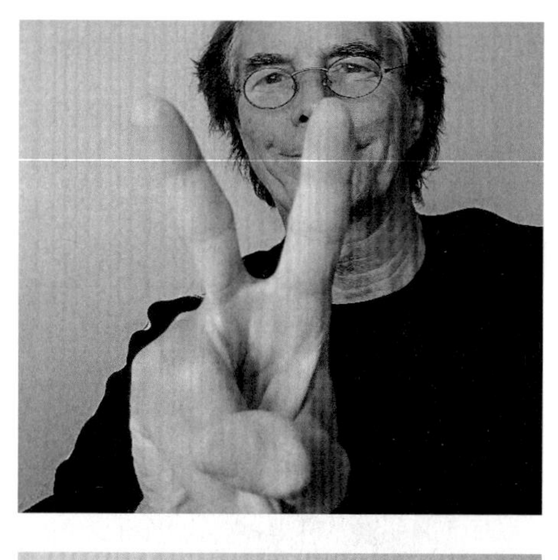

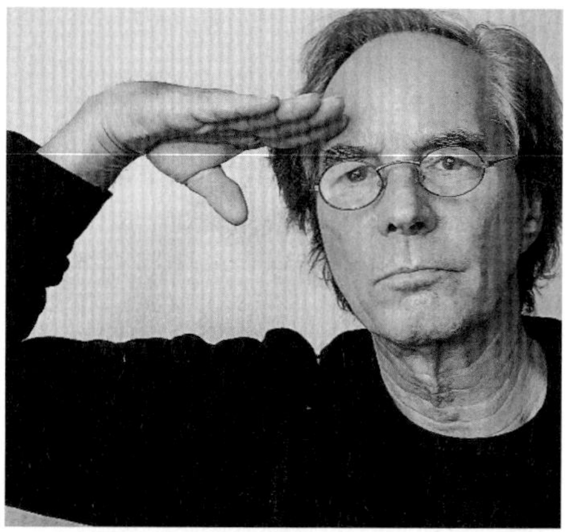

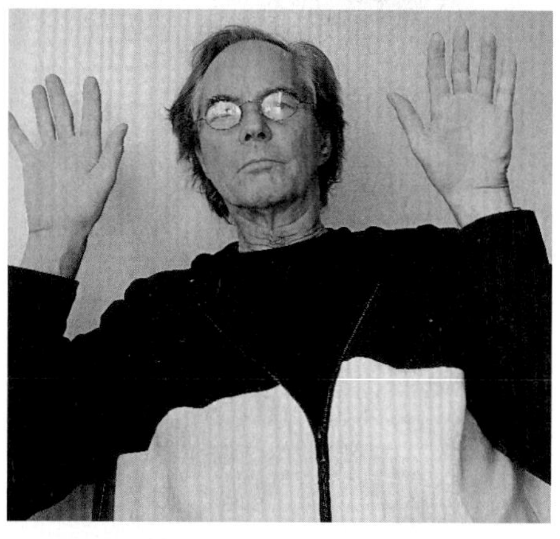

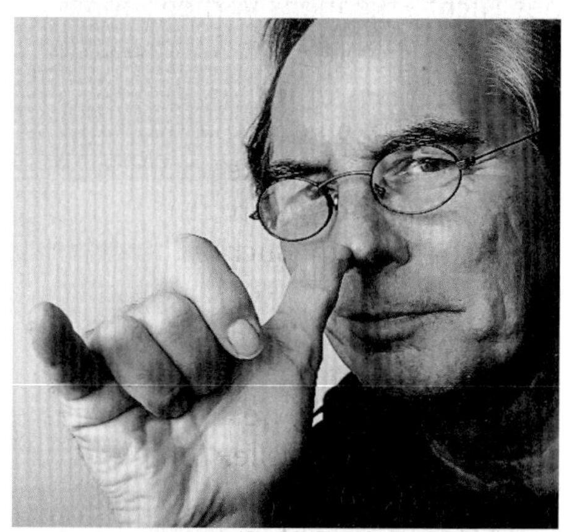

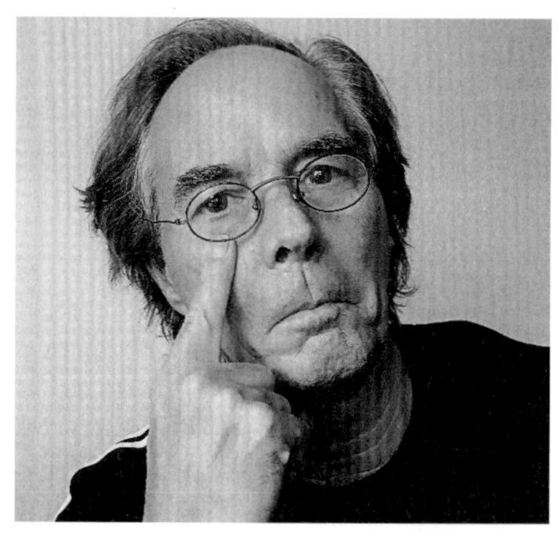

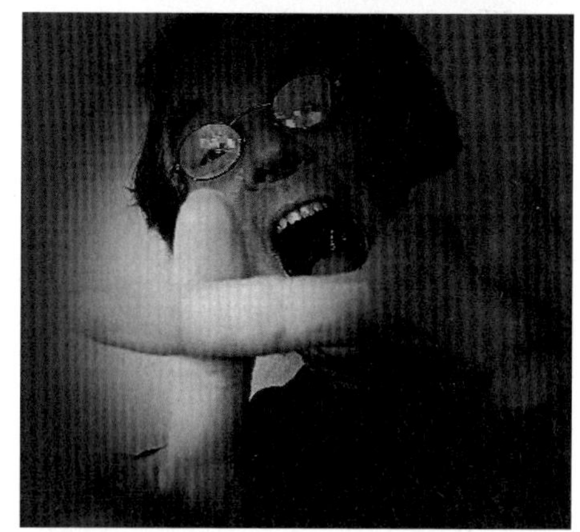

4.4 Agnosie-Übung: Tipps & Tricks im Alltag

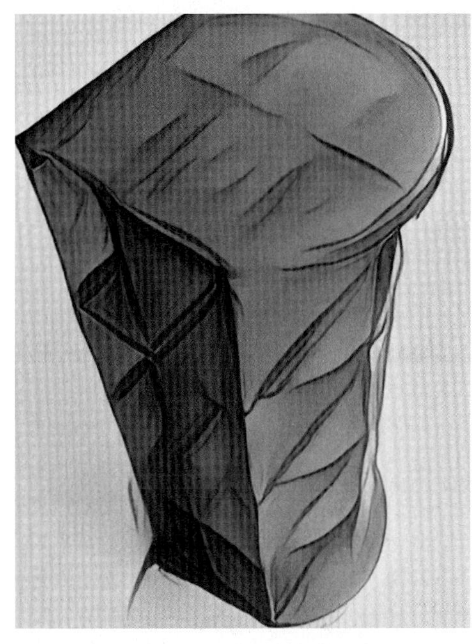

Wenn Sie jetzt so gar nicht wissen, was für ein Gegenstand auf dem Bild dargestellt wurde und wofür er gut ist, können sie vielleicht nachvollziehen, wie es jemanden mit einer Agnosie geht.

Es gibt – wie gesagt – eine Vielzahl unterschiedlicher Agnosien, die am Anfang dieses Kapitels beschrieben wurden; je nachdem welche Form eines Nicht-Erkennens vorliegt, muss man logischerweise die Behandlung spezifisch darauf abstimmen. Generell gilt, wenn jemand mit einer Agnosie etwas nicht erkennen kann, darf man gerne Hilfen geben. Der Professor in dem Buch von Oliver Sacks erkannte eine Rose schließlich an ihrem Geruch. Man sollte den Betroffenen natürlich nicht nur fragen, wonach der Gegenstand riecht, sondern auch wie er sich anfühlt, welche Form das Objekt hat, welche Farbe usw. Es lohnt sich auch die Frage zu stellen: *„Was glauben Sie, was das sein könnte?"* Wenn der Patient auch dies nicht beantworten kann, gibt man weitere Hilfen: *„Könnte dies ein Tier sein?"* Oder man gibt im *Forced-Choice*-System mehrere Vorschläge vor: *„Ist dies eher ein Löffel, eine Gabel oder ein Messer?"*

Je nach Art der Agnosie lassen sich unbemerkt Übungen in den Alltag einbauen, bei der Geräusch-Agnosie könnte man z. B. bei einer draußen kreischenden Möwe fragen, welches Tier diesen Lärm verursacht hat. Bei Prosopagnosie fragt man die betroffene Person nach Namen von Freunden/Bekannten/Nachbarn, die man unterwegs trifft. Hilfreich ist es, nicht stur abzufragen, sondern eigene Unkenntnis vorzutäuschen: *„Mir fällt doch partout nicht der Name von dem Politiker ein, der eben im Fernsehen ein Interview gegeben hat, weißt Du wie der heißt."* Oder in der Küche: *„Gib mir für die Suppe doch mal das ... äh ... Dingsda rüber, Du weißt schon, das Ding mit dem man Suppe schöpft, verdammt, wie heißt das denn?"* Oder bei visuell-räumlicher Agnosie: *„Müssen wir jetzt rechts oder links abbiegen, ich bin heute ganz verwirrt ..."* Niemals sollte der von einer Agnosie betroffene Patient das Gefühl haben, dass man ihm seine Unfähigkeit unter die Nase reibt. Der Gegenstand oben ist übrigens ein Transportschutz für ein Maschinenteil, aber das haben Sie sicherlich längst erkannt.

5. Neglect (halbseitige Vernachlässigung)

Bei halbseitiger Vernachlässigung (Hemineglect, meist nur als „Neglect" bezeichnet) hat eine Hälfte der Welt zu existieren aufgehört. Ursache sind meist ausgedehnte Schädigungen des Gehirns, insbesondere des Scheitel- bzw. Parietallappens. Viele Patienten haben eine Kombination von Halbseitenlähmung (Hemiplegie), halbseitiger Blindheit (Hemianopsie) und Hemineglect. Alltagsprobleme umfassen insbesondere das Anstoßen an Hindernisse, Orientierungsprobleme in Gebäuden und Straßen, verlangsamtes Finden von Gegenständen auf einem Tisch oder im Regal des Supermarktes sowie Schwierigkeiten beim Lesen. Der typische Patient mit rechtsseitigem Hirnschaden lässt seinen Blick immer wieder nach rechts (aber nie nach links) schweifen. Rechtsseitig stehende Objekte lenken ihn ab; linksseitige findet er auch nach Aufforderung nicht.

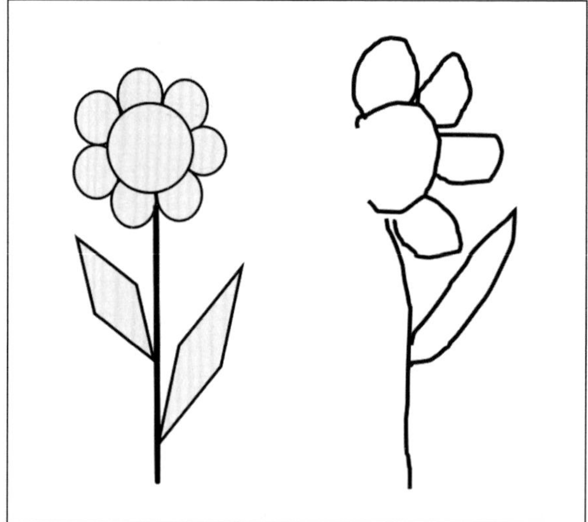

Original-Vorlage (linke Blume) und typische Nachzeichnung eines Neglect-Patienten. Die linke Seite der Blüte und das linke Blumenblatt fehlen.

Bei schwerer Ausprägung wäscht sich der Patient nur noch eine Körperhälfte oder rasiert bzw. schminkt sich nur eine Gesichtsseite. Beim freien Zeichnen oder dem Kopieren von einer Vorlage wird nur eine Hälfte des Objekts wiedergeben bzw. die andere Bildhälfte wird detailärmer dargestellt. Neglect-Patienten beschreiben aus ihrer Erinnerung nur Häuser, Menschen und Geschehnisse, die sich in der rechten Raumhälfte befanden. Bei einigen Patienten ist der Neglect so ausgeprägt, dass sie Objekte nur auf der rechten Seite suchen. Um etwas zu finden, das links von ihnen liegt, müssen sie eine >300°-Drehung nach rechts ausführen, bis das Gesuchte endlich in ihr Blickfeld gerät.

Die halbseitige Vernachlässigung betrifft bei den meisten Patienten die linke Raumhälfte, dies hat anatomisch etwas mit den Arealen für visuelle Aufmerksamkeit im Scheitellappen des Gehirns zu tun. Insbesondere bei Linkshändern kann der Neglect aber auch die andere Raum- oder Körperhälfte betreffen.

Typisch ist die „Anosognosie", d. h. die Patienten beklagen sich nicht über ihren Funktionsausfall. Auf die Ursache ihrer Probleme angesprochen, geben sie Bagatell-Antworten, z. B. dass es ihnen heute gerade mal nicht so gut geht. Ihre nur halb abgezeichnete Abbildung halten sie für vollständig.

In der Verhaltensbeobachtung reagieren die Patienten auf Ansprache von der vernachlässigten Seite nur verzögert und beachten in der persönlichen Hygiene die vernachlässigte Körperhälfte kaum.

Diese halbseitige Vernachlässigung ist anfangs am schwersten ausgeprägt. Es tritt aber bei den meisten Betroffenen eine ausgeprägte Spontanheilung auf; bereits nach rund sechs Wochen ist der Neglect in 75 % der Fälle kaum noch nachweisbar. Allerdings kann auch eine Rest-Symptomatik im Alltag viele Probleme mit sich bringen, insbesondere bleibt die Fahrtauglichkeit oft dauerhaft eingeschränkt, da der Patient auf Stimuli, die aus der vernachlässigten Raumhälfte kommen, verzögert reagiert, was beim Autofahren nicht unbedingt die beste Voraussetzung ist.

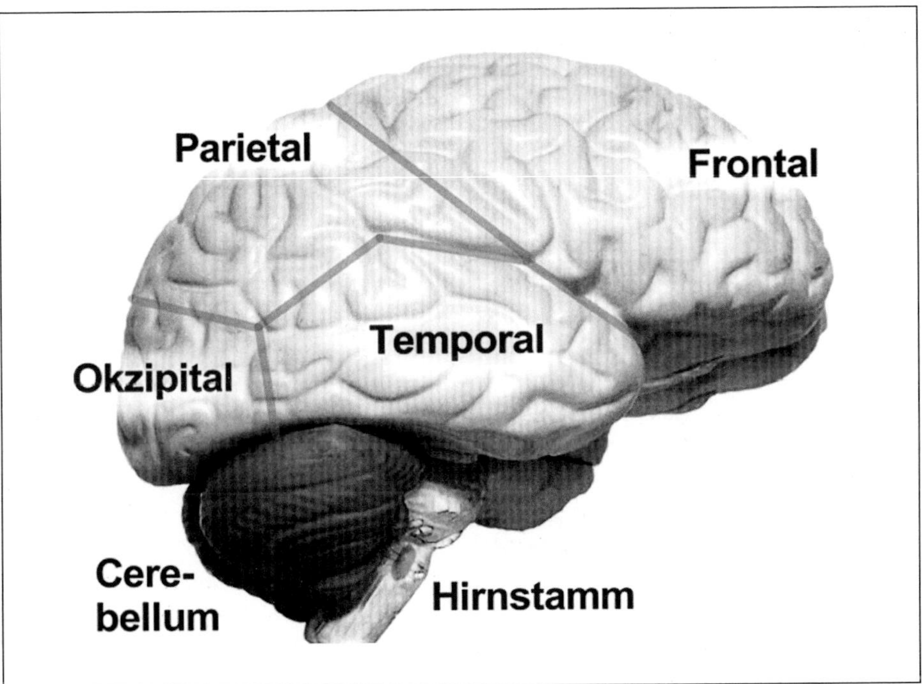

Die einzelnen Hirnlappen: Lobus frontalis (Stirnlappen), Lobus parietalis (Scheitellappen), Lobus temporalis (Schläfenlappen), Lobus okzipitalis (Hinterhauptslappen) und Cerebellum (Kleinhirn). Neglect wird meist durch großflächige Schäden des Parietallappens verursacht.

5.1 Neglect-Übung: Herzchen streichen

Bitte legen Sie das Buch quer vor sich hin und streichen Sie alle Herzen durch, die Sie finden können. Am besten orientieren Sie sich an der fetten Linie am Buchrand, um alle Herzen zu sehen. Haben Sie wirklich alle 31 Herzen gefunden?

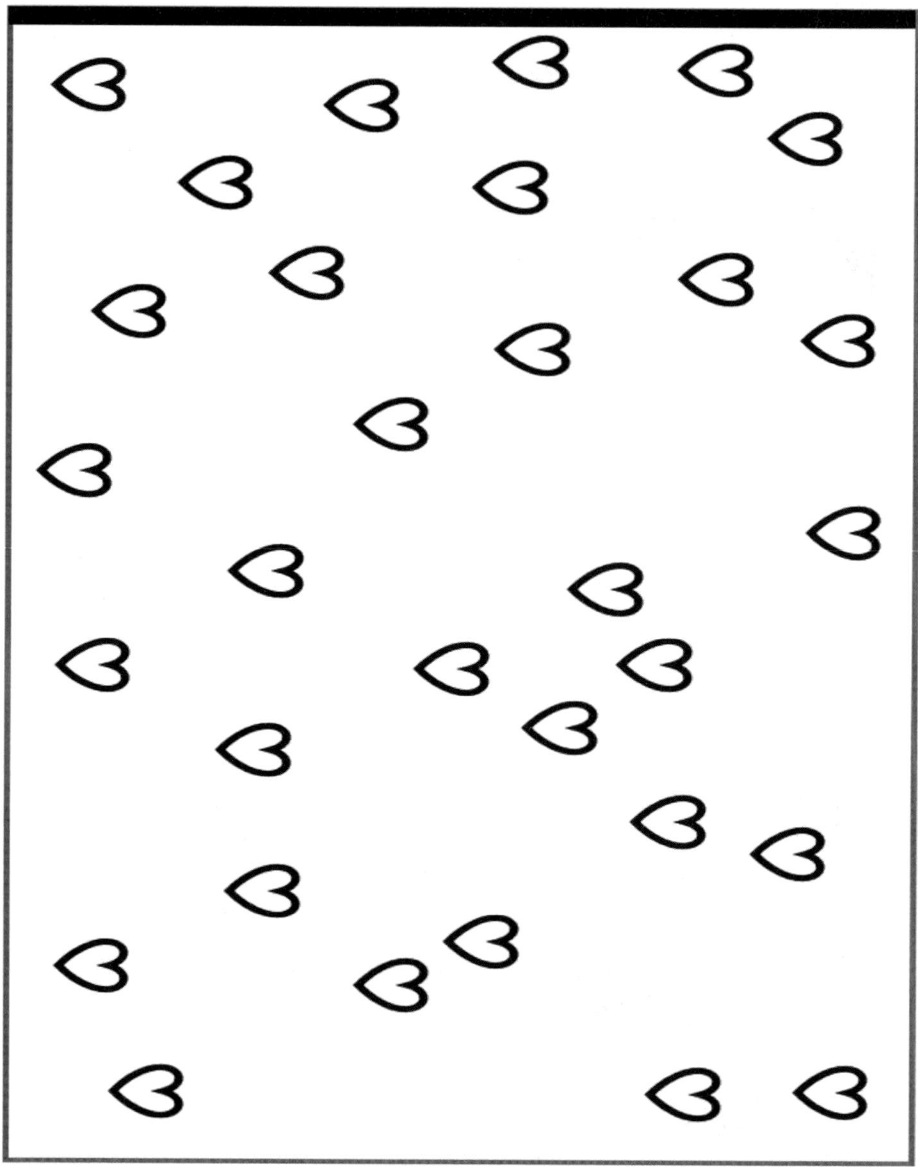

Bitte legen Sie das Buch quer vor sich hin und streichen Sie dann alle Sonnen durch, die Sie finden können. Am besten orientieren Sie sich an der fetten Linie am Buchrand, um alle Sonnen zu sehen. Haben Sie alle 40 gefunden?

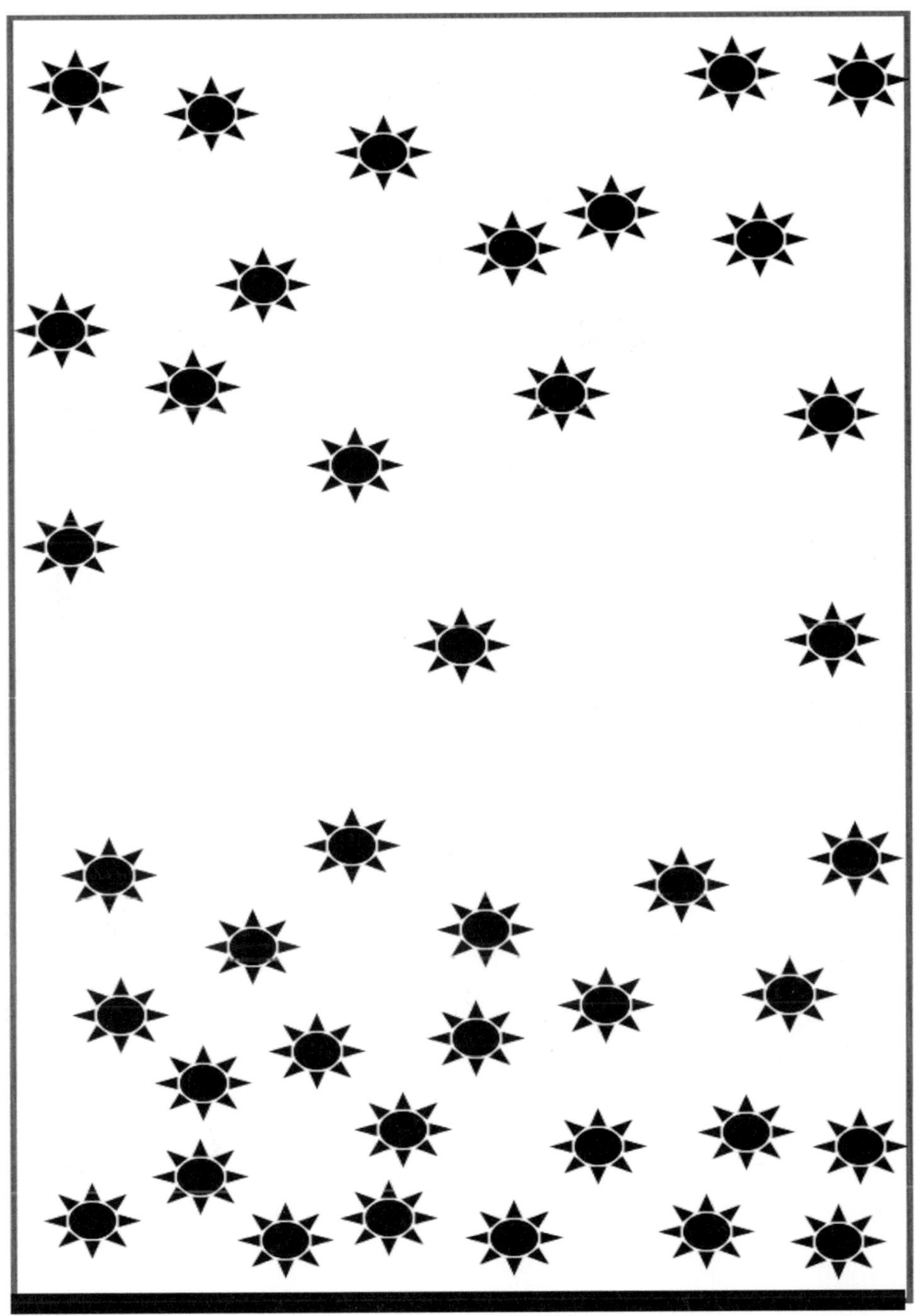

Bitte legen Sie das Buch quer vor sich hin und streichen Sie dann alle Smileys durch, die Sie finden können. Am besten orientieren Sie sich an der fetten Linie am Buchrand, um alle Smileys zu sehen. Haben Sie alle 50 Smileys gefunden?

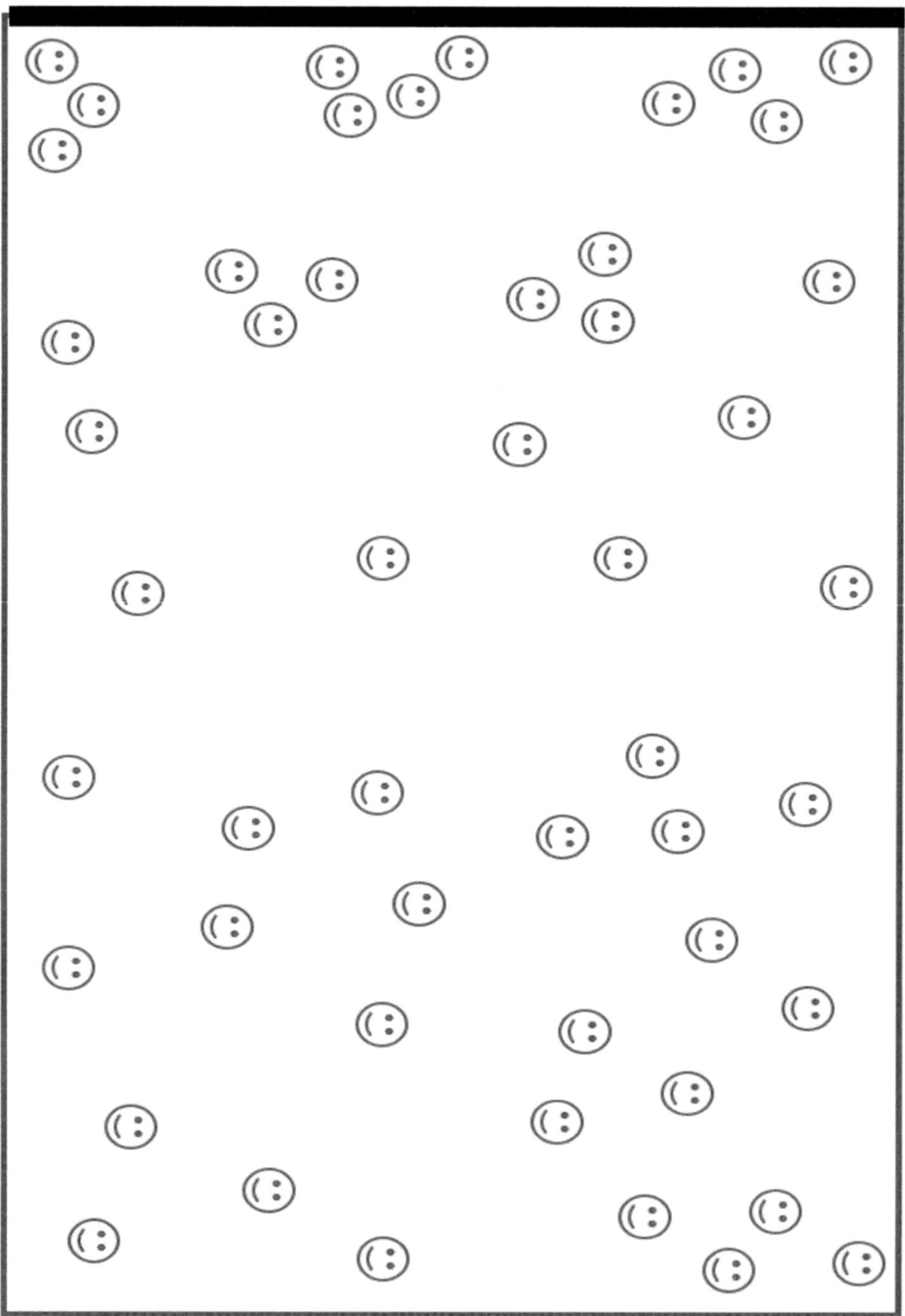

Bitte legen Sie das Buch quer vor sich hin und streichen Sie dann alle Kreise durch, die Sie finden können. Am besten orientieren Sie sich an der fetten Linie am Buchrand, um alle Kreise zu sehen. Haben Sie alle 60 Kreise gefunden?

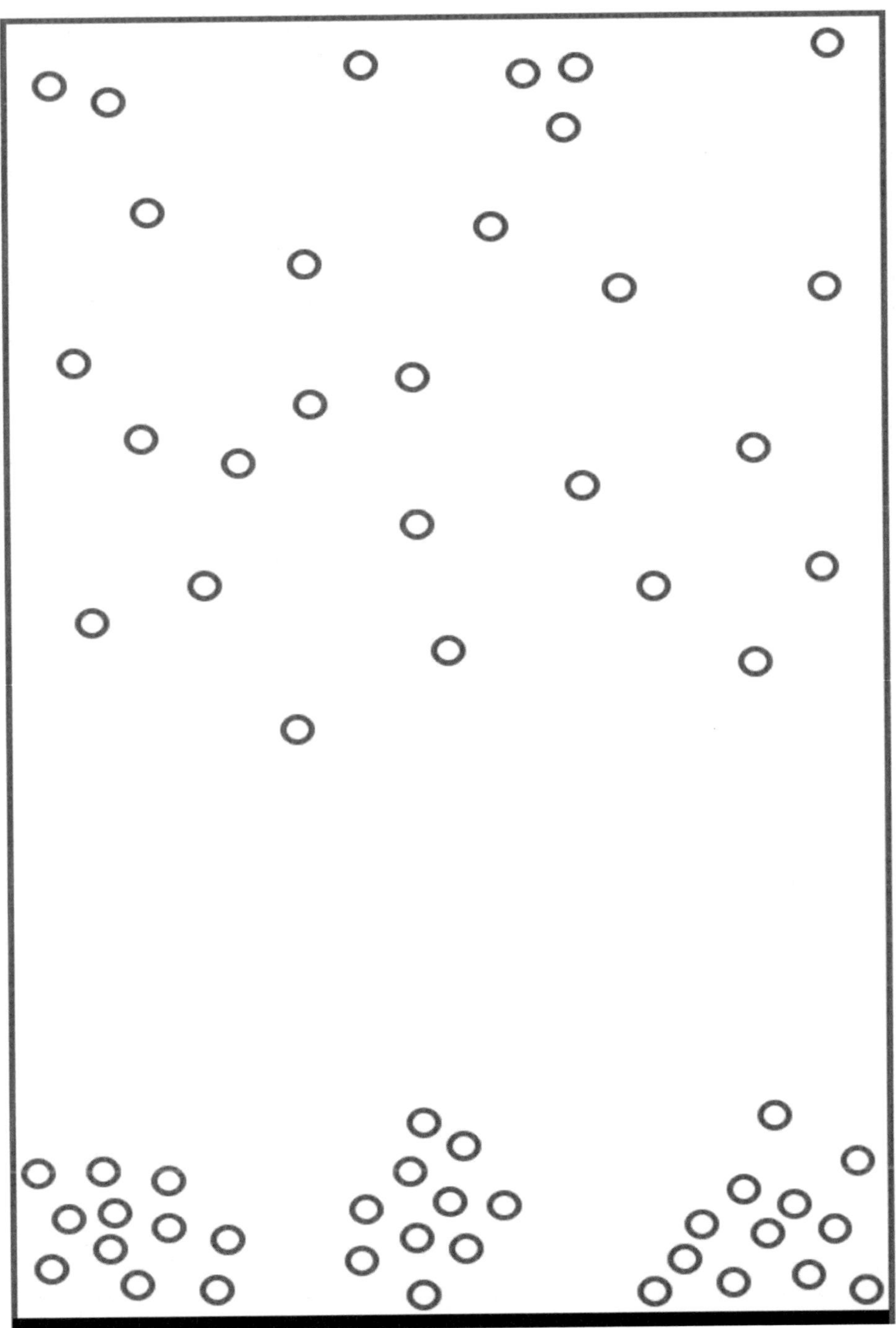

5.2 Neglect-Übung: Abzeichnen

Bitte drehen Sie das Buch und zeichnen Sie diese Figuren aus der oberen Bildhälfte darunter ab.

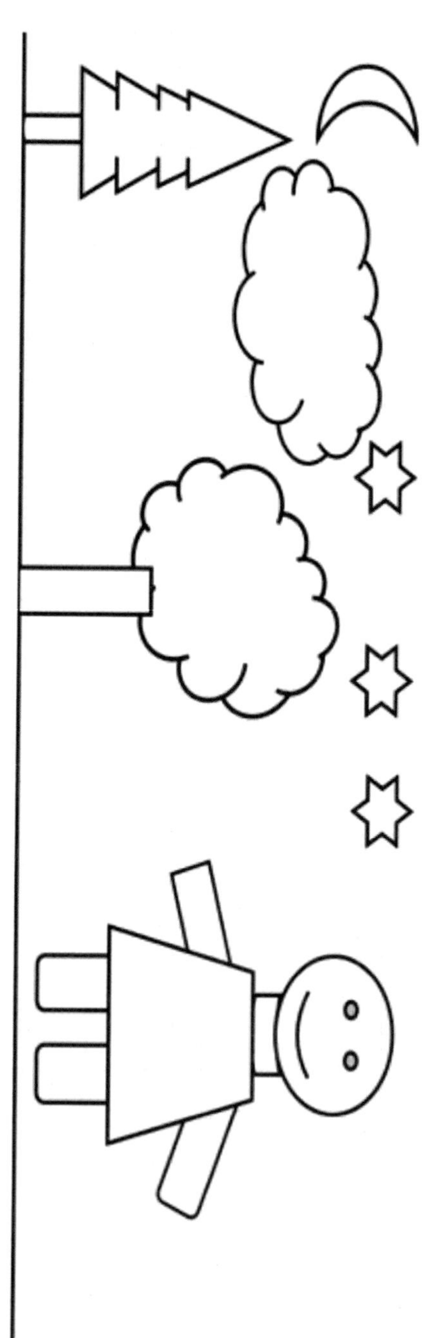

Bitte drehen Sie das Buch und zeichnen Sie in der unteren Bildhälfte die Stadt ab.

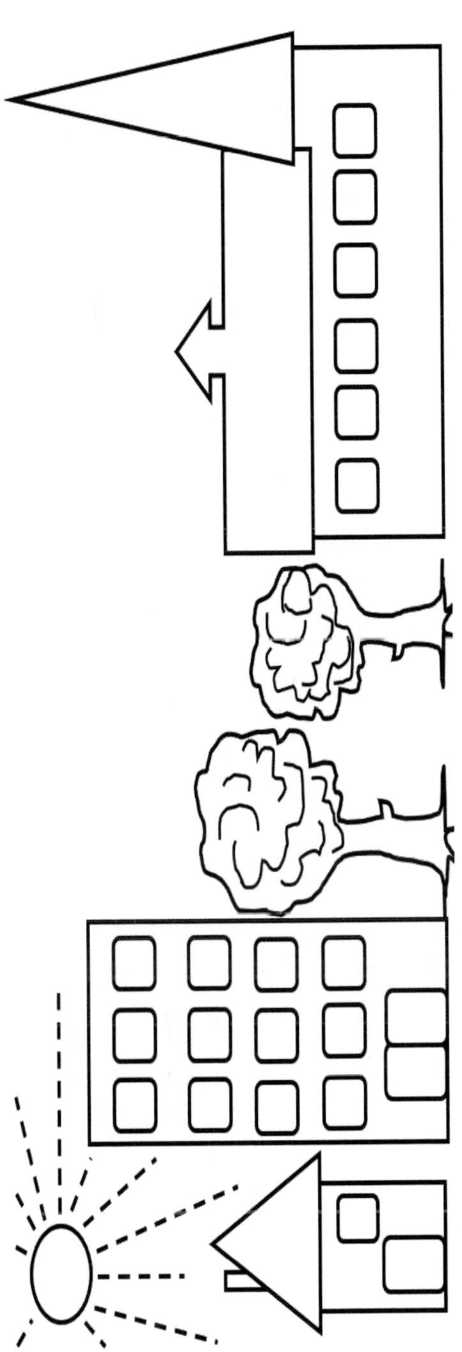

Bitte drehen Sie das Buch: Schaffen Sie es, diese Blumenwiese abzuzeichnen?

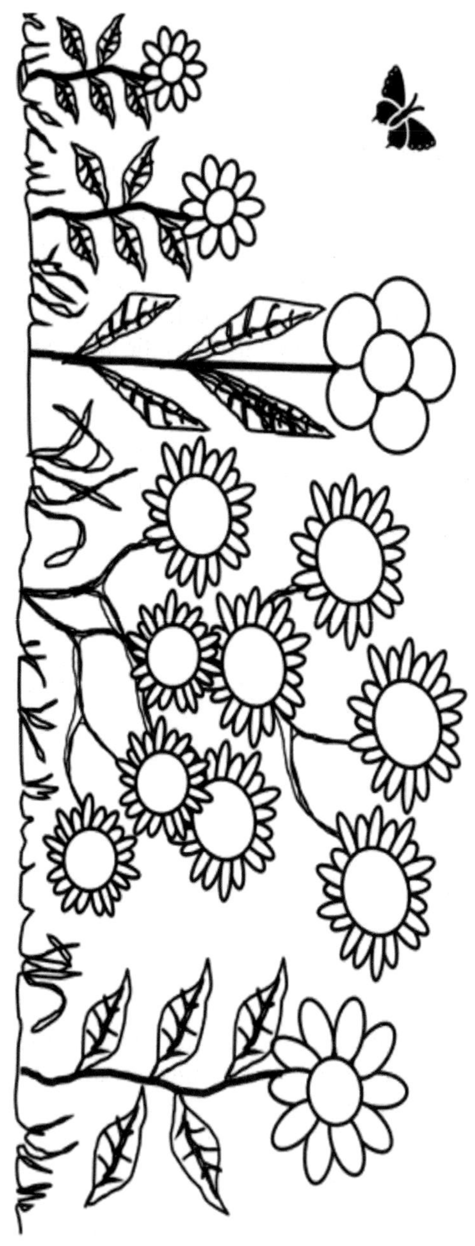

5.3 Neglect: Tipps & Tricks im Alltag

Patienten, die unter einem Neglect leiden, sollten immer von der vernachlässigten Seite her angesprochen werden (auch wenn sie oft nicht darauf reagieren oder sich dann zur anderen Seite hindrehen). Ebenso sollte man sie häufig auf der vernachlässigten Seite berühren oder Objekte extra in den vernachlässigten Raum stellen und finden lassen. So kann man einfach verschiedene Objekte aus dem Haushalt (Uhr, Kugelschreiber, Löffel ...) auf einem Tisch verteilen und den Patienten danach suchen lassen.

Wenn ein Patient Freude daran hat zu zeichnen, ist die vernachlässigte Seite deutlich detailärmer, man sollte den Betreffenden darauf hinweisen und versuchen ihn anzuregen, seine Zeichnung zu vervollständigen. Neuropsychologische Tests benutzen hier meist das Suchen von Zahlen, Buchstaben oder Objekten; Neglect-Patienten finden in der Regel die weit links platzierten Zeichen nicht. Im Linienhalbierungstest trennen sie längere Linien nicht mittig, sondern zur intakten Seite hin verschoben. Im Lesetest wird beim Zeilensprung das erste Wort übersehen, der Patient beginnt erst in der Mitte der Zeile weiterzulesen. Eine Verbesserung des Lesens erfolgt durch eine rote Linie am linken Textrand, die der Patient beim Zeilenwechsel suchen muss.

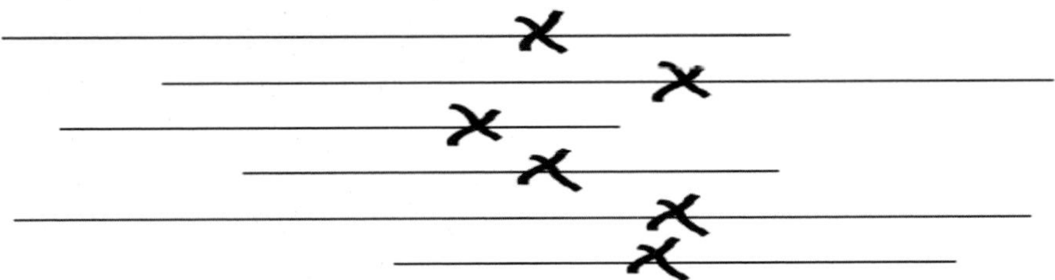

Linien-Halbierungs-Test: Der Neglect Patient soll ankreuzen, wo die Mitte der jeweiligen Linie ist. Wenn Sie das äußere Drittel der linken Seite abdecken, verstehen Sie, warum der Fehler gemacht wird.

Überwiegend werden Übungen zur Verbesserung der Exploration durchgeführt. Weitere Ansätze bemühen sich um eine Korrektur des verschobenen inneren Koordinatensystems. Die Symptomatik lässt sich durch Aktivierung der phasischen Alertness (z. B. Warntöne, siehe Kapitel über Aufmerksamkeit) zumindest zeitweise reduzieren. Andere Wissenschaftler beobachteten eine Verringerung der Symptomatik durch Musik und folgerten, dass nicht-verbale Reize die rechte Hemisphäre aktivieren und es durch die stärkere Aktivierung auch zu einer Verbesserung der Areale für räumliche Aufmerksamkeit kommt, die überwiegend in der rechten Hirnhälfte liegen.

6. Räumliches Denken

Mehr als die Hälfte der Schlaganfall-Patienten weisen Beeinträchtigungen der Orientierung auf. Man unterscheidet (a) visuelle *Raumwahrnehmung* (Lage-, Winkel-, Abstands- und Positionsschätzung) und (b) *räumlich-konstruktive Fähigkeiten* (praktisches Zusammensetzen von Einzelteilen).

Probleme der visuellen Raumwahrnehmung zeigen sich z. B. in Unsicherheiten beim Greifen von Gegenständen oder beim Treppensteigen. Die Patienten haben Schwierigkeiten Analoguhren abzulesen, da sie die Zeiger verwechseln oder deren Winkel falsch deuten. Ähnliche Probleme haben sie beim Lesen von Landkarten oder Bauplänen. Probleme räumlich-konstruktiver Fähigkeiten zeigen sich u. a. in der Unfähigkeit, sich korrekt anzuziehen; Kleidungsstücke werden verdreht angezogen; Wäsche wird nicht richtig zusammengelegt; es gibt Probleme mit dem Rollstuhl. Bei Defiziten der räumlich-topographischen Orientierung können Betroffene weder die Lage der Zimmer in der eigenen Wohnung angeben, noch bekannte Strecken beschreiben. Im Krankenhaus finden sie Wege nicht mehr und verirren sich. Auf Landkarten können sie die Lage von Städten nicht mehr zeigen. Zwecks Prüfung der Formerkennung lässt man sie zunächst z. B. geometrische Objekte abzeichnen.

Probleme räumlichen Vorstellungsvermögens treten vorrangig bei Schäden im Bereich des Okzipital- und Parietallappens auf, bei rechtsseitigen Hirnschäden häufiger als bei linksseitiger Läsion.

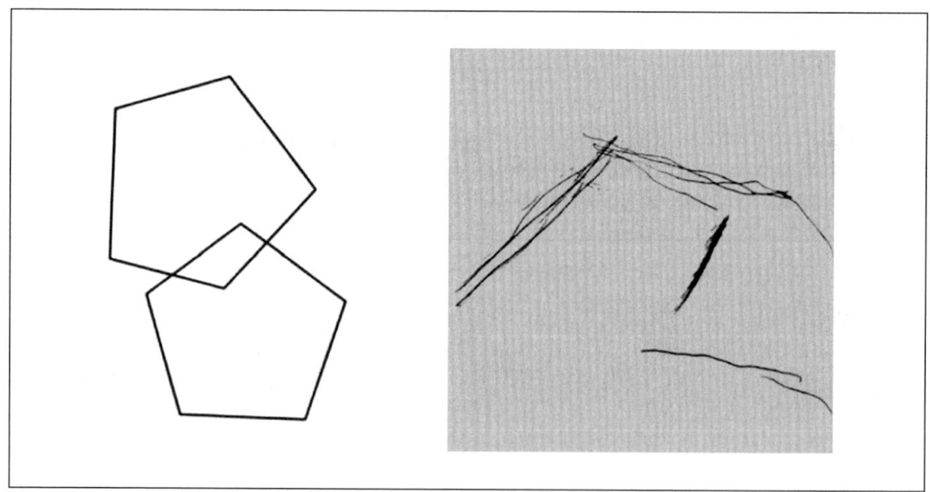

Rechts der verzweifelte Versuch eines Patienten mit visuell-räumlichem Defizit, die zwei ineinander verschachtelten Fünfecke aus dem links abgebildeten Mini-Mental-Status-Test (MMST) abzuzeichnen.

6.1 Visuell-räumliche Übung: Spiegelverkehrt

Welche der jeweils 5 Zeichnungen ist spiegelverkehrt abgedruckt?

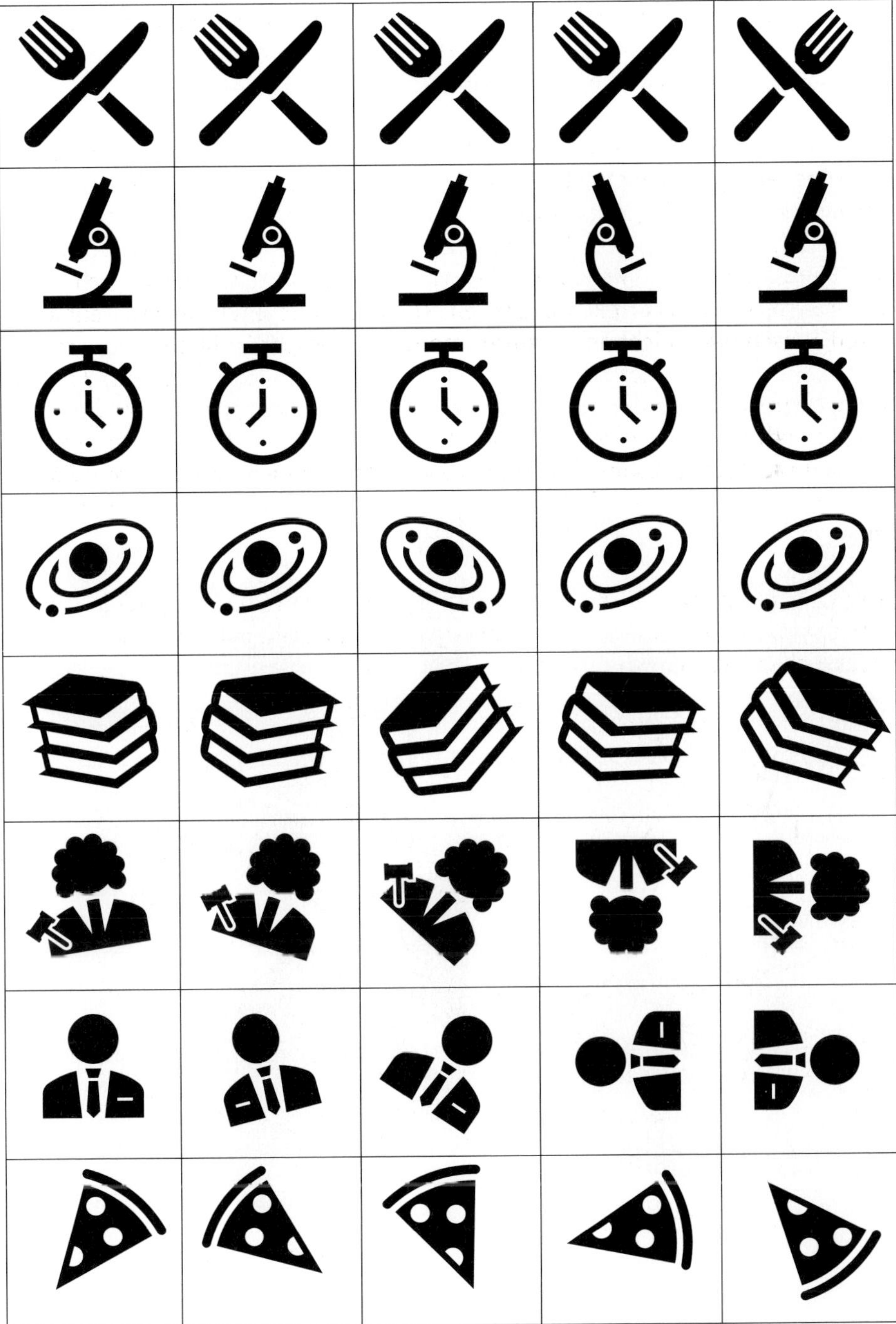

6.2 Visuell-räumliche Übung: Schattenbilder

Das asiatische Spiel „Tangram“ beinhaltet geometrische Figuren, mit denen man Objekte nachlegen soll. Das klingt einfacher als es ist. Einige ähnliche Aufgaben finden Sie hier. Am besten kopieren Sie diese Seite mit den geometrischen Figuren, kleben Sie auf Pappe auf und schneiden die 12 schwarzen Figuren dann aus. Versuchen Sie nun, die Objekte auf den nächsten Seiten nachzulegen.

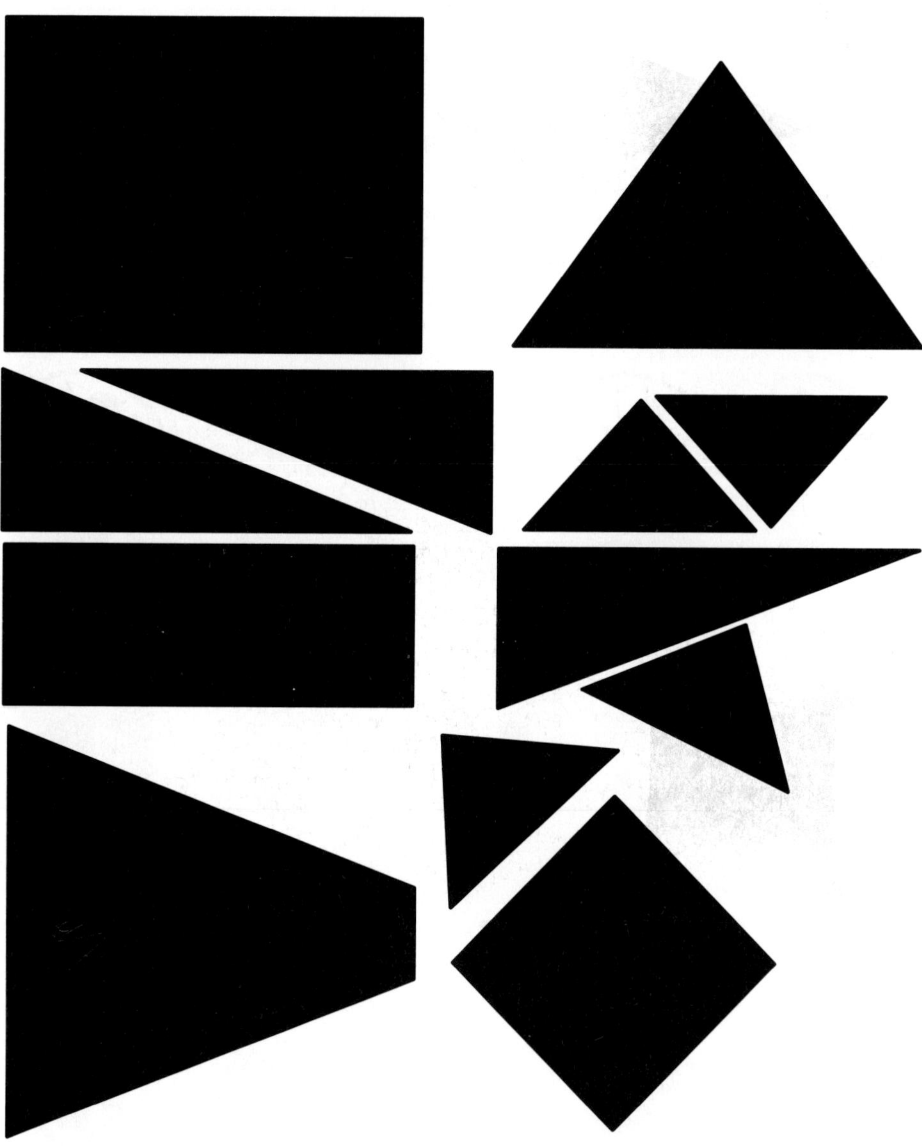

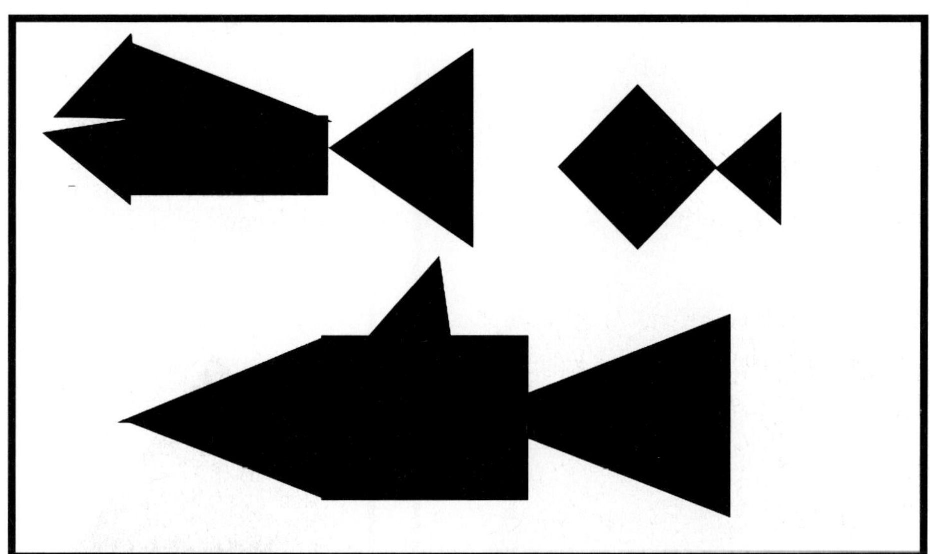

Fische

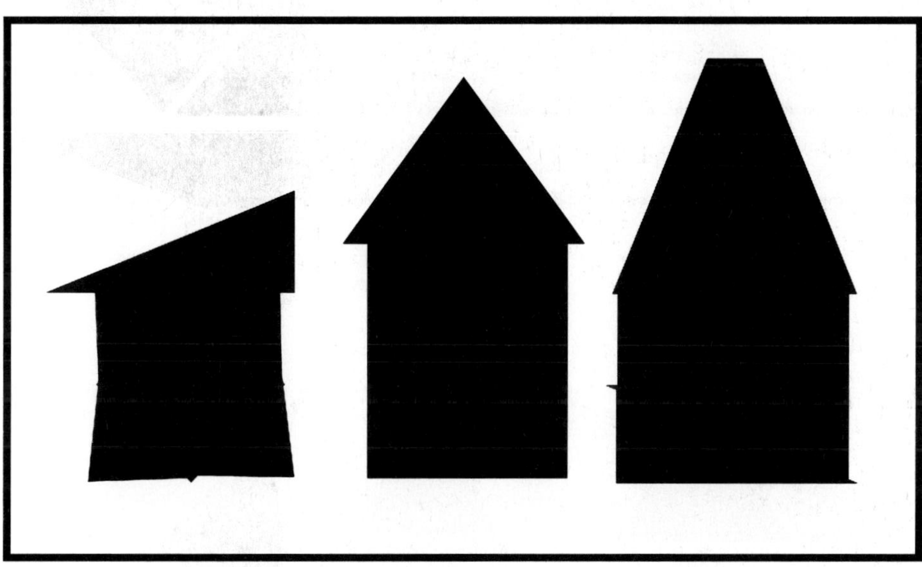

Dorf

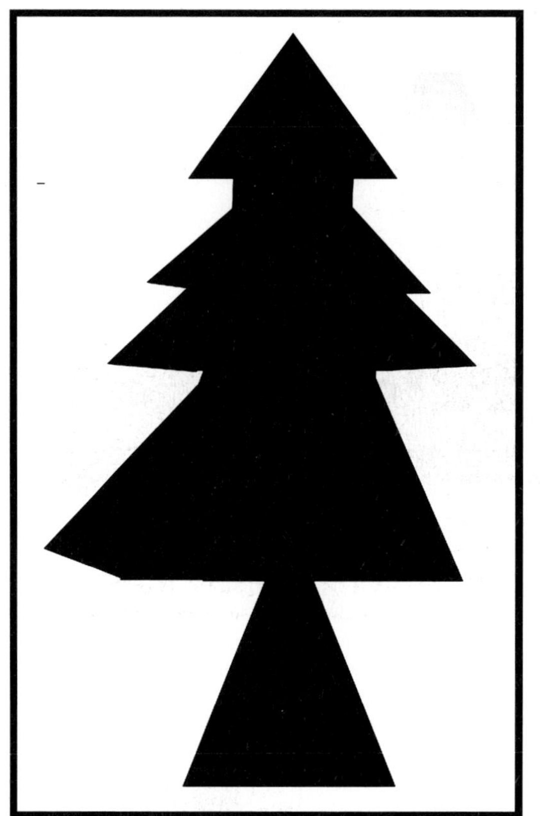

Tannenbaum

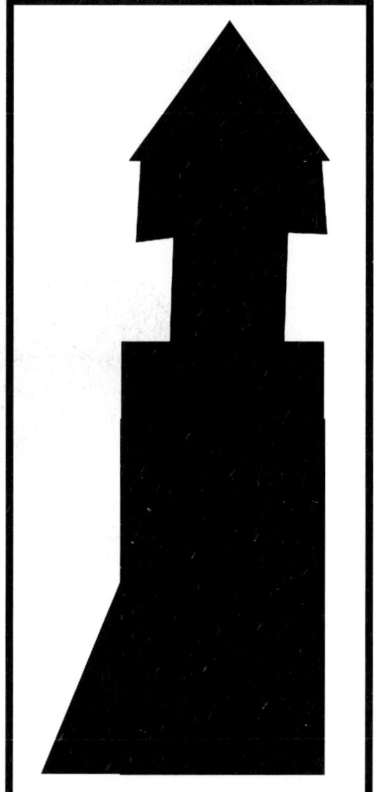

Aussichtsturm

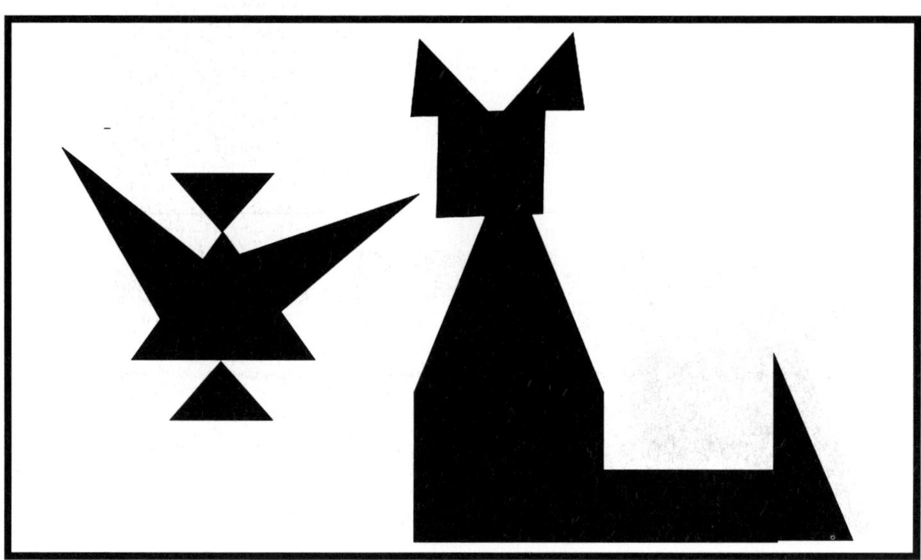

Vogel und Katze

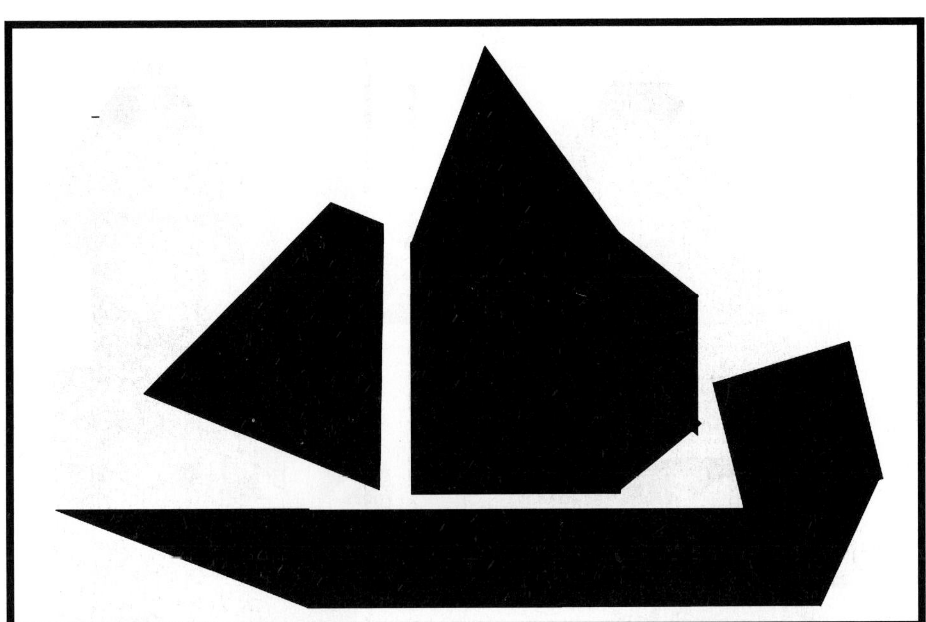

Segelboot

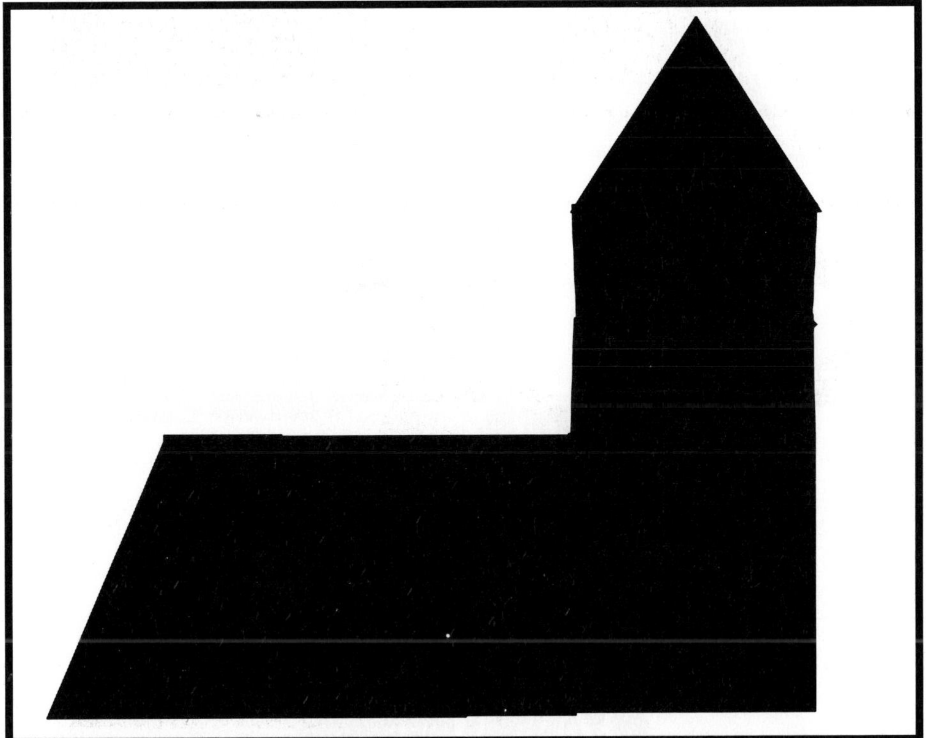

Kirche

Lösungen:

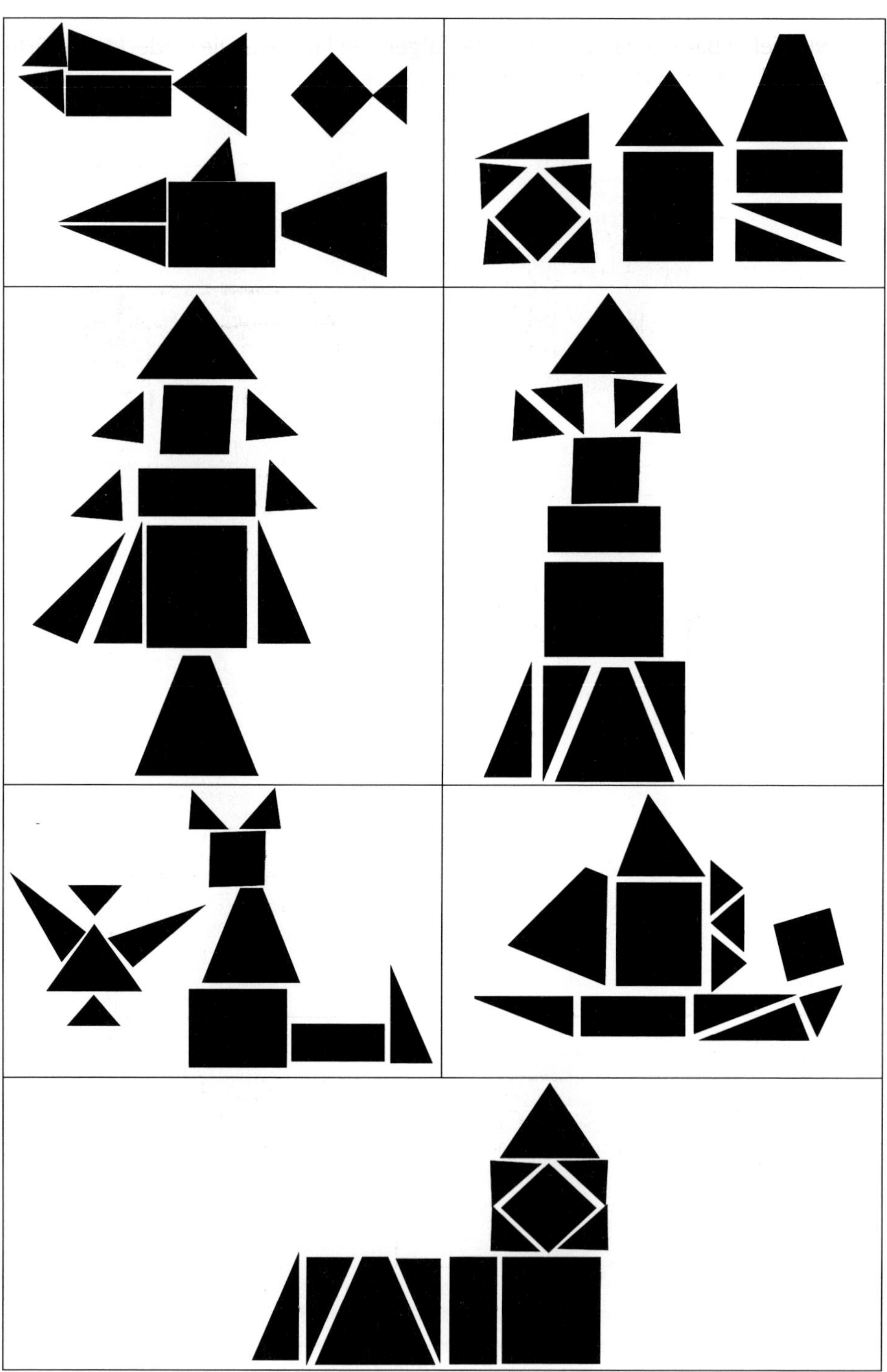

6.3 Visuell-räumliche Übung: Würfel

Aus wie vielen Bauklötzen bestehen die folgenden Figuren? Die verdeckten Würfel an der Rückseite müssen natürlich mitgezählt werden.

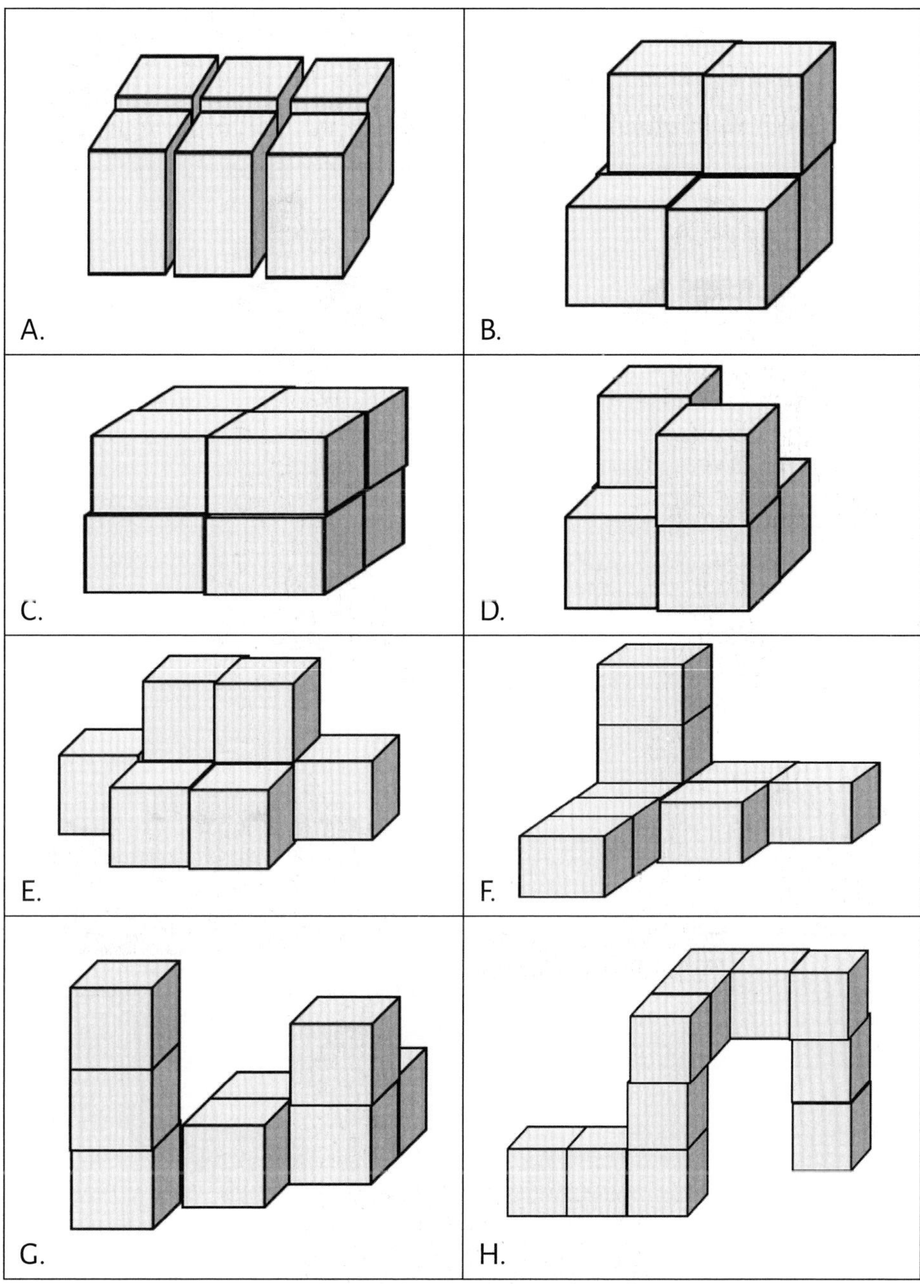

Lösungen: A. = 6, B. = 6, C. = 8, D. = 6, E. = 8, F. = 9, G. = 8, H. = 11

Aus wie vielen Bauklötzen bestehen die folgenden Figuren?

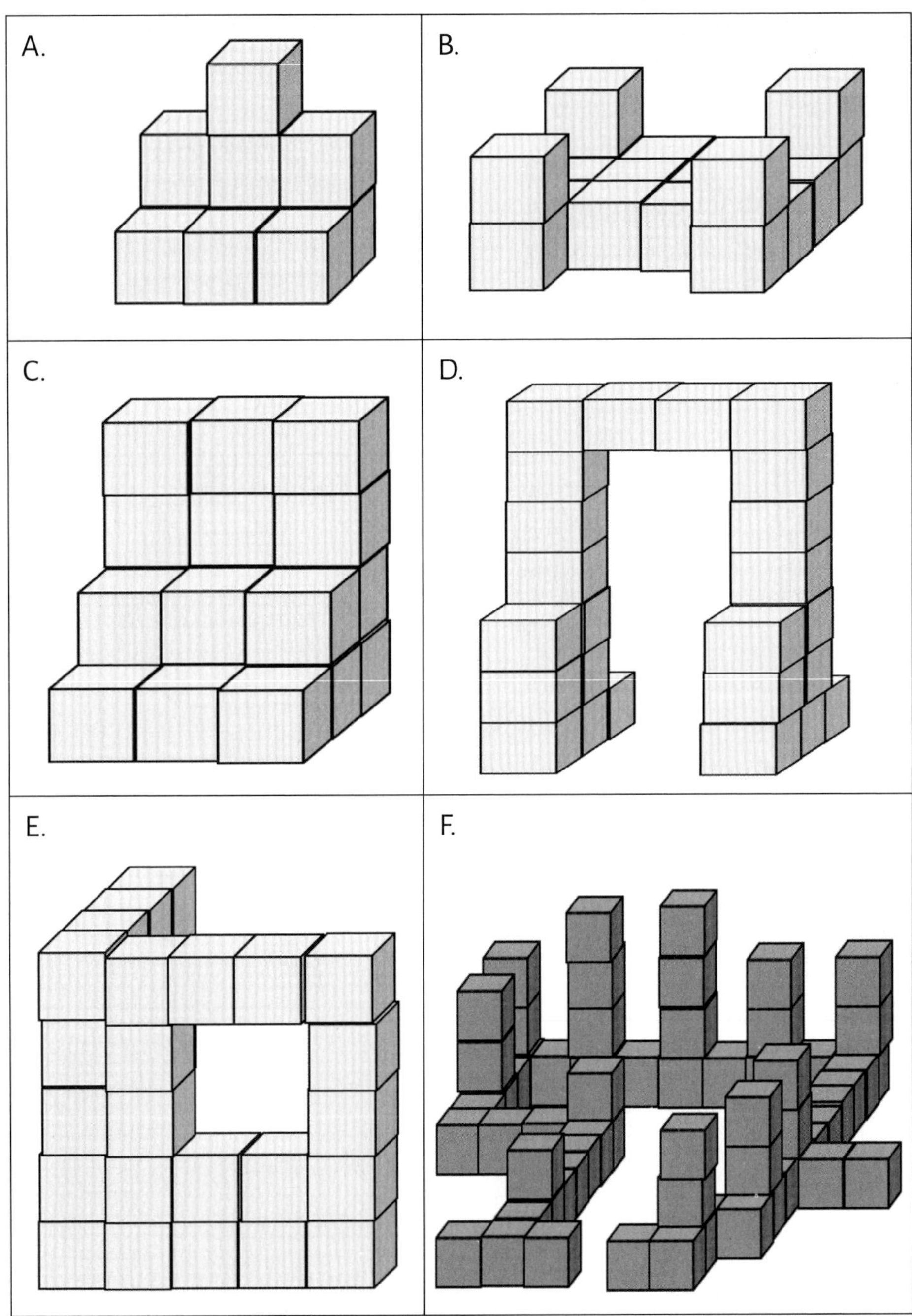

Lösungen: A. = 10, B. = 18, C. = 21, D. = 24, E = 36, F. = 62

6.4 Visuell-räumliche Übung: Eigene Wohnung

Bitte versuchen Sie hier einmal, einen Plan Ihrer Wohnung einzuzeichnen. Wo sind Wohnzimmer, Schlafzimmer, Küche und Bad?

6.5 Visuell-räumliche Übung: Marktplatz

Hat die Stadt, in der Sie leben, einen Marktplatz? Vielleicht sogar mit Springbrunnen und Denkmal? Oder ein Rathaus oder eine Kirche mit Vorplatz? Können Sie eines davon hier einzeichnen? Oder einen anderen Platz in Ihrer Nähe? Oder, wahlweise, vielleicht ein Einkaufszentrum? Welches Geschäft liegt wo?

6.6 Visuell-räumliche Übung: Abbiegen

Bitte folgen Sie auf dem Stadtplan den Anweisungen. Verlassen Sie das Haus, in dem die Wohnung ist (rechts unten) in Pfeilrichtung und gehen Sie nach rechts (aus der Position des Fußgängers!). An der ersten Straße rechts abbiegen, dann schräg nach links bis zum Kreisverkehr. Im Kreisverkehr dann die zweite Ausfahrt geradeaus bis zum Einkaufszentrum. Davor links abbiegen. Hinter dem Einkaufszentrum die erste Straße rechts, dann erneut rechts bis zur nächsten Straße. Nun links abbiegen. Bei der nächsten Kreuzung rechts. Das letzte Haus auf diesem Stadtplan ist Ihr Ziel: ______________________________.

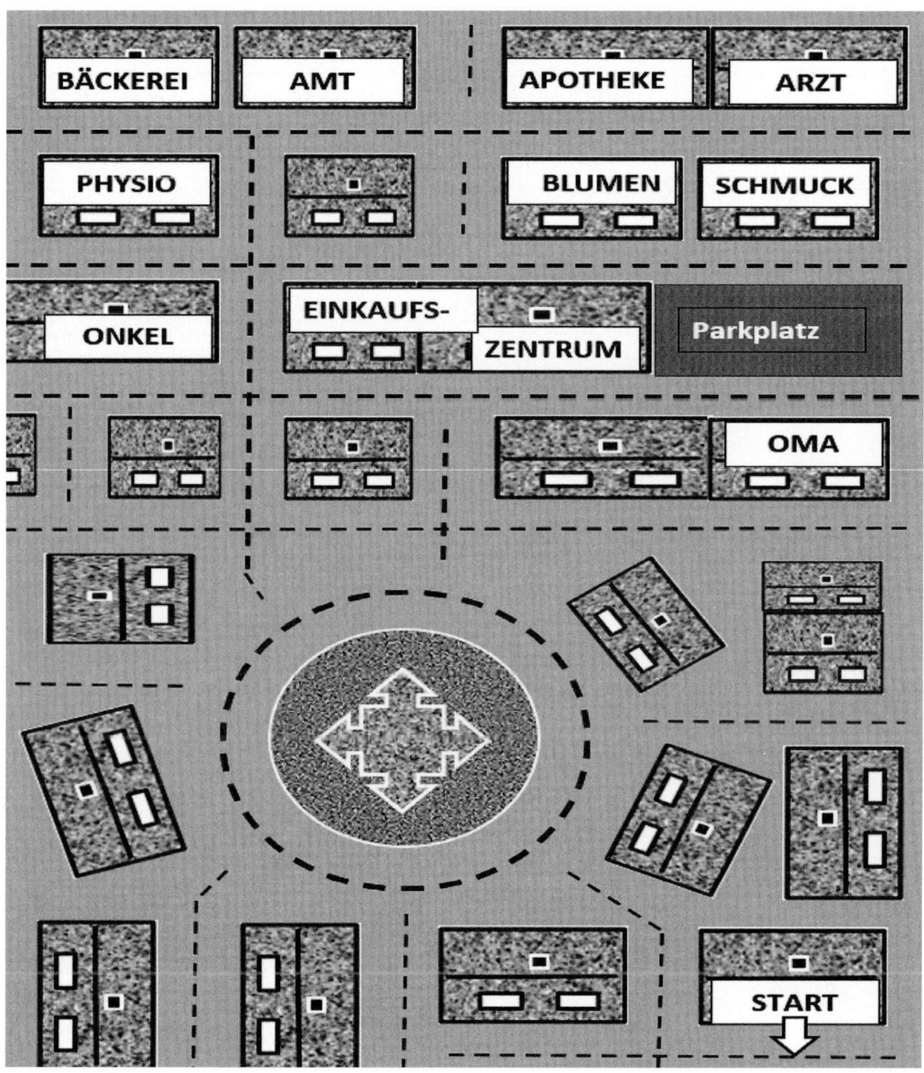

Wenn Sie überall richtig abgebogen sind, müssten Sie bei der letzten Aufgabe beim Arzt gewesen sein. Bitte verlassen sie nun die Praxis und gehen auf die andere Straßenseite in das Blumengeschäft. Kaufen Sie dort einen Strauß Blumen, denn jemand aus Ihrer Verwandtschaft hat heute Geburtstag. Verlassen Sie das Blumengeschäft und biegen Sie vor dem Amt links ab. Vor dem Einkaufszentrum nach links und einfach quer über den Parkplatz hinüber, dann stehen Sie direkt vor der Wohnung des Geburtstagskindes: ______________________________.

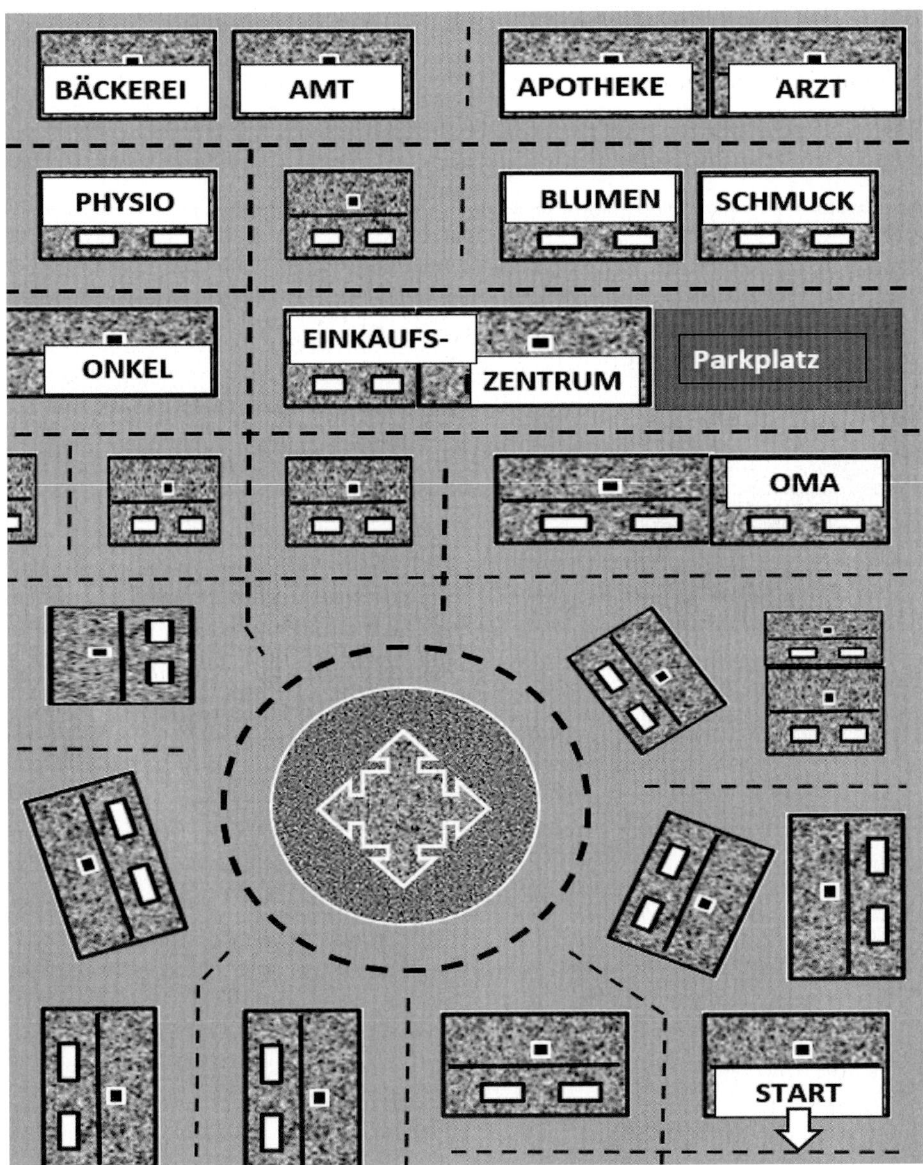

Lösung: Geburtstag hat die Oma :-)

6.7 Visuell-räumliche Orientierung: Tipps & Tricks im Alltag

Visuell-räumliche Probleme und Schwierigkeiten des Orientierungsvermögens umfassen ein sehr breites Spektrum, zunächst sollte man, wie bei allen anderen neuropsychologischen Symptomen, erfassen, welche alltagsrelevanten Probleme hierdurch überhaupt auftreten. Wenn der Patient sich in seinem direkten Umfeld leicht verirrt, kann man Wege so lange üben, bis sie sicher beherrscht werden. Hierbei lässt man den Patienten vorangehen und korrigiert Fehler beim Abbiegen sofort – hat sich ein Fehler erst einmal eingeschlichen, wird es immer schwieriger, das Richtige zu erlernen. Wenn der Betreffende sich sogar in der eigenen Wohnung (oder in einer Einrichtung) verirrt, helfen großflächige Schilder an den Türen. Falls der Patient zusätzlich Leseschwierigkeiten hat, können Symbole oder ggf. Fotos hilfreicher sein.

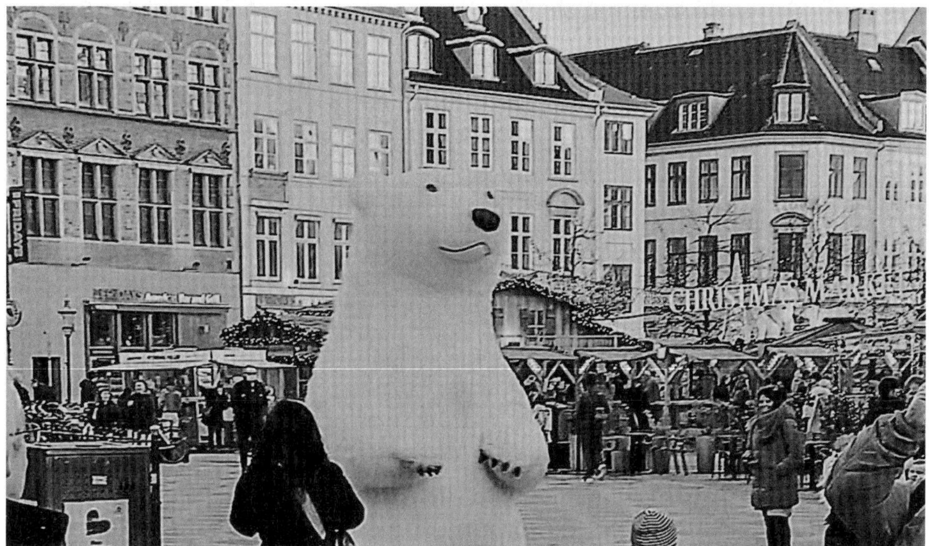

Was befindet sich wo auf dem Marktplatz Ihrer Stadt?

Patienten denken oft nicht daran, dass sie Orientierungsschwierigkeiten haben. Ein von mir lange Zeit betreuter Mann ging in einer Raststätte auf der Autobahn förmlich verloren, weil er sich den Weg vom Tisch im Restaurant zur Toilette nicht gemerkt hatte. Damit muss man rechnen und ihn bitten zu versuchen sich zu merken, wo er abgebogen ist und wo seine Familie gesessen hat.

Sind die Probleme visuell-konstruktiver Fähigkeiten auf einer grundlegenden Ebene gestört, sollte man einfache Aufgaben anbieten. Mit Holz-Bauklötzen oder Duplo-Steinen (das Lego für kleine Kinder) lassen sich einfache Figuren nachkonstruieren. Winkelschätzung lässt sich mit Übungsbüchern für Uhren trainieren, die für Kinder entwickelt wurden und Zeiger zum Verstellen haben.

7. Emotions-Erkennung

Das Erkennen der Emotionen anderer ist eine tief verwurzelte Fähigkeit, die letztlich überlebenswichtig ist. Man sollte erkennen können, dass ein Feind gerade dabei ist, ziemlich wütend zu werden, aber mindestens ebenso wichtig ist es zu merken, dass eine Person total traurig oder ängstlich aussieht. Wie alles, was wir können, gibt es auch hierfür Hirnbezirke, die dummerweise kaputtgehen können, dann merkt man z. B. leider nicht mehr, dass jemand anderes einen verliebt anblickt. Gesichter werden vorrangig an der Unterseite des Schläfenlappens bis hinein in den Hinterhaupts- und Scheitellappen erkannt. Eine wichtige Rolle spielen außerdem Spiegelneurone im Frontallappen des Gehirns, die helfen dabei, sich in Handlungen anderer hineinzuversetzen. Insbesondere demente Menschen haben in der Endphase ihrer Erkrankung erhebliche Probleme, Gesichter anderer zu identifizieren. Mitunter erkennen sie ihren Gatten oder ihre eigenen Kinder nicht mehr wieder. Es kann passieren, dass sie in den Spiegel schauen und vor sich selbst erschrecken, da sie in ihrer eigenen Vorstellung noch 50 Jahre jünger sind.

Prosogagnosie ist eine typische Störung, bei der Menschen nicht mehr anhand ihres Gesichts identifiziert werden können. Dieses Defizit ist überwiegend angeboren, die Betroffenen wachsen damit auf und lernen damit zu leben. Sie identifizieren Menschen anhand von Haarfarbe, Kleidung oder Stimme. Wenn sie ihre beste Freundin mit umgefärbten Haaren in einer fremden Umgebung treffen, kann es passieren, dass diese absolut nicht erkannt wird.

Eine weitere Störung ist das Capgras-Syndrom, benannt nach dem amerikanischen Psychiater Jean Marie Joseph Capgras (1873–1950). Hier werden nahe Verwandte als fremd oder unbekannt eingestuft und der Patient glaubt, dass z. B. der eigene Vater durch einen Doppelgänger ersetzt wurde. Für Menschen, die wir kennen, meldet ein Hirnareal im Schläfenlappen zurück, dass diese Person gut bekannt ist. Wenn das Areal einen Schaden erlitten hat, erkennt man die Person zwar, das Gefühl der Vertrautheit fehlt aber, also kann es ja gar nicht der eigene Vater sein.

7.1 Emotions-Übung: Gefühle erkennen

Welche Gefühle erkennen Sie in den Fotos?

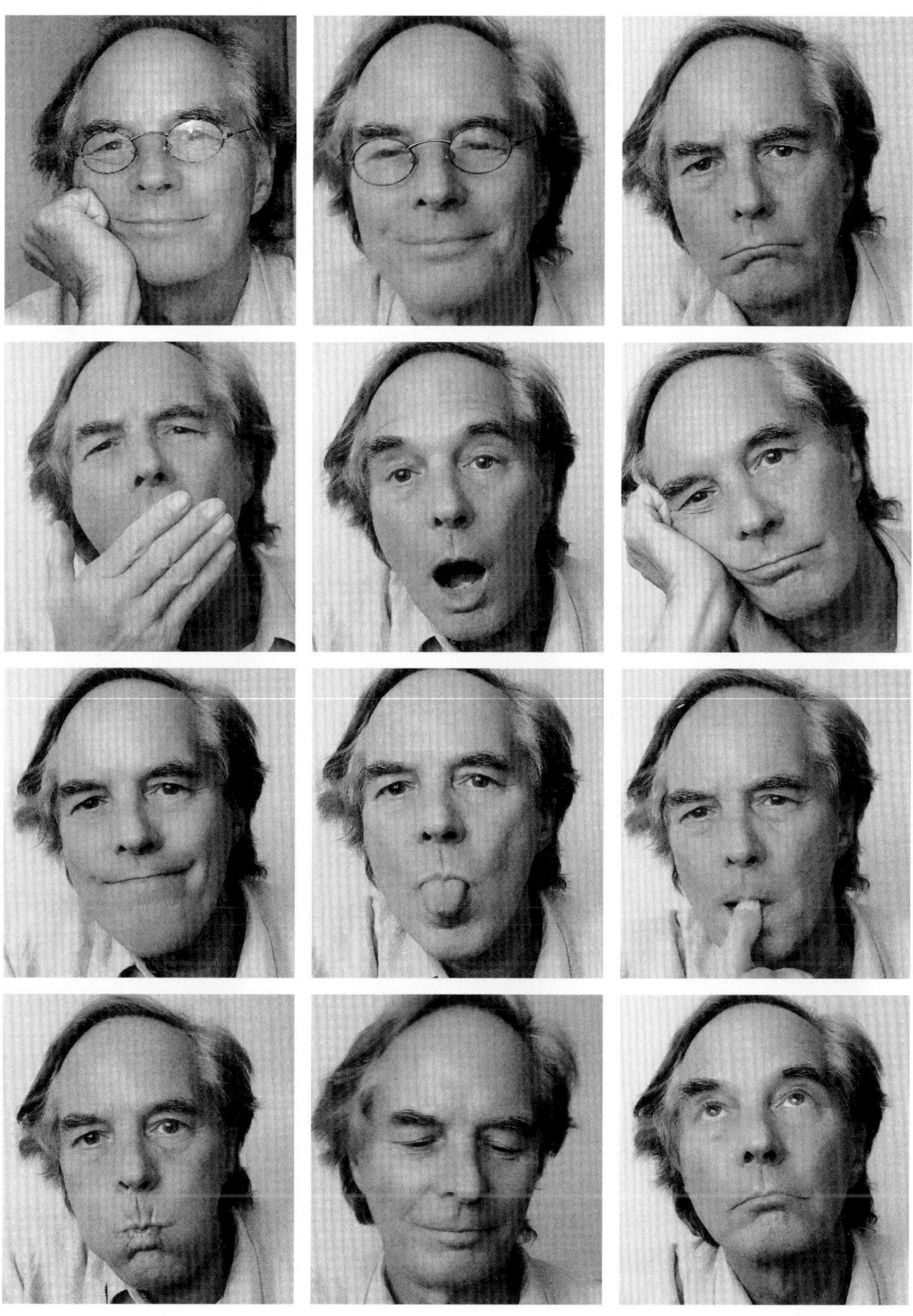

Welche Gefühle erkennen Sie in diesen Fotos?

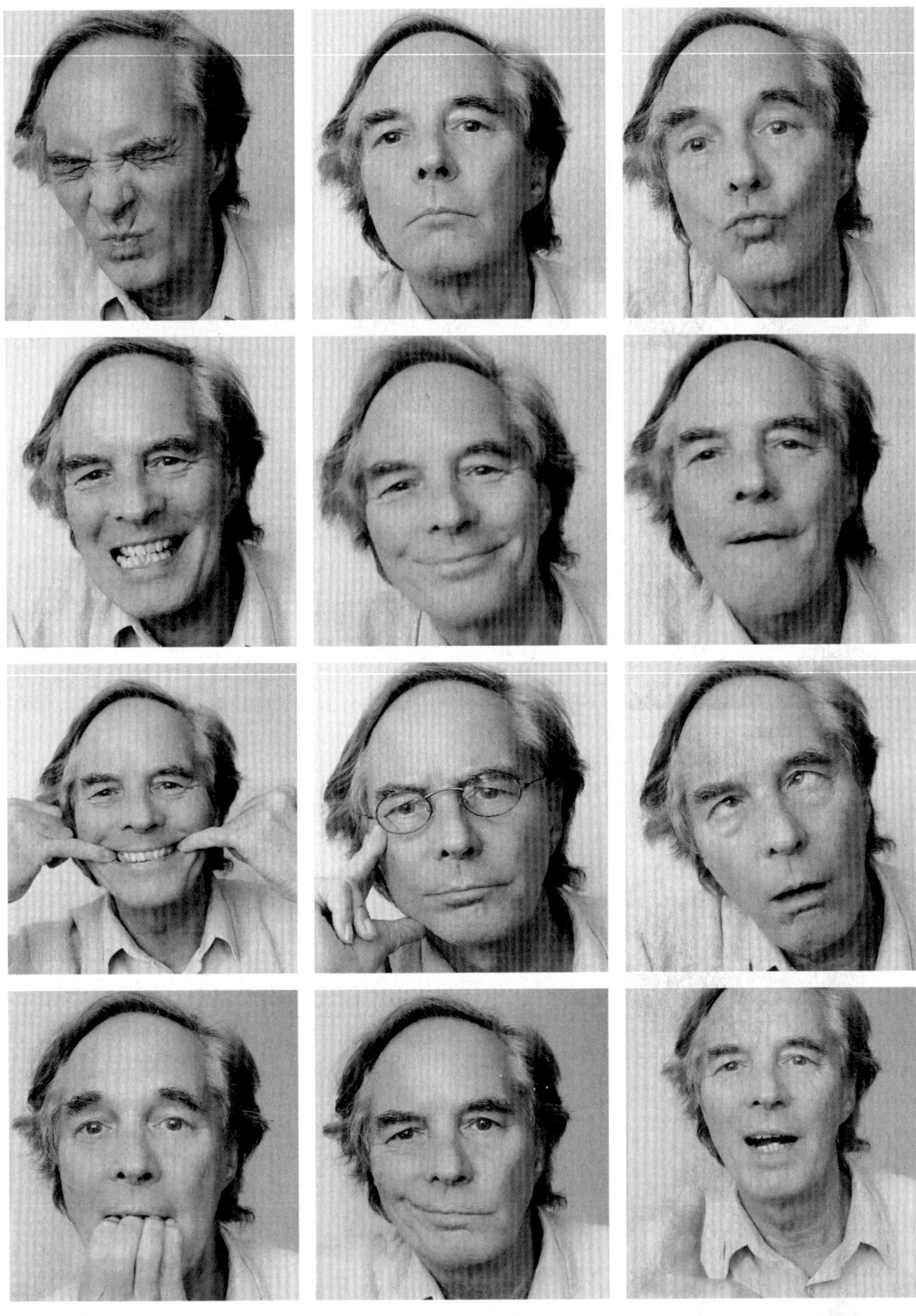

Welche Gefühle erkennen Sie in diesen Fotos?

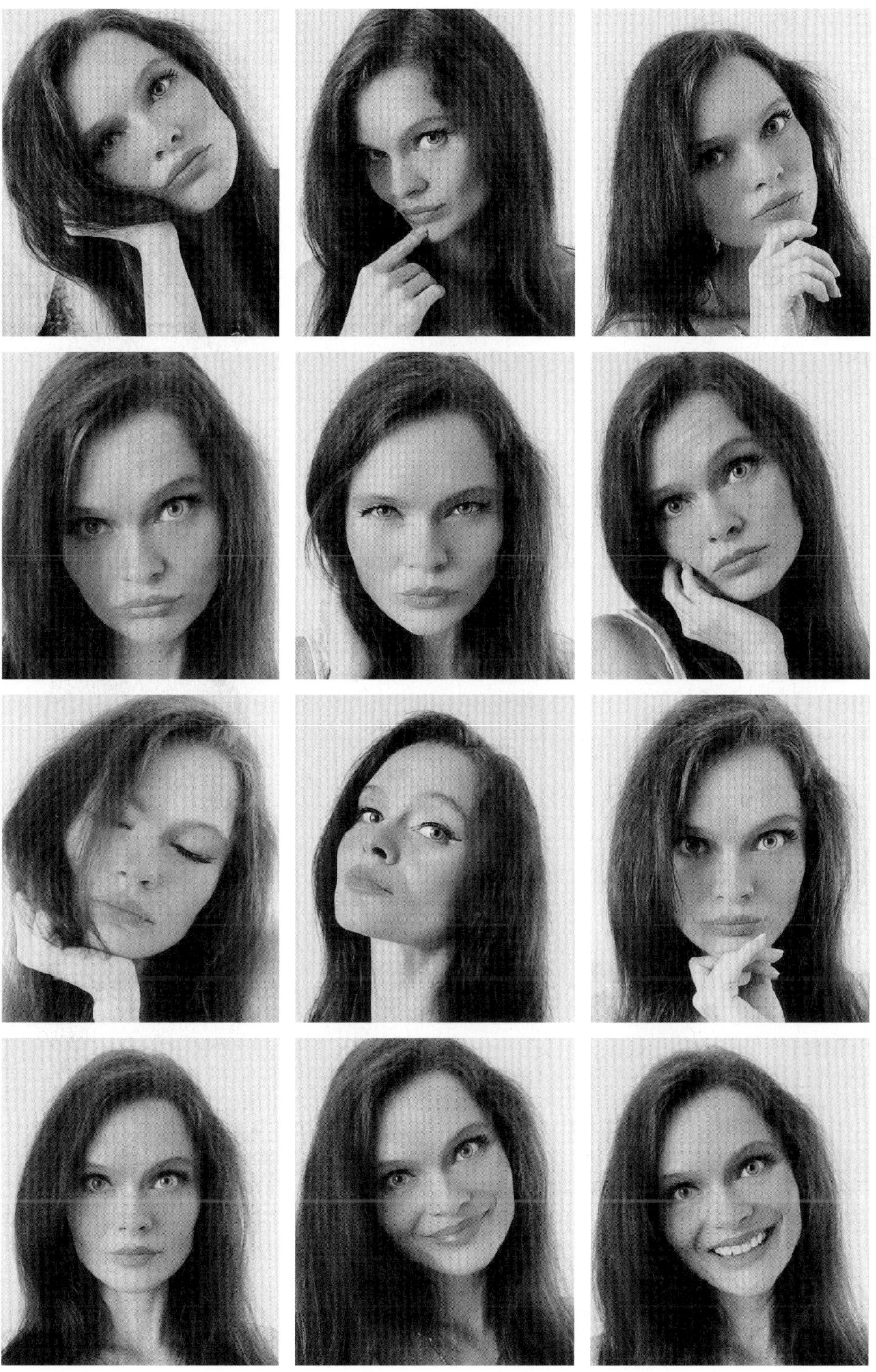

Welche Gefühle erkennen Sie in diesen Fotos?

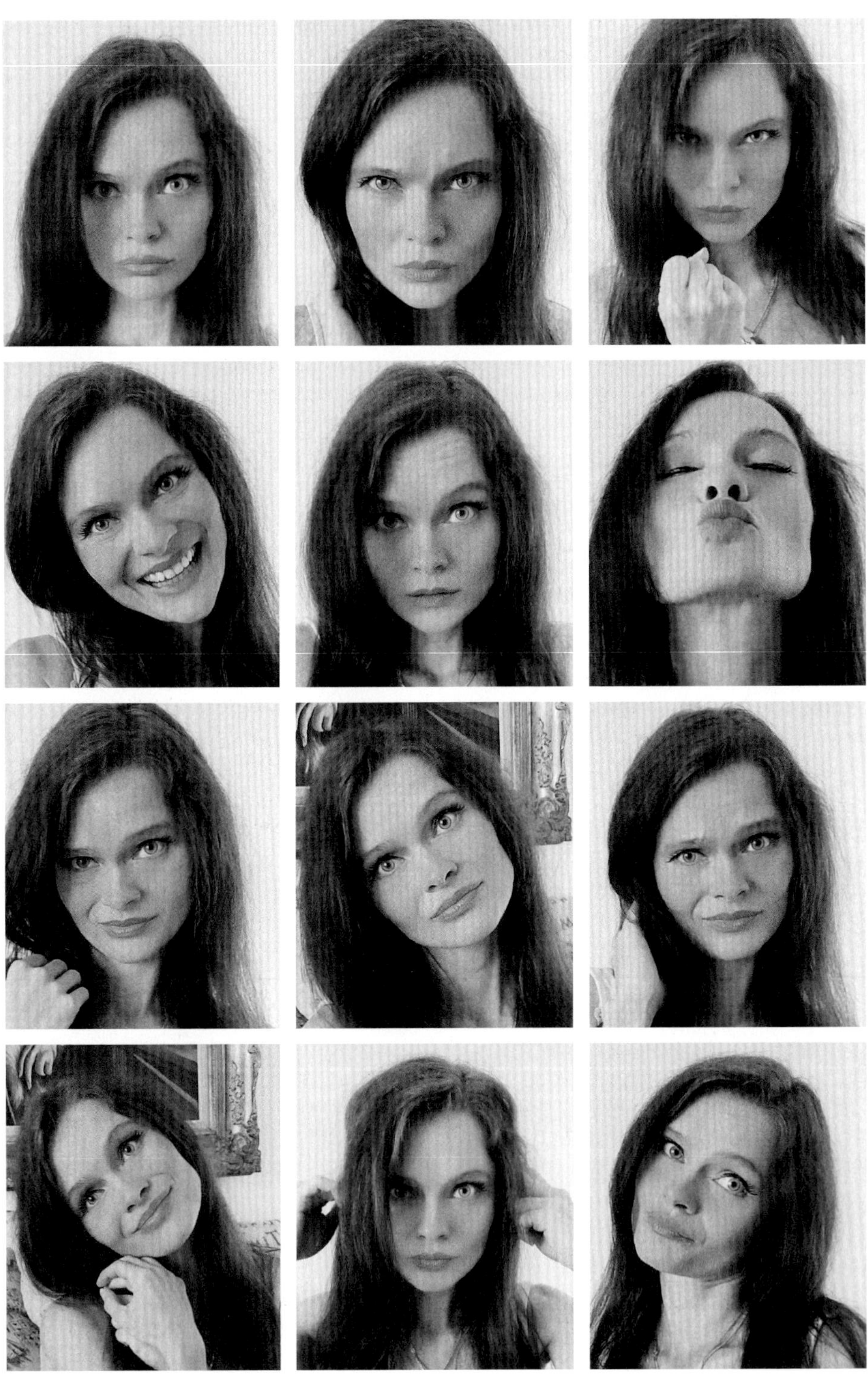

7.3 Emotionsübung: Alltagstraining

Emotionserkennung ist bei hirnorganisch-bedingten Schäden eher selten eingeschränkt, öfter findet man sie bei Schizophrenen, Autisten und auch bei schwer depressiven Personen oder bipolaren Erkrankungen. Borderline-Patienten haben nicht selten Probleme damit, die Emotionen ihres Umfeldes richtig einzustufen, oft deuten sie alle Reaktionen des Umfeldes negativ und gegen sich gerichtet. Emotionserkennung lässt sich durchaus üben, psychosomatische Kliniken machen das mit Patienten, die hier Probleme haben, aber auch spezielle Institute bieten Kurse und Coaching zur besseren Emotionserkennung an, z. B. auch für Führungskräfte, um Mitarbeiter einschätzen und durchschauen zu können. Eine interessante TV-Serien, die ab 2009 ausgestrahlt wurde, war „*Lie to me*", in der Dr. Carl Lightman (gespielt von Tim Roth) sogenannte „Microexpressionen", d. h. ultrakurze Mimik-Ausdrücke, die man nicht unterdrücken kann, erfasste und analysierte und damit Verbrecher überführte. Auch wenn die Serie die realen Möglichkeiten drastisch übersteigerte, lernt man dennoch viel daraus, über minimale Änderungen des Gesichtsausdruck z. B. zu erfassen, ob jemand einen gerade anlügt oder vielleicht doch die Wahrheit spricht.

Wenn jemand Probleme hat, den Gesichtsausdruck anderer Menschen richtig zu interpretieren, dann eignen sich Filme und Fernsehsendungen ohnehin am besten, da sie die bewegte Mimik zeigen; entsprechende Fotos – so wie in diesem Buch – sind da naturgemäß etwas starr. Man braucht natürlich eine andere Person, die man fragen und um die Richtigkeit der eigenen Interpretation bitten kann. Wenn Person-A im Film einen anderen Menschen anbrüllt, ist es nicht schwer zu erraten, dass A wütend ist. Diese sogenannten primären Emotionen (Freude, Interesse, Überraschung, Furcht, Ärger, Trauer und Ekel) sind verhältnismäßig leicht zu erkennen, da sie in der Menschheitsgeschichte tiefgreifende Wurzeln haben und auch im Tierreich vorkommen. Schwieriger zu erkennen sind sekundäre Emotionen, wie z. B. Stolz, Neid, Eifersucht, Mitgefühl, Liebe, Sicherheit, Reizbarkeit, Ärger, Selbstzweifel, Scham, Schuld, Peinlichkeit usw. Sie setzen sich oft aus Basis-Gefühlen zusammen, es kommen aber noch kognitive Bewertungen hinzu. Gerade Kinder müssen es auch erst einmal lernen, solche Gefühle zu verstehen.

Neben der – relativ gefahrlosen – Hinterfragung der Emotionen von Schauspielern, kann man natürlich auch sein Umfeld direkt ansprechen, nachfragen wie der andere sich gerade fühlt und mit der eigenen Wahrnehmung abgleichen. Allerdings kann es sein, dass das Umfeld da rasch genervt ist – wer will schon ständig seine eigenen Gefühle preisgeben?

8. Aphasie (Sprachstörungen)

Als „Aphasien" werden Sprachstörungen bezeichnet, am bekanntesten ist die nach dem französischen Neurologen Paul-Broca (1824–1880) benannt Broca-Aphasie. Aber auch die nach Carl Wernicke (1848–1905) bezeichnete Wernicke-Aphasie ist häufig, sie wird nur nicht so leicht erkannt, da die Patienten eher zu viel sprechen. Eine dritte wichtige Form ist die „globale Aphasie", bei der ein Patient praktisch gar nicht mehr reden kann.

Bei der *Broca-Aphasie* ist das Verstehen kaum gestört; die Patienten verfügen aber nur über ein eng begrenztes Vokabular und bilden einfachste Satzstrukturen. Die Äußerungen sind simpel aber im Kontext richtig; es kommt zu häufigen grammatikalischen Fehlern und lautlichen Abweichungen: „*Kommen ... mir, nee ... mich ... mein ... äh ... Heirat ... Besuch?*" (Patient will wissen ob seine Ehefrau ihn heute besucht)

Wie ein Patient mit Broca-Aphasie sich fühlt, kennt jeder von uns vom letzten Urlaub im Ausland, wenn man sich mühsam z. B. auf Englisch unterhalten muss, einem ständig die richtige Vokabel nicht einfällt und man dann umschreibt und einfachste Satzkonstruktionen benutzt. Übersetzen Sie einmal den Satz „*Der Patient erlitt einen Schädelbasisbruch*" ins Englische. Die meisten von Ihnen werden noch zusammenbekommen, dass „der Patient" im Englischen einfach nur „*the patient*" heißt, aber spätestens bei „Schädelbasisbruch" werden Sie anfangen zu umschreiben (z. B. „*broken bone of the head*"); korrekt ist: „*The patient suffered from a fracture oft he skull's base.*"

Die zweite häufige Sprachstörung ist genau gegenläufig. Während der Broca-Patient um jedes Wort ringt, sprechen diese Betroffenen eher zu viel. Bei der *Wernicke-Aphasie* ist der Inhalt der Sprache gestört, Artikulation und eigentliche Sprachproduktion sind intakt, viele reden sogar wie ein Wasserfall ohne Rand und Band. Oft kommt es zur Verdoppelung von Worten oder Satzteilen, Bandwurmsätzen mit komplizierten Verschränkungen und vielen Neologismen (Wortneuschöpfungen). Während Broca-Aphasiker hohen Leidensdruck haben, fällt es Wernicke-Betroffenen oft gar nicht auf, dass ihre Äußerungen inhaltsarm sind, nicht zum Kontext passen und sie assoziationsgeleitet mehrfach das Thema wechseln: „*Ich glaube nicht, dass ich hier bin, weil Gott weiß das ja nicht, aber meine Frau, sie ist nicht von gestern, hat das auch nicht geglaubt. Dabei war mein Pastor früher auch immer dabei. Gerade früher war das schrecklich mit Gott. Das alles stimmte ja nicht wirklich. Ich sehe Ihnen das ja an, dass da was nicht stimmt. Hören Sie mir eigentlich zu?*"

Bei der *globalen Aphasie* ist das Verstehen stark gestört und es besteht nur eine geringe Sprachproduktion häufig in Form von Floskeln oder Automatismen („*Ja*", „*weiß nicht*", „*Ach Du grüne Neune*"; „*oh Mann!*"). Um Antworten zu geben, intonieren die Erkrankten dasselbe Wort jeweils anders: „*Ja Jaja jahjaaa jahahaa!*"

Bei der lähmungsbedingten *Dysarthrie* wirkt die Sprechweise sehr unbeholfen. Wortwahl, Verstehen, Schreiben und Lesen sind intakt, aber die Urlaute, die der Patient von sich gibt, sind kaum zu verstehen. Nachahmen können Sie die Sprechstörung, indem Sie einmal den Satz „*Ich liebe Dich*" zu Ihrem Lebensabschnittslieblingspartner sagen und dabei weder Ihre Lippen noch Ihre Zunge bewegen.

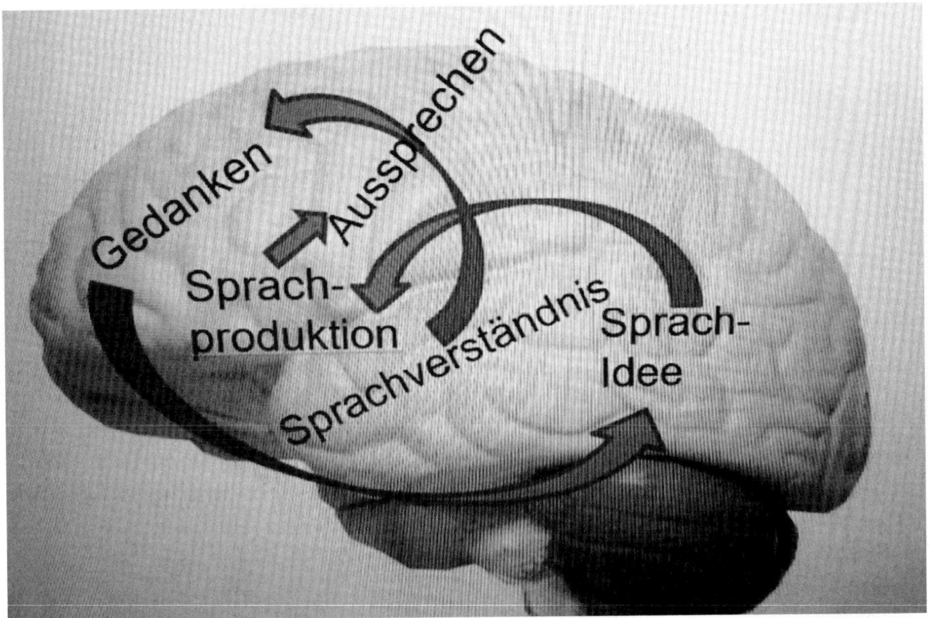

Die Verschaltung der Sprachzentren im Gehirn ist so kompliziert, dass man manchmal wirklich nicht weiß, was man eigentlich sagen will.

8.1 Aphasie-Übung: Bilder benennen

Welche Tiere werden auf den folgenden Bildern gezeigt?

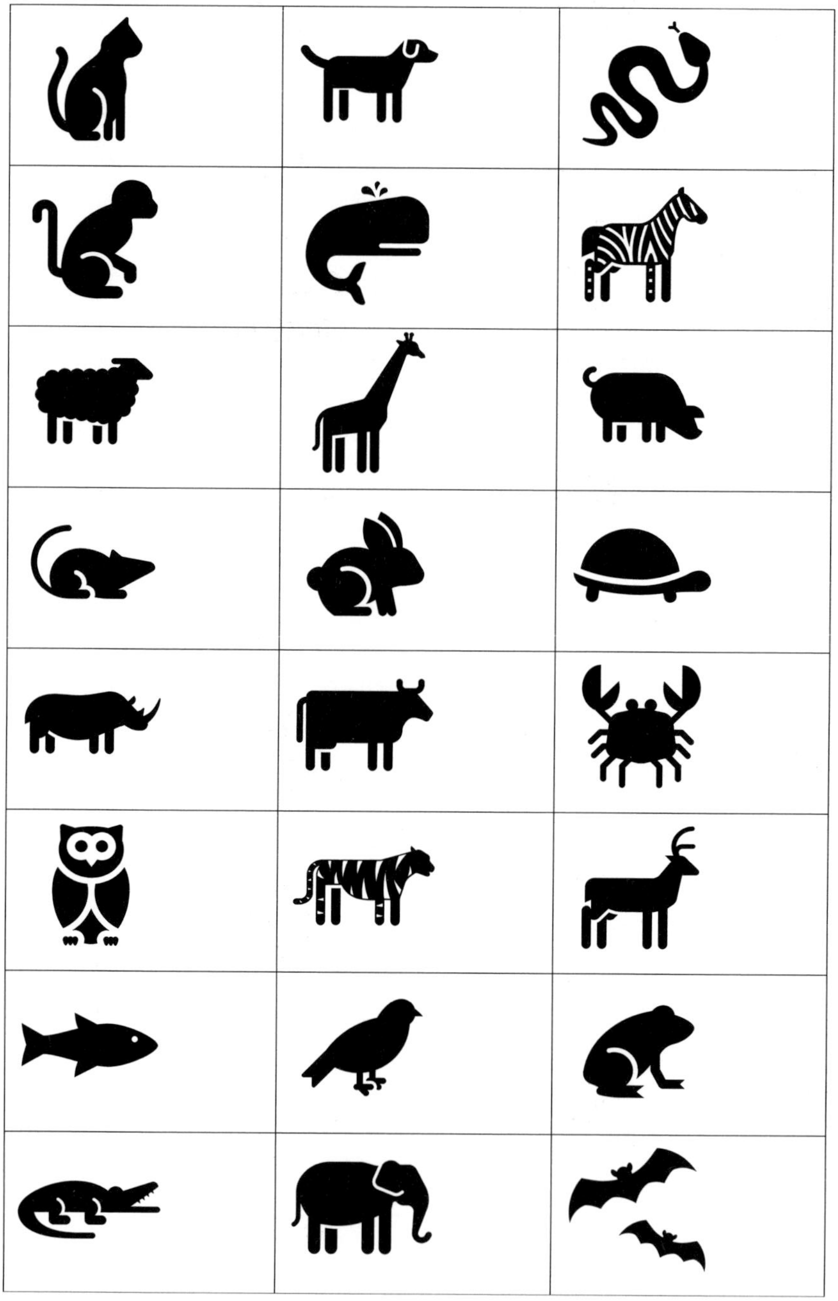

© Grafiken: Windows-Word Piktogramme

Welche Fahrzeuge sind hier abgebildet?

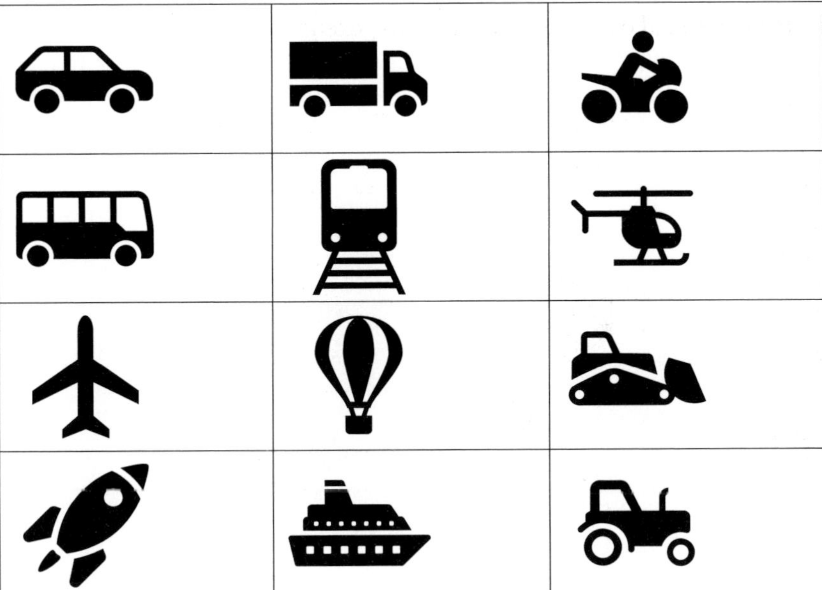

Welche Gegenstände sind hier abgebildet?

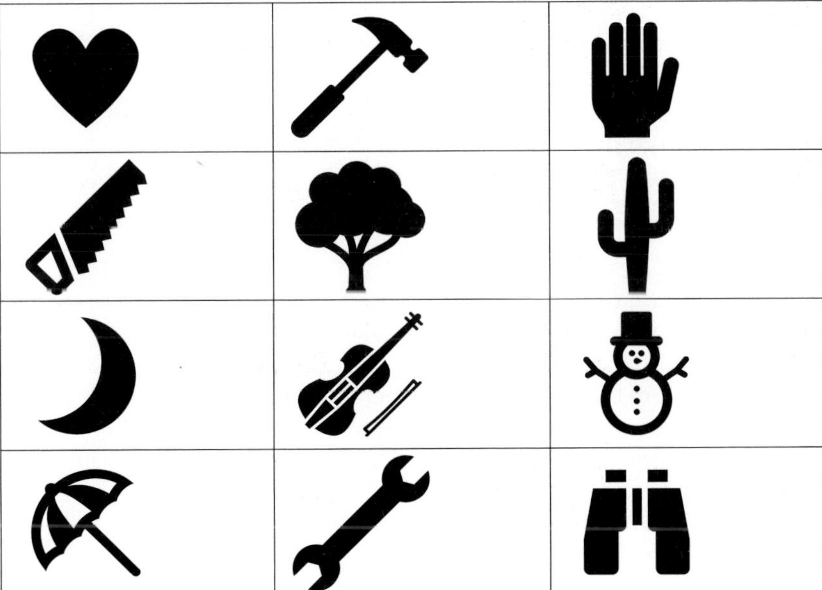

8.2 Aphasie-Übung: Funktionen erklären

Bitte benennen Sie die folgenden Gegenstände und erklären kurz, wozu sie gut sind, was macht man damit? Auf der ersten Seite sind noch Vorschläge, auf den weiteren beiden Seiten soll man selbst sagen oder hinschreiben, was man mit dem Gegenstand erledigen kann.

Objekt	Zweck
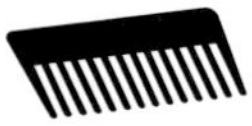	[ ] zum Haarekämmen [ ] zum Zähneputzen [ ] zum Harken im Garten
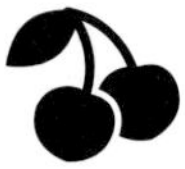	[ ] um Schrauben herauszudrehen [ ] Früchte, schmecken gut [ ] zum Löcher in Wände bohren
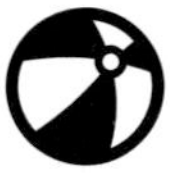	[ ] zum Schreiben eines Briefs [ ] zum Essenkochen [ ] um Ball zu spielen
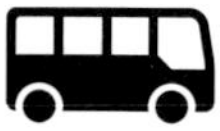	[ ] um irgendwohin zu fahren [ ] zum Bezahlen an der Kasse im Supermarkt [ ] um sich etwas aufzuschreiben
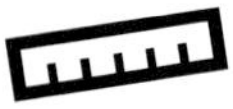	[ ] zum Fernsehgucken [ ] zum Ausmessen einer Länge in Zentimeter [ ] um das Licht einzuschalten
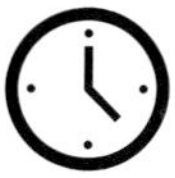	[ ] um sein Geschirr abzuwaschen [ ] um seine Schuhe anzuziehen [ ] um zu wissen wie spät es ist
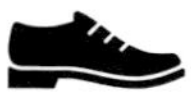	[ ] um draußen zu laufen [ ] um sich die Nase zu putzen [ ] um eine Rechnung zu schreiben
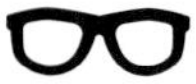	[ ] um besser hören zu können [ ] um besser sehen zu können [ ] um besser schmecken zu können
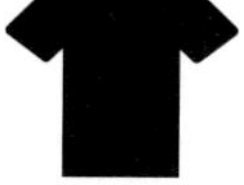	[ ] zum Kochen des Mittagessens [ ] um das Brot zu schneiden [ ] um nicht nackt zu sein und nicht zu frieren

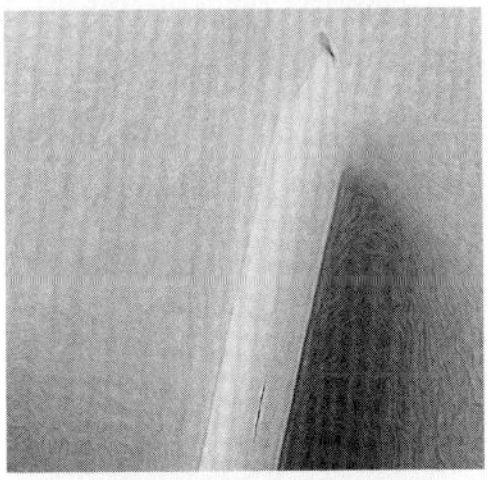

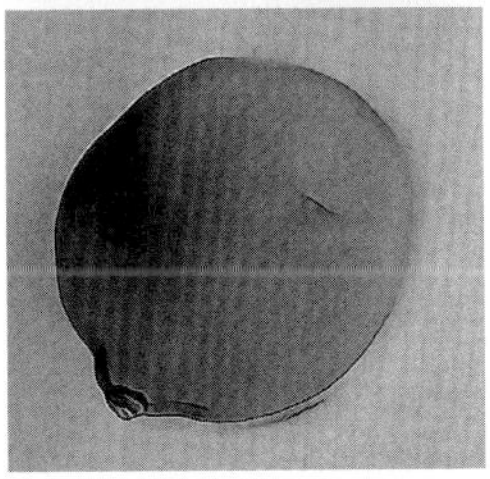

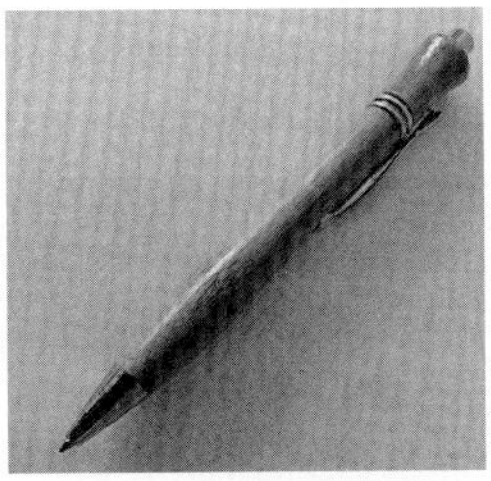

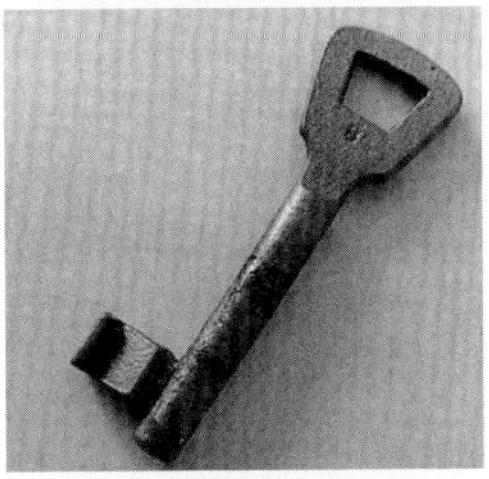

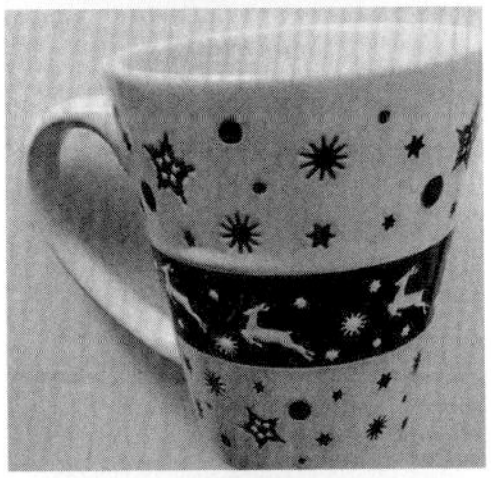

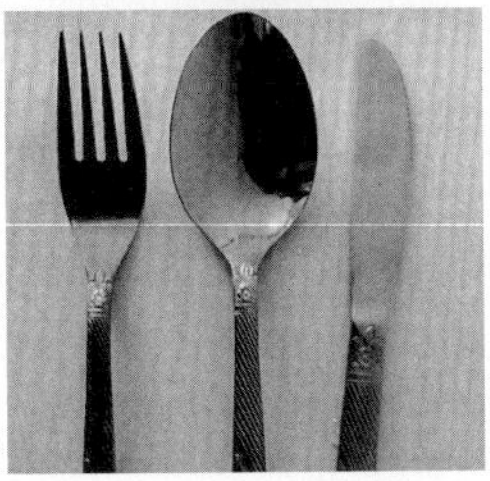

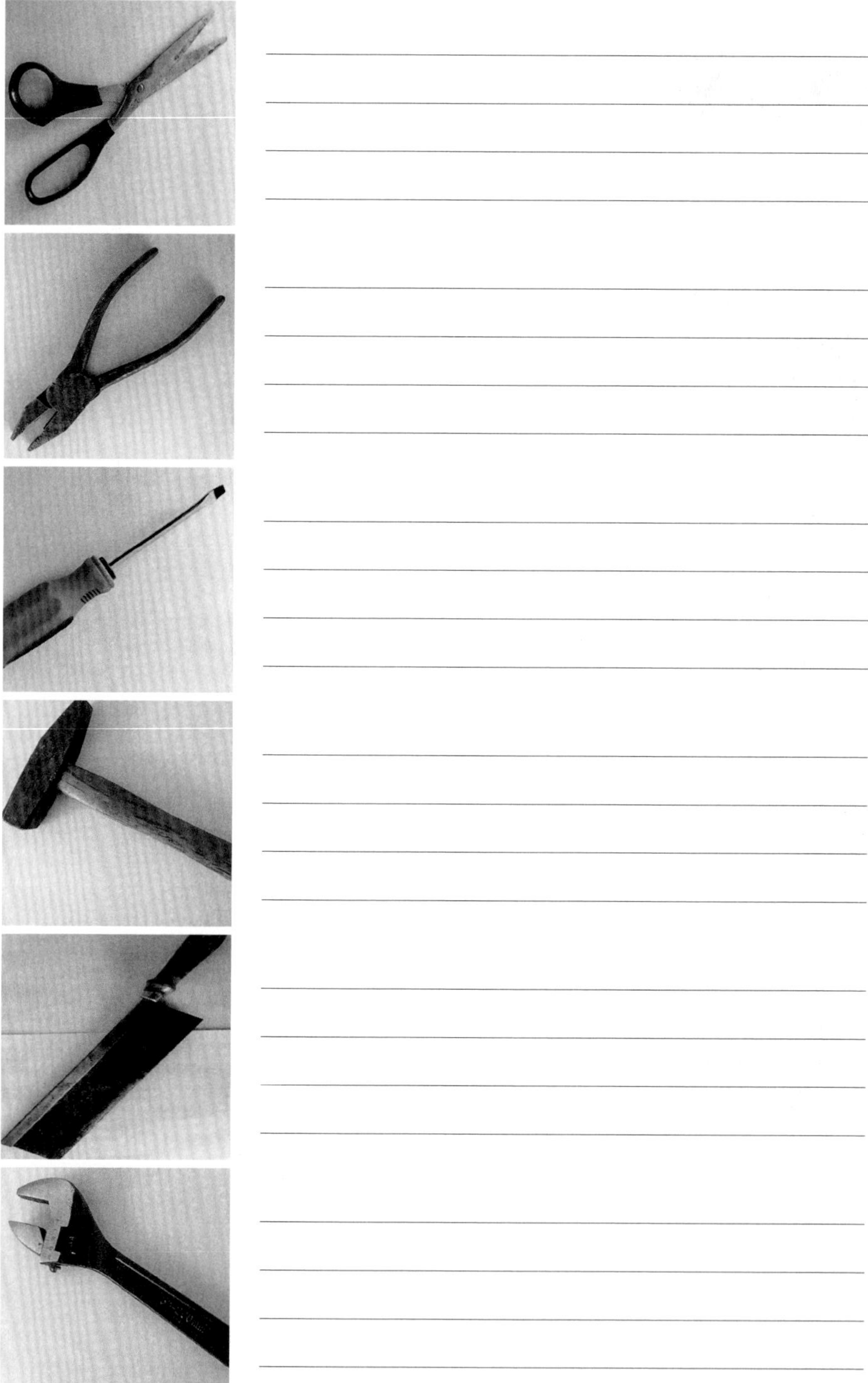

8.3 Aphasie-Übung: Wortanfang

Schreiben (oder sagen) Sie möglichst viele Wörter, die mit dem Buchstaben **A** anfangen. Die Wortart ist egal, das heißt, es können z. B. Substantive (Hauptwörter, z. B. Apfelsine), Verben (Tätigkeits-Wörter, z. B. arbeiten) oder Adjektive (Eigenschaftswörter, z. B. artig) sein.

Abend		

Schreiben (oder sagen) Sie möglichst viele Wörter, die mit dem Buchstaben **D** anfangen. Die Wortart ist auch hier egal.

drehen		

Schreiben (oder sagen) Sie möglichst viele Wörter, die mit dem Buchstaben **M** anfangen.

mutig		

Schreiben (oder sagen) Sie möglichst viele Wörter, die mit dem Buchstaben **P** anfangen.

populär		

Schreiben (oder sagen) Sie möglichst viele Wörter, die mit dem Buchstaben **Z** anfangen.

Zimt		

Schreiben (oder sagen) Sie möglichst viele Wörter, die mit dem Buchstaben **Q** anfangen.

8.4 Aphasie-Übung: Welches Wort passt?

Welches der drei Wörter passt in die Lücke?

Ein schöner Tag am Strand

Die 6-jährige Nathalie freute sich sehr, ihre ______________ wollten heute mit ihr an den Strand fahren.	**Eltern** **Älteren** **Erben**
Leider wollten sie auch ihren 2 Jahre alten kleinen ______________ mitnehmen, er heißt Ben.	**Luder** **Bruder** **Puder**
Nathalie sperrte Ben im ______________ ein, damit die Eltern ihn zu Hause vergessen. Die Eltern merkten es aber.	**Kino** **Kilo** **Klo**
Die ganze Autofahrt schrie Ben, weil seine ______________ voll war und sein Po weh tat.	**Windel** **Mündel** **Bündel**
Am Strand fand Papa absolut keinen ______________ Parkplatz und musste ins drei Kilometer entfernte Parkhaus. Das machte schonmal gute Laune	**heilen** **reinen** **freien**
Am Strand waren ungefähr hunderttausend ______________, die meisten hatten schon einen Sonnenbrand.	**Hennen** **Bären** **Menschen**
Als ihre Eltern nicht hinschauten, schmiss Nathalie etwas ______________ nach ihrem kleinen Bruder, der laut schrie.	**Brand** **Sand** **Land**
Die Kinder duften auch baden und Nathalie fand eine glitschige ______________ im Wasser. Die warf sie auch nach Ben.	**Quelle** **Qualen** **Qualle**

8.5 Aphasie-Übung: Lückensätze

Welches Wort fehlt in den folgenden Sätzen, überlegen Sie sich ein Wort, das passen könnte (manchmal gibt es mehrere richtige Lösungen):

Ein Glückstag

Es geschah an einem ________________ Wintertag. Draußen fiel ______________ vom Himmel und die Straßen waren weiß und glatt. Auf dem Weg vom Haus zu ihrem Auto ________________ Jennifer aus, fiel auf ihren Po und musste die nasse und verdreckte __________________ noch einmal wechseln. Als sie losfahren wollte, sprang der Wagen nicht an, weil die ________________ leer war. Schnell rannte sie zur Haltestelle, aber der _______ schloss gerade seine Tür und fuhr ohne sie ab. Verdrossen musste sie frierend eine halbe ______________ auf den nächsten Bus warten. Der kam nicht pünktlich, durch das schlechte Wetter hatte der Bus über 10 Minuten ______________________ und war so proppevoll mit Menschen, dass Jennifer keinen Sitzplatz fand und die ganze Fahrt _____________ musste. Unterwegs war eine Baustelle und der Bus musste eine ____________ ____________ fahren. Dadurch kam Jennifer fast eine Stunde zu spät zu ihrer Arbeitsstelle und ihr Chef war deswegen ziemlich _________________. Jennifer setzte sich an ihren ______________________, fuhr ihren Computer hoch und tippte Daten ein.

Nach einer Stunde gab es einen lauten Knall, das Licht ging aus und der _____________________ ihres Computers war schwarz. Der ganze Strom war total ________________. Der ____________________________ brauchte eine Stunde,

um den Fehler zu finden und zu reparieren. Als Jennifer ihren Computer wieder hochgefahren hatte, musste sie feststellen, dass alle ________________, die sie am Vormittag eingegeben hatte, nicht ________________ worden waren und sie musste völlig neu anfangen. Mittags wollte sie in die Kantine zum ________________ gehen, aber durch den Stromausfall waren dort die Mahlzeiten nicht fertig. Also wollte sie sich beim Bäcker auf der anderen Straßenseite ein belegtes ________________ holen, leider wartete vor der Bäckerei eine viel zu lange Schlange. Also aß sie nur ein paar Schokoladenkekse, die sie noch in einer ________________ ihres Schreibtisches hatte; sie fühlte sich hungrig und ihr Magen ________________ laut. Irgendwann sagte ihre Kollegin ihr, dass sie einen fetten Schokoladenfleck auf ihrer frisch gewaschenen, weißen ________________ hatte.
Am Nachmittag wollte ihr Chef die Daten haben, aber Jennifer war noch nicht fertig und es gab wieder ________________. Weil die Abrechnung sehr wichtig war, musste sie zwei Überstunden ________________. Abends war sie hungrig, müde und erschöpft, die Abschlussberechnung stimmte einfach nicht, aber sie fand den ________________ nicht und musste nochmals alles prüfen. Auf dem Nachhauseweg trat sie im Schneematsch auf einen Haufen, den ein Hund dort ________________ hatte. Der Bus war natürlich wieder zu spät und völlig ________________ mit Menschen. Wenige Meter von ihrer Wohnung entfernt, sah sie im Schnee ein kupfer-farbiges Geldstück glänzen, sie bückte sich und ________________ einen Glücks-Cent. *„Oh“*, ________________ sie, *„das ist dann ja doch ein Glückstag heute.“*

8.6 Aphasie-Übung: Sätze ausdenken

Versuchen Sie, aus den linksstehenden Wörtern einen Satz zu bilden. Zum Beispiel können sie aus den Wörtern FÖRSTER, WANDERN und KLEIN z. B. den Satz bilden: *Der Förster machte eine kleine Wanderung*, oder: *Der kleine Förster wanderte morgens durch den finsteren Tannenwald*. Natürlich können Sie sich beliebig viele weitere Wörter dazu ausdenken, um einen Satz zu bilden. Sie können die Wörter auch deklinieren oder konjugieren (d. h. statt „wandern" auch: wanderte, gewandert, wanderst, usw.).

KIND LAUT SCHREIEN	____________ ____________ ____________
AUTO SCHNELL FAHREN	____________ ____________ ____________
VORHANG ROT ÖFFNEN	____________ ____________ ____________
LEHRER STRENG SCHIMPFEN	____________ ____________ ____________
GLAS SCHWARZ SCHENKEN	____________ ____________ ____________

DOSE DUMM LAUFEN	
PAPIER HÜBSCH MIETEN	
BRILLE SONNIG TRINKEN	
FROSCH RIESIG LACHEN	
FISCH LUSTIG SCHWEBEN	
AFRIKA GRELL HÜPFEN	
GIER GARSTIG GAFFEN	

8.7 Aphasie-Übung: Kommunikation

Links steht eine Aussage, was würden Sie daraufhin sagen? Schreiben Sie Ihre Antwort in die rechte Spalte.

AUSSAGE	IHRE ANTWORT
Ich finde, Frauen sind meist klüger als Männer.	______________________ ______________________ ______________________
Um Energie zu sparen, sollte man nur noch kalt duschen. Das ist ja auch gesünder.	______________________ ______________________ ______________________
Mir tun die armen Tiere leid, alle Menschen sollten sich vegetarisch oder vegan ernähren und kein Fleisch mehr essen.	______________________ ______________________ ______________________
Busse und Bahnen müssen kostenlos sein.	______________________ ______________________ ______________________
Deutschland ist mir zu kalt, ich glaube ich wandere nach Afrika aus, da ist es immer schön warm.	______________________ ______________________ ______________________

Gutes und gesundes Essen ist mir wichtig, egal was es kostet.	
Einem Dieb sollte man – wie im Mittelalter – die rechte Hand abhacken. Dann wird die Kriminalität vielleicht endlich weniger.	
Ich weiß wirklich nicht, welche Partei ich bei der nächsten Wahl ankreuzen soll?	
Ich finde, die Steuern müssen abgeschafft werden und die Finanzämter sollte man zu Altersheimen umbauen.	
Deutschland braucht wieder einen König, die Demokratie hat versagt.	

8.8 Aphasie: Tipps & Tricks im Alltag

Sprachstörungen lassen sich in den meisten Fällen vergleichsweise gut behandeln, da es quasi Ersatz-Sprachzentren auch in der nicht-dominanten Hirnhälfte gibt. Die meisten Menschen haben Areale für das Reden in der linken Hirnhälfte (zumindest die Rechtshänder, bei Linkshändern kann es auch anders sein). In der anderen Hirnhälfte befinden sich Singen und, sonderbarerweise, einige rudimentäre Worte wie z. B. Flüche oder Sprachautomatismen. Insbesondere nach einem Schlaganfall der mittleren linken Hirnhälfte funktionieren diese Bereiche nicht mehr, aber mit viel, viel Übung lässt sich das kleine Sprachzentrum in der anderen Hemisphäre dazu überreden, das Sprechen zu erlernen.

Aphasie-Behandlung ist Aufgabe von Sprachtherapeuten und Logopäden. Die Behandlung geschieht über Anlauthilfen, Fragen, Aufforderung zum Mit- oder Nachsprechen und Vorgabe von Lückenwörtern oder -sätzen. In der Therapie findet dann, ähnlich wie beim kindlichen Spracherwerb, ein völliges Neulernen statt. Neben Vokabeln muss der Betroffene auch Grammatik pauken, denn die Sätze sind meist einfach strukturiert und enthalten z. B. den falschen Kasus oder nur den Infinitiv von Verben („*Ich kommen an Haus*"). Hierzu gibt es auch Paper-Pencil-Aufgaben und PC-Programme, z. B. mit Satzergänzungen bei Wortfindungsstörungen oder Syntaxübungen bei Agrammatismus. Prinzipiell eignet sich zwar fast jedes Material, das auch in Kindergärten oder Grundschulen zum selben Zweck benutzt wird. Allerdings reagieren viele Betroffene manchmal unwillig auf die kindliche Aufmachung und die Du-Anrede in den Übungsheftchen. Besser sind Arbeitsmaterialien speziell für Erwachsene. Da viele Patienten noch singen können, versucht man ihnen mit der melodischen Intonationstherapie das Sprechen über das Singen wieder beizubringen.

Direkt nach dem Schlaganfall und bei globaler Aphasie können viele Patienten gar nicht mehr reden, hier muss man zunächst Kommunikationshilfen einsetzen. Zu den Kompensationsmöglichkeiten gehören z. B. Kommunikationstafeln und -bücher mit aufgezeichneten Grundbedürfnissen bzw. Bildern von Alltags-Verrichtungen und Benutzung von Symbolsystemen. Ein Beispiel ist „Mit Bildern sprechen" von Langenscheidt mit 700 Bildern zur Verständigung. Daneben gibt es handliche elektronische Kommunikationshilfsmittel. Die Sprachausgabe erfolgt entweder über eine synthetische Stimme oder kann von einem Betreuer aufgenommen werden.

Taubstummensprache zeigt bei Aphasikern wenig Erfolg, sie ist eventuell nutzbringend bei Dysarthrien. Aufschreiben kann ein Broca-Aphasiker seine Sätze natürlich ebenso wenig wie sprechen, da er beim Schreiben dieselben Wortfindungsprobleme hat wie beim Reden.

Bei Wernicke-Aphasikern mit überschießender Sprachproduktion steht zunächst ein Hemmen des Redeflusses im Mittelpunkt. Problem ist hier oft die mangelnde Krankheitseinsicht, denn der Wernicke-Aphasiker merkt meist selbst gar nicht, dass er nur unverständliches Kauderwelsch spricht. Dies muss man ihm zunächst mit einer ordentlichen Portion Diplomatie zurückmelden. Im nächsten Schritt muss der Patient lernen, das Wesentliche in der Aussage seines Gesprächspartners zu erkennen und darauf eine **kurze** (!!!) Antwort zu geben. Die Therapie gestaltet sich meist schwierig, da – wie gesagt – dem Wernicke-Aphasiker sein Problem selbst nicht auffällt. Ein gewisser Leidensdruck ist natürlich vorhanden, da sich niemand mit ihm unterhalten will.

Nicht kommunizieren zu können, etwa beim Einkaufen nicht verstanden zu werden, ist mit hochgradigen Frustrationen verbunden und treibt viele Betroffene in die soziale Isolation. Hier ist auch klassische Psychotherapie gefragt. Gruppentherapien von Aphasikern sind ein wesentlicher Bestandteil, denn Sprechängste sind deutlich vermindert, wenn alle ein ähnliches Problem haben. Ebenso spielt der Erfahrungsaustausch eine wichtige Rolle. Auch Angehörige müssen eingebunden werden. Ein häufiges Problem ist Überbehütung (*overprotection*); fast immer gewöhnen sich Partner an, für den Betroffenen zu antworten oder Wörter, die dieser nicht findet, für ihn zu sagen. Das unterbindet selbständiges Üben. Im Alltag unterhalten sich die Gesunden oft so rasch, dass der Aphasiker keine Chance hat, sich einzubringen. Betroffene sind glücklich über kurze, einfache Sätze der Gesprächspartner, nach denen diese eine kurze Pause machen, so dass der Aphasiker Gelegenheit hat, seine Antwort zu formulieren. Außenstehenden muss außerdem klargemacht werden, dass der Aphasiker durch seine Sprachstörung nicht dumm geworden ist; man darf nicht wie mit einem Kleinkind mit ihm reden. Patienten, die gleichzeitig eine Aphasie und eine Hemiplegie haben, können übrigens beim Gehen nicht sprechen, weil sie ihre gesamte Aufmerksamkeit auf die Motorik fokussieren müssen.

Aphasie-Behandlung ist ein langwieriger Prozess, noch Jahre später zeigen Betroffene stetige Fortschritte. Wichtig ist, dass die Sprachtherapie möglichst rasch nach der Schädigung einsetzt, um sozialen Rückzug und Isolation zu verhindern.

9. Akalkulie (Rechenschwäche)

Akalkulie bedeutet die völlige Unfähigkeit zu rechnen; Dyskalkulie ist die etwas leichtere Rechenschwäche. Sie zeigt sich in folgenden Auffälligkeiten: kleine Mengen können nicht sofort erkannt werden; Zahlwort (*vier*) – Ziffer (4) – Menge (●●●●) können nicht zueinander in Beziehung gesetzt werden; Begriffe wie mehr/weniger, dazu/weg, größer/kleiner sind unklar; Zehner und Einer werden vertauscht; große Zahlen werden in gesprochener Reihenfolge geschrieben, z. B. einhundertfünfundzwanzig = 152; was aber auch daran liegt, dass wir die letzten zwei Ziffern in der deutschen Sprache falsch herum sagen, d. h. erst die Einer, dann die Zehner (25 = *„fünfundzwanzig“* statt *„zwanzig und fünf“*), ein Problem das z. B. die englische Sprache nicht hat (*„one hundred and twenty five“*).

Tausender und Hunderter werden von Betroffenen ganz ausgeschrieben, z. B. eintausendzweihundertzwölf (1.212) als „1000 200 12“. Bei schweren Fällen können Zahlen nicht flüssig vor- oder rückwärts aufgesagt werden – Schwierigkeiten zeigen sich vor allem bei Zehnerübergängen; Vergleiche von größer oder kleiner sind schwierig; der Patient zählt oft mit den Fingern; Rechenarten werden verwechselt; Textaufgaben werden nicht verstanden. In der Regel können betroffene Patienten nicht mit Geld-, Zeit-, Längen- und Gewichtsmaßen umgehen.

Das *Gerstmann-Syndrom* ist eine Sonderform, es umfasst Agraphie (Schreibschwäche) und Akalkulie neben einer Rechts-Links-Diskriminationsstörung und einer Agnosie für die eigenen Finger.

Bei Dys- oder Akalkulie spielen mehrere Hirnteile eine Rolle. Im oberen Scheitellappen (Parietallappen) ist ein Areal, das immer aktiv ist, wenn Zahlen im Spiel sind. Daneben spielen aber auch frontale Assoziationsfelder eine Rolle, wenn es darum geht, komplexe Rechenaufgaben und insbesondere Textaufgaben zu lösen.

9.1 Akalkulie-Übung: Objekte abzählen

Bitte zählen Sie die Anzahl von Objekten in der linken Spalte und kreuzen Sie die richtige Zahl in der rechten Spalte an.

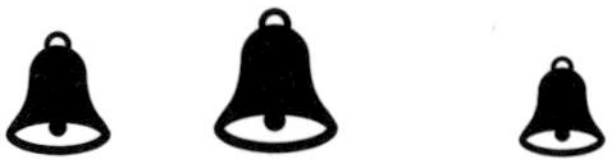	①②③④⑤⑥⑦⑧⑨⑩
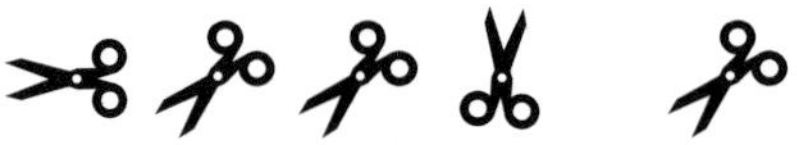	①②③④⑤⑥⑦⑧⑨⑩
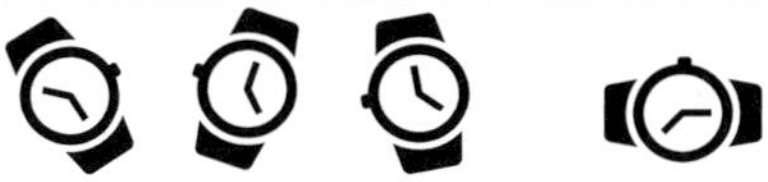	①②③④⑤⑥⑦⑧⑨⑩
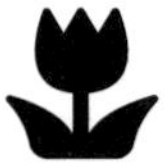	①②③④⑤⑥⑦⑧⑨⑩
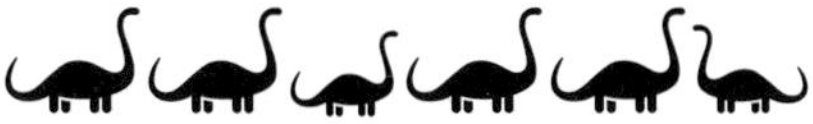	①②③④⑤⑥⑦⑧⑨⑩
	①②③④⑤⑥⑦⑧⑨⑩
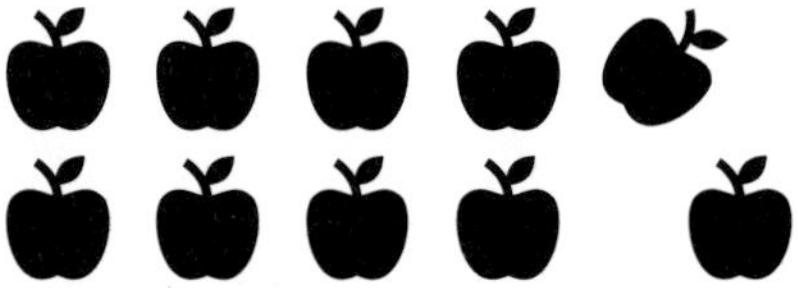	①②③④⑤⑥⑦⑧⑨⑩
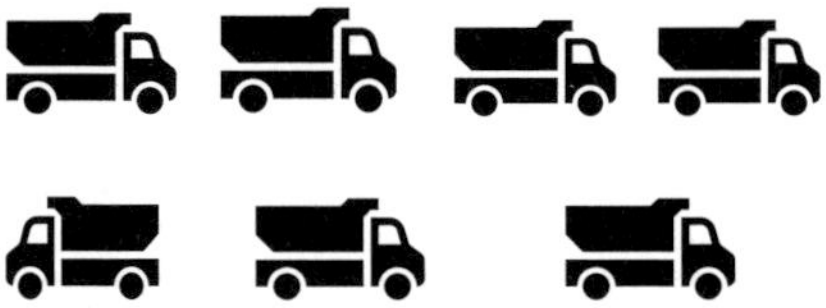	①②③④⑤⑥⑦⑧⑨⑩
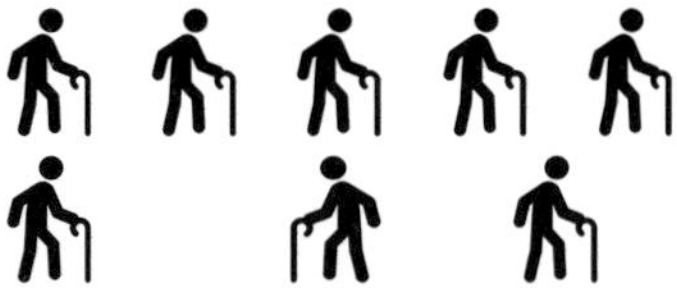	①②③④⑤⑥⑦⑧⑨⑩
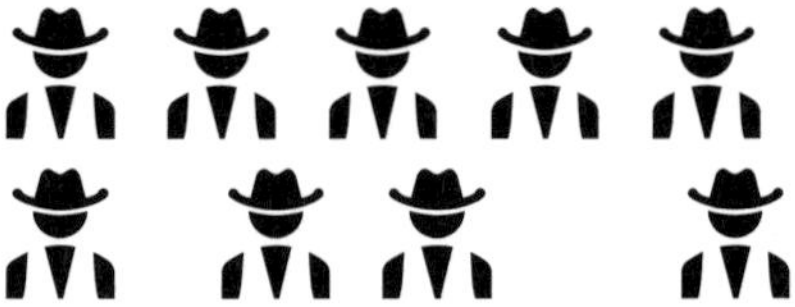	①②③④⑤⑥⑦⑧⑨⑩

9.2 Akalkulie-Übung: Wort → Zahlen

Bitte übertragen Sie die folgenden Wörter in Zahlen:

Sieben	
Fünf	
Elf	
Fünfundsiebzig	
Vierundfünfzig	
Zweiundachtzig	
Dreiundneunzig	
Siebenundzwanzig	
Achtunddreißig	
Dreizehn	
Sechsundsechzig	
Einhundertzwölf	
Dreihundertdreiunddreißig	
Fünfhundertvierundachtzig	
Neunhundertzweiundsiebzig	
Tausend	
Dreitausendvierhundertzweiundachtzig	
Zehntausendeinhundertelf	
Zweihundertdreizehn Tausend	
Siebenhundertvierzig Tausend	
Eine Million	
Zehn Millionen dreihundertacht Tausend	

9.3 Akalkulie-Übung: Plus – minus – mal – geteilt

Bitte rechnen sie die folgenden Aufgaben aus und schreiben Sie das Ergebnis in die rechte Spalte.:

ADDITION BIS 10

2 + 2 ●● + ●●	
1 + 4 ● + ●●●●	
3 + 3 ●●● + ●●●	
2 + 5 ●● + ●●●●●	
6 + 2 ●●●●●● + ●●	
7 + 2 ●●●●●●● + ●●	
5 + 5 ●●●●● + ●●●●●	

ADDITION BIS 100

12 + 8 + 10 + 19 + 51 =	
17 + 13 + 24 + 16 + 29 =	
9 + 37 + 14 + 31 + 7 =	
13 + 19 + 18 + 22 + 25 =	
55 + 17 + 8 + 6 + 10 =	
17 + 16 + 25 + 32 + 5 =	
21 + 19 + 37 + 4 + 13 =	

ADDITION BIS 1.000

90 + 243 =	
210 + 135 + 99 =	
125 + 85 + 135 + 210 =	
32 + 164 + 204 + 131 + 135 =	
187 + 101 + 212 + 131 + 79 + 67 =	
43 + 39 + 118 + 234 + 166 + 145 + 143 =	
152 + 202 + 46 + 152 + 202 + 46 + 133 + 66 =	

SUBTRAKTION BIS 10

3 – 2 ● ● ●	
6 – 4 ● ● ● ● ● ●	
4 – 1 ● ● ● ●	
8 – 4 ● ● ● ● ● ● ● ●	
5 – 0 ● ● ● ● ●	
7 – 1 ● ● ● ● ● ● ●	
9 – 2 ● ● ● ● ● ● ● ● ●	

SUBTRAKTION BIS 100

40 – 18 =	
50 – 17 =	
66 – 22 =	
86 – 31 =	
92 – 26 =	
94 – 17 =	
100 – 12 =	

22 – 11 =	
51 – 40 =	
38 – 27 =	
47 – 36 =	
89 – 78 =	
63 – 52 =	
74 – 63 =	

SUBTRAKTION BIS 1.000

510 – 440 =	
882 – 62 – 760 =	
755 – 155 – 100 – 450 =	
692 – 182 – 110 – 160 – 200 =	
464 – 104 – 60 – 110 – 90 – 70 =	
397 – 17 – 90 – 78 – 22 – 80 – 90 =	
286 – 16 – 80 – 20 – 66 – 34 – 42 – 18 =	
258 – 101 - 23 – 34 – 11 – 19 – 31 – 29 – 10 =	

MULTIPLIKATION BIS 100 (kleines Einmaleins)

1 × 3 =	
2 × 4 =	
3 × 5 =	
4 × 6 =	
5 × 7 =	
6 × 8 =	
7 × 9 =	

2 × 9 =	
3 × 8 =	
4 × 7 =	
5 × 6 =	
6 × 5 =	
7 × 4 =	
8 × 3 =	

MULTIPLIKATION BIS 1.000 (großes Einmaleins)

3 × 11 =	
4 × 12 =	
5 × 13 =	
6 × 14 =	
7 × 15 =	
8 × 16 =	
9 × 17 =	

2 × 18 =	
3 × 17 =	
4 × 16 =	
5 × 15 =	
6 × 14 =	
7 × 13 =	
8 × 12 =	

GROSSE MULTIPLIKATION

2 × 100 =	
3 × 105 =	
4 × 110 =	
5 × 115 =	
6 × 120 =	
7 × 130 =	
8 × 140 =	
9 × 150 =	

10 × 10 =	
11 × 11 =	
12 × 12 =	
13 × 13 =	
14 × 14 =	
15 × 15 =	
16 × 16 =	
17 × 17 =	

DIVISION BIS 100

16 : 2 =	
24 : 3 =	
32 : 4 =	
40 : 5 =	
48 : 6 =	
56 : 7 =	
64 : 8 =	

81 : 9 =	
72 : 9 =	
63 : 9 =	
54 : 9 =	
45 : 9 =	
36 : 9 =	
27 : 9 =	

DIVISION BIS 1.000

33 : 3 =	
48 : 4 =	
65 : 5 =	
84 : 6 =	
105 : 7 =	
128 : 8 =	
153 : 9 =	

39 : 3 =	
52 : 4 =	
65 : 5 =	
78 : 6 =	
91 : 7 =	
104 : 8 =	
117 : 9 =	

GROSSE DIVISION

220 : 11 =	
360 : 12 =	
520 : 13 =	
700 : 14 =	
900 : 15 =	
1.120 : 16 =	
1.260 : 17 =	

110 : 2 =	
165 : 3 =	
220 : 4 =	
275 : 5 =	
330 : 6 =	
385 : 7 =	
440 : 8 =	

9.4 Akalkulie-Übung: Welche Zahl fehlt?

Welche Zahl fehlt in dem freien Feld?

7 +		= 12	19 +		= 30
8 +		= 12	42 +		= 53
6 +		= 12	89 +		= 100
9 +		= 12	66 +		= 77
10 +		= 12	14 +		= 25
11 +		= 12	37 +		= 48

12 −		= 7	46 −		= 33
18 −		= 13	56 −		= 33
34 −		= 29	66 −		= 33
76 −		= 71	76 −		= 33
43 −		= 38	86 −		= 33
51 −		= 46	96 −		= 33

3 ×		= 12	10 ×		= 100
4 ×		= 20	11 ×		= 121
5 ×		= 30	12 ×		= 144
6 ×		= 42	13 ×		= 169
7 ×		= 56	14 ×		= 196
8 ×		= 72	15 ×		= 225

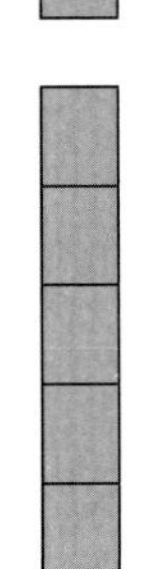

20 :		= 5	200 :		= 10
24 :		= 6	231 :		= 11
28 :		= 7	264 :		= 12
32 :		= 8	299 :		= 13
36 :		= 9	336 :		= 14

9.5 Akalkulie-Übung: Fehlendes Rechenzeichen

Welches Rechenzeichen (plus – minus – mal oder geteilt) fehlt bei den folgenden Aufgaben?

7	+	8 = 15	55		44 = 99
45	:	3 = 15	33		66 = 99
3	•	5 = 15	21		78 = 99
20	–	5 = 15	3		96 = 99
12		3 = 15	100		45 = 55
90		6 = 15	76		21 = 55
5		3 = 15	64		9 = 55
50		35 = 15	81		26 = 55
16		9 = 25	22		3 = 66
100		4 = 25	33		2 = 66
5		5 = 25	6		11 = 66
64		39 = 25	3		22 = 66
36		13 = 49	54		3 = 18
98		2 = 49	72		4 = 18
7		7 = 49	90		5 = 18
60		11 = 49	108		6 = 18
22		11 = 33	56		44 = 100
99		3 = 33	134		34 = 100
11		3 = 33	25		4 = 100
51		18 = 33	600		6 = 100
31		32 = 63	32		68 = 100
252		4 = 63	132		32 = 100
9		7 = 63	10		10 = 100
100		37 = 63	200		2 = 100

9.6 Akalkulie-Übung: Textaufgaben

Bitte rechnen Sie die folgenden Textaufgaben aus. Bei welcher Aufgabe kommt ein anderes Ergebnis heraus als bei allen anderen?

Hans-Heinrich sammelt Regenwürmer, er hat schon 93 gefunden. Nach einem Gewitter findet er 3 weitere. Wie viele hat er nun?	
Fräulein Martina hat noch 110,– Euro auf der EC-Karte. Sie gibt 14,– Euro für eine Flasche Stachelbeer-Wein aus. Wie viel Geld hat sie noch?	
Herr Mann kauft sich eine rosa Hose für 64,– Euro und ein pinkfarbenes Hemd für 32,– Euro. Wie viel hat er ausgegeben?	
Heute sind Lesebrillen im Sonderangebot. Sie kosten nur 12 Euro pro Stück. Manfred Mankowsky kauft sich gleich 8 Brillen. Was muss er bezahlen?	
Frau Frauke erwirbt ein Grundstück, um sich ein Haus zu bauen. Es ist 3 Meter breit und 32 Meter lang. Wie viele Quadratmeter (Länge × Breite) sind das?	
Klaus, Harry, Bernd und Ulrich spielen zusammen auf einem Lottoschein und gewinnen 384,– Euro, die sie gleichberechtigt aufteilen. Wie viel bekommt jeder?	
Familie Lilie muss für das letzte Jahr 1.152,– Euro Kosten für die Müll-Entsorgung nachzahlen. Wie viel sind das im Mittel pro Monat?	
Rüdiger Rüpel fährt morgens 12 km von Klemmdorf nach Klecksdorf und dann 36 km weiter nach Kickerburg. Am Abend fährt er dieselbe Strecke zurück.	
Susi Schlauberg liest als Vorbereitung für die Physik-Klausur ein Science-Fiction-Buch über Antigravitation. Der Band hat 320 Seiten; sie ist auf Seite 224.	
11 Schüler machen zusammen mit ihrem Lehrer einen Besuch im Grünkohl-Museum. Der Eintritt kosten 8,– Euro pro Nase. Was zahlt die Gruppe insgesamt?	
Wilfried Weber lässt seine Fahrerlaubnis gerade bei der Polizei aufbewahren. Nun muss er die Strecke zur Arbeit zu Fuß gehen. Pro Arbeitstag (5 Tage-Woche) braucht er durchschnittlich 19 Min. länger als mit dem Auto, was macht das pro Woche?	

9.7 Akalkulie-Übung: Schätzen

Hilfreich kann es z. B. beim Einkaufen sein, ungefähr abzuschätzen, was man gerade dabei ist auszugeben. Schauen Sie sich einmal die folgenden Summen grob an, versuchen Sie eine ungefähre Schätzung abzugeben und zählen Sie erst dann die einzelnen Positionen genau nach. Wie gut war Ihre Schätzung?

	4,50 €			1,99 €
	5,50 €			3,99 €
	6,80 €			13,99 €
	2,20 €			8,99 €
	1,00 €			0,99 €
Ihre Schätzung:			Ihre Schätzung:	
Genaue Summe:			Genaue Summe:	

	3,90 €			7,70 €
	14,10 €			2,30 €
	1,99 €			15,20 €
	5,99 €			4,80 €
	3,99 €			9,40 €
	8,50 €			0,60 €
	1,50 €			4,55 €
	10,00 €			0,45 €
	45,00 €			2,20 €
	4,99 €			2,80 €
Ihre Schätzung:			Ihre Schätzung:	
Genaue Summe:			Genaue Summe:	

	5,10 €			9,99 €
	4,90 €			5,11 €
	3,80 €			0,80 €
	6,20 €			4,55 €
	2,22 €			2,81 €
	7,78 €			5,00 €
	9,10 €			3,07 €
	0,90 €			1,31 €
	5,96 €			2,51 €
	4,04 €			4,85 €
Ihre Schätzung:			Ihre Schätzung:	
Genaue Summe:			Genaue Summe:	

	17,90 €			129,99 €
	28,60 €			485,11 €
	37,50 €			730,80 €
	6,99 €			134,55 €
	12,80 €			299,99 €
	27,39 €			182,70 €
	40,00 €			530,90 €
	82,75 €			392,81 €
	29,99 €			355,00 €
	47,80 €			107,70 €
	5,90 €			632,07 €
	52,00 €			431,31 €
	47,99 €			212,22 €
	6,83 €			374,85 €
Ihre Schätzung:			Ihre Schätzung:	
Genaue Summe:			Genaue Summe:	

9.8 Akalkulie: Tipps & Tricks im Alltag

Fähigkeiten wie das Lesen, Schreiben und Rechnen wieder erlernen zu müssen, ist für den Betroffenen frustrierend. Allerdings ist es auch frustrierend, dass erstaunlich viele Menschen Kopfrechnen so gar nicht mehr beherrschen. Heute hat man einen Taschenrechner im Smartphone praktisch immer zur Hand und kaum jemand macht sich die Mühe, da noch viel im Kopf zu rechnen. Von daher kann man in vielen Fällen bei der Kompensation von Rechenschwierigkeiten auf die Hilfe eines Taschenrechners zurückgreifen.

Sinnvoll für das Alltagsleben ist es trotzdem, zumindest beim Einkaufen Preise überschlägig zu addieren, um an der Kasse keine böse Überraschung erleben zu müssen. Ebenso sollte man in der Lage sein zu erkennen, wenn z. B. eine Versicherung nur 99 Cent am Tag kostet, dass das dann eben auch rund 360,– Euro sind, die man im Jahr zusätzlich ausgibt. Auch angebliche Sonderangebote oder Familien-Packungen entpuppen sich oft als Fake. Die günstige Familienpackung mit 750 Gramm zum Supersparpreis für nur 9,99 Euro ist nicht wirklich günstiger als drei kleine Packungen mit 250 Gramm für je 2,99 Euro. So gesehen hat es durchaus seine Vorteile, wenigstens überschlägig rechnen zu können.

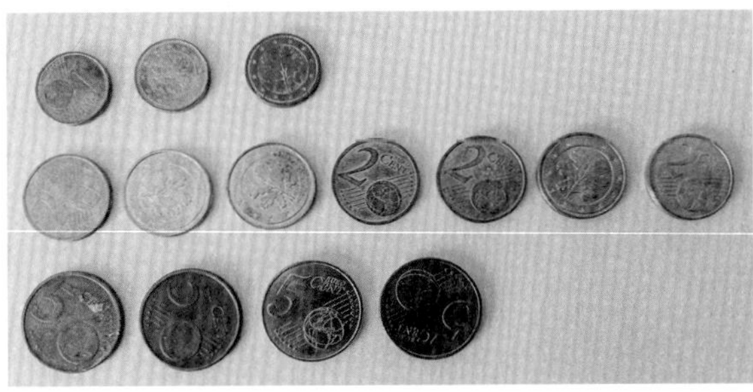

Mit Hilfe kleiner Geldstücke lässt sich das Abzählen, Addieren und Subtrahieren ganz gut bildlich veranschaulichen.

Zum Üben von rechnerischen Fähigkeiten muss man dann überwiegend doch wieder auf Material zurückgreifen, das eigentlich für Schulkinder der ersten Schuljahre entwickelt wurde. Neben Übungsheften und Blöcken mit spezifischen Aufgaben gibt es hier auch eine Fülle von Computerprogrammen. Letztere haben z. T. den Vorteil, dass sie sich automatisch auf das Leistungsniveau des Patienten einstellen, d. h. die Aufgaben sind nicht zu schwer und nicht zu leicht. Bei Übungsheften besteht leicht die Gefahr, dass man Aufgabenreihen heraussucht, die zu schwer sind und den Patienten eher frustrieren. Misserfolge führen dann gerne mal zu Leistungsverweigerung oder Äußerungen wie: *„Hat doch sowieso keinen Sinn."* Hier muss man feinfühlig im Vorfeld herausfinden, welche Rechenvorgänge der Patient noch kann und ab wo seine Probleme anfangen.

10. Alexie (Lese-Rechtschreibschwäche)

読み書きができることは、最も重要なコミュニケーション手段の１つです。

Was steht hier? Sie wollen doch nicht behaupten, dass Sie diese Schriftzeichen nicht identifizieren können? Lesen und Schreiben zu können, gehört mit zu den wichtigsten Kommunikationsmedien und wir sind darin so hoch trainiert, dass wir quasi automatisch alles lesen, was uns ins Blickfeld gerät, sogar unsinnige Werbeplakate für Produkte, die uns gar nicht interessieren. Umso tragischer, wenn deutsche Worte plötzlich aussehen wie japanische Schriftzeichen und man einfach nicht mehr entziffern kann, was das heißen soll.

Lesestörungen können sich, je nach Schwergrad der Schädigung, in folgenden Schwierigkeiten äußern: Buchstaben werden nicht korrekt erkannt bzw. benannt; trotz normaler Hörfähigkeit können Buchstaben laut-akustisch nicht unterschieden und den entsprechenden Zeichen zugeordnet werden. Offenkundig werden die Probleme beim lauten Vorlesen: es kommt zum Auslassen, Ersetzen, Verdrehen oder Hinzufügen von Wörtern oder Wortteilen, zu niedriger Lesegeschwindigkeit, langem Zögern, Verlieren der Zeilen, ungenauem Phrasieren, Vertauschen von Wörtern im Satz oder von Buchstaben in Wörtern. Die Betroffenen sind darüber hinaus so stark auf den eigentlichen Lesevorgang konzentriert, dass sich Defizite im Leseverständnis zeigen; z. B. eine Unfähigkeit, Gelesenes wiederzugeben, Schlüsse daraus zu ziehen, Zusammenhänge zu sehen oder lernbares Wissen zu extrahieren.

Symptom der Rechtschreibstörung nach Hirnschädigung wie auch der meist angeborenen Rechtschreibschwäche (Legasthenie) bei Schulkindern ist im schweren Fall die völlige Unfähigkeit, aus Buchstaben Wörter zu bilden. Später kommt es z. B. zu Reversionen (Buchstaben-Verdrehungen: b-d; p-q; u-n), Reihenfolge- oder Sukzessionsfehlern (Umstellungen), Auslassung oder Einfügen falscher Buchstaben, Wahrnehmungsfehlern (Verwechslung von g-k, d-t, b-p), Regelfehlern (Dopplung, Dehnung, Groß- und Kleinschreibung) sowie zu Fehlerinkonstanz (dasselbe Wort wird jedes Mal anders falsch geschrieben).

Das Lese- und Rechtschreibzentrum des Gehirns, in dem die optische Verarbeitung von geschriebenen Wörtern stattfindet, ist in der Regel im sprachdominanten Scheitellappen beheimatet, in einem Bereich der als *„Gyrus angularis“* bezeichnet wird. Ein im selben Bereich liegendes, etwas größeres Areal ist die *„visual word form area“* (VWFA). Sie liegt in der linken Hirnhälfte, in einem Übergangsbereich um den Gyrus angularis herum. Diese Region ist wichtig für die Integration sprachlicher und visueller Informationen. Lautsprachliches Lesen geschieht in einem Bereich zwischen Stirn- und Schläfenlappen (fronto-temporal). Legastheniker haben oft hirnorganische Auffälligkeiten im Temporallappen. Zu Rechtschreibstörungen kann außerdem eine mangelnde akustische Diskriminationsfähigkeit infolge einer Läsion der auditiven Zentren im Schläfenlappen (Lobus temporalis) beitragen.

Zu Lesestörungen kann es aber auch kommen, wenn eine Läsion des visuellen Systems vorliegt, z. B. Teilblindheit oder mangelndes Formerkennungsvermögen durch Läsionen in den Bereichen V1 bis V3 im hintersten Teil des Gehirns (Okzipitallappen).

Lesenlernen Lesenlernen LESEN-
LERNEN Lesenlernen Lesenlernen Lesenler-
nen Lesenlernen Lesenlernen lesenlernen Lesenlernen Lesenlernen Lesen-
lernen LESENLERNEN Lesenler-
nen Lesenlernen Lesenlernen Lesen-
lernen Lesenlernen Lesenlernen
Lesenlernen Lesenlernen Lesenlernen Lesenlernen Lesenlernen Lesenlernen
Lesenlernen Lesenlernen Lesenlernen
Lesenlernen Lesenlernen lesenlernen Lesenlernen Lesenlernen Lesenlernen
Lesenlernen Lesenlernen Lesenlernen
Lesenlernen LESENLERNEN Lesenlernen

10.1 Alexie-Übung: Buchstaben und Silben

Benennen sie die einzelnen Buchstaben bzw. Silben:

A	B	C	D	E	F	G	H	I	J
K	L	M	N	O	P	Q	R	S	T
U	V	W	X	Y	Z	Ä	Ö	Ü	
a	B	c	d	e	f	g	h	i	j
k	L	m	n	o	p	q	r	s	t
u	V	w	x	y	z	ä	ö	ü	ß
au	ei	eu	sch	ch					

Lesen Sie die folgenden Sätze Silbe für Silbe vor:

IM GAR-TEN LEB-TE EIN .

ER FRASS AM LIEB-STEN 

UND TRANK DAZU GER-NE EIN GLAS 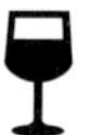.

ER WAR IN EI-NEN  VER-LIEBT.

A-BER SIE WOHN-TE O-BEN AUF EI-NER 

UND DER HAT-TE HÖ-HEN-ANGST.

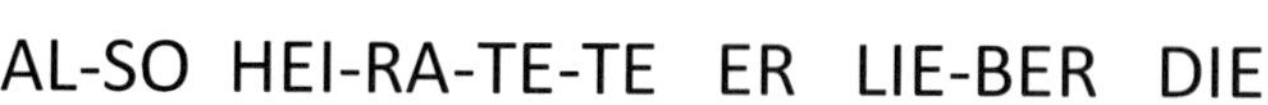

AL-SO HEI-RA-TE-TE ER LIE-BER DIE 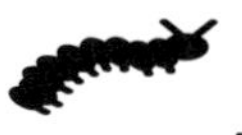.

10.2 Alexie-Übung: Sinnverstehendes Lesen

Bitte lesen Sie den Text und beantworten dann zu jedem Absatz die Frage:

Einst, es war wohl im Mittelalter, vielleicht auch 1.000 Jahre früher oder später, so genau weiß man das nicht, lebte ein junger Mann mit dem Namen Theobald, der aber von allen nur „Dummkopf" genannt wurde. Das lag wahrscheinlich daran, dass er sich ziemlich dumm anstellte. Als er noch Kind war, schrieb er in der Schule in den Fächern Deutsch, Mathematik und Erdkunde nur Sechser, oder, wenn er mal einen wachen Tag hatte, auch eine gute Fünf. Sein Lehrer beschloss daher, nachdem Theo die erste Klasse dreimal wiederholt hatte, ohne das Lesen oder Schreiben begreifen zu können, dass es wohl kaum Sinn mit ihm habe und er besser zu Hause bleiben und den Eltern helfen sollte.

Wie wurde Theobald von allen gerufen?

[ ] der Streber

[ ] der Schlaumeier

[ ] der Dummkopf

[ ] der Raufbold

Natürlich musste er nun zu Hause helfen. Sein Vater war von Beruf Tischler und baute die schönsten Möbel im ganzen Dorf. Aber Theobald war einfach zu dämlich, um zu helfen. Er sägte Bretter rund zu, wenn sie gerade sein sollten und gerade, wenn sie rund hätten sein müssen. Bei einem Bücherregal leimte er die untersten Böden oben und die obersten unten ein, was allerdings kaum auffiel, da damals kaum jemand ein Buch besaß. Schließlich nagelte er die Rückwand eines Schrankes vorne an, woraufhin sein Vater aufgab und ihn zu seiner Mutter schickte.

Welchen Beruf hatte der Vater von Theobald?

[ ] Bauer

[ ] Maurer

[ ] Schmied

[ ] Tischler

So kam es, dass Theobald morgens in seinem Bett bleiben musste, wenn alle anderen Geschwister aufstehen und zur Schule gehen durften. Tagsüber spielte er mit der Katze, die sein Lieblingstier war und schmiss Wollknäuel (die im Übrigen seine Mutter noch zum Stricken gebraucht hätte) durch das Haus und die Katze jagte das Knäuel und biss darauf herum.

So wuchs er heran und wurde zu einem großen stattlichen Kerl, der auch gerne große stattliche Mahlzeiten verzehrte. Seinem Vater wurde das irgendwann zu teuer und er sprach zu seiner Frau: „*Der Theo frisst uns die Haare vom Kopf. Ich kann mit dem faulen Kerl nicht anfangen. Er sollte auf Wanderschaft gehen, einen Beruf erlernen und sich selbst ernähren.*“

Wie gesagt, so getan. Theobald erhielt ein Bündel mit dem Notwendigsten und ein paar Taler und wurde auf Wanderschaft geschickt. Die Katze begleitete ihn noch ein Stück des Weges, kehrte dann aber um, weil Theobald kein Wollknäuel schmiss.

Mit wem spielte Theobald zu Hause am liebsten?

[ ] mit der Katze

[ ] mit dem Hund

[ ] mit seinem Bruder

[ ] mit seinem Vater

Da er sonst nichts zu tun hatte, reiste er nun von Dorf zu Dorf oder manchmal auch von Stadt zu Stand oder sogar von Land zu Land und, wenn er Hunger hatte oder ein Nachtlager suchte, dann verdiente sich Geld, indem er den Leuten etwas von seiner Dummheit verkaufte, denn Dummheit verkauft sich immer gut.

So kam es dann, dass er eines Tages vom Weg abkam und sich in einem düsteren Wald völlig verirrte. Obschon der Wald an sich sehr dunkel war, wurde es noch schwärzer als die Nacht herein-brach und es ist schlechtes Wandern, wenn man die Hand nicht vor Augen sieht. Daher war er ganz froh als er in der Ferne zwi-schen den Tannen ein Licht erblickte. Zielstrebig ging er darauf zu, in der Hoffnung, dort ein kostenloses Mahl und einen noch billigeren Schlafplatz zu ergattern.

Wo verirrte sich Theobald?

[ ] in einer Stadt mit zahlreichen Straßen
[ ] in einem finsteren Wald
[ ] in einer öden Wüste
[ ] in einer endlosen Steppe

Leider war Theobald nicht klug genug, um zu wissen, dass in einsamen Häuschen mitten im Wald immer eine böse Hexe haust. So ging er völlig naiv dort hin, klopfte an die Tür und wartete brav. Die junge Frau, die öffnete war bildschön, wobei man bei einer Hexe aber nie weiß, ob sie wirklich attraktiv ist oder ob es nur ein Zauber ist. Dass sie aber über magische Kräfte ver-fügte, merkte er spätestens als sie ihn hereingebeten hatte, er sich bequem hinsetzte und plötzlich nicht mehr bewegen konn-te, da der Sessel seine Arme und Beine mit festen Schlingen umschlossen hatte. Mit funkelnden schwarzen Augen lächelte die Hexe ihn an, schüttelte ihre schwarzen Haare und entfachte Feuer unter einem ziemlich riesigen Kessel.

Wem gehörte das Häuslein im finsteren Wald?

[ ] einer bösen Hexe
[ ] einem Jäger
[ ] den sieben Zwergen
[ ] einer guten Fee

„So ein stattlicher Kerl", sprach die bildschöne Hexe, *„ich werde Dich verzaubern und Du musst mir 7 Jahre lang dienen und erhältst zum Lohn trocken Brot und 7 Peitschenschläge jeden Tag."* Dabei lachte sie hämisch und fuhr fort: *„Es sei denn Du löst das folgende Rätsel. Höre mir gut zu, ich sage es nur einmal: Ein Schäfer hatte 1.000 Schafe. Eines Nachts rissen die Wölfe hiervon 1,6 Prozent. Der Schäfer hörte es, eilte herbei, aber die Wölfe verschleppten ihn in den Wald und er wurde nie wieder gesehen. Der Schäfer hatte aber acht Söhne und jeder Sohn soll nun also ein Achtel der verbliebenen Schafherde haben. Wie viele Schafe bekommt jeder Sohn?"*

Welches Rätsel sollte Theobald lösen?

[ ] Sudoku
[ ] Kreuzworträtsel
[ ] Rechenaufgabe
[ ] Gleichnis

Theobald hatte nicht wirklich verstanden, was er tun sollte, aber offensichtlich handelte es sich wohl um eine mathematische Aufgabe, Rechnen hatte er ja in der Schule gehabt und konnte sogar bis Zehn zählen. Also hub er an, das aufzuzählen, was er wusste: „*1… 2 … 3 …*"

Bei der dritten Zahl, die er sagte, wurde die Hexe erst völlig bleich, dann puterrot und schrie: „*Woher kannst du das wissen, diese Aufgabe hat noch nie jemand gelöst!!! Das hat Dir der Beelzebub gesagt!*" Denn Hundertdreiundzwanzig war in der Tat die richtige Lösung.

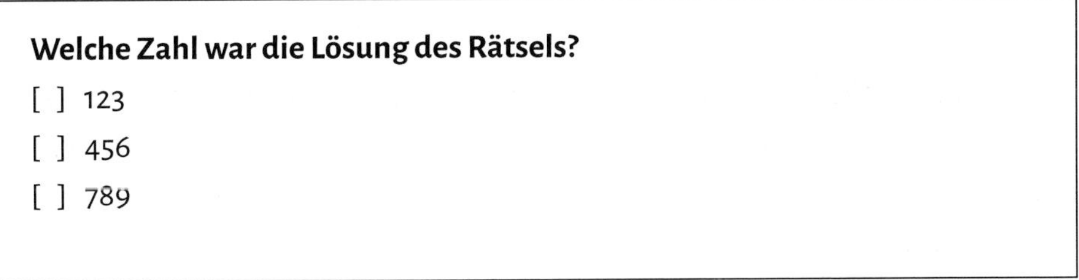

Welche Zahl war die Lösung des Rätsels?

[ ] 123

[ ] 456

[ ] 789

Theobald, der wie gesagt wenig Bildung besaß, wusste natürlich nicht, wer genau der Beelzebub war, aber „Bub" hörte sich lustig an, also nickte er dreimal mit dem Kopf, woraufhin die Hexe nun endgültig davon überzeugt war, dass er mit dem Satan im Bunde war und sie ihm dienen musste, statt umgekehrt.

Weil sie recht hübsch war, blieb er einige Zeit bei ihr in der kleinen Waldhütte und ließ es sich gut gehen, bis er merkte, dass ihre Haare gefärbt waren, ihre Schönheit nur aus Schminke bestand und das Essen lediglich deswegen gut schmeckte, weil es verhext war, in Wahrheit gab es nur Kartoffelbrei und Pilze jeden Tag. Also schlich er sich am Mittag eines hellen Frühlingstages von dannen, was der Hexe nicht auffiel, da sie tagsüber schlief.

Was gab es immer zu essen?

[ ] Kohlrouladen und Klöße

[ ] Hirsch-Ragout und Croquetten

[ ] Currywurst mit Pommes

[ ] Kartoffelbrei und Pilze

Auf seinen endlosen Wanderungen überquerte Theobald auch ein Gebirge. Hier hätte sein junges Leben fast ein Ende genommen. Es war bitterkalt, schneite und ein furchterregender Sturm tobte. Er fror und entdeckte zu seinem Glück schließlich aber den Eingang zu einer Höhle, in die er sich verkroch. Noch glücklicher war er, als er im Dunkeln der kleinen Grotte ein zotteliges warmes Fell entdeckte, in das er sich bequem einkuscheln und wärmen konnte. Er machte sich keine Gedanken darüber, wie ein warmes Fell bei Schneesturm in eine Höhle gekommen sein könnte. Nur leider bewegte sich das Kuschelfell am nächsten Morgen von ganz alleine und als Theobald wach wurde, sah er genau in die Zähne eines ziemlich hungrig aussehenden Höhlentrolls.

Wem gehörte das Fell in der Höhle?

[ ] einem anderen Wanderer

[ ] einem Braunbären

[ ] einer Bergziege

[ ] einem Höhlentroll

Unter Zurücklassung aller Habseligkeiten, was aber sowieso nicht viel war, verließ Theobald die Höhle mit gebührender Eile, nur leider kam der etwa 3,59 Meter große und 6,5 Zentner schwere Troll mit noch mehr Eile hinter ihm her. Theobald rannte den schneebedeckten Pfad weiter hoch ins Gebirge, ohne zu ahnen, dass der Pfad an einer steilen Klippe endete. Hier stand er nun und hatte die Wahl, sich die Klippe hinunter zu stürzen oder von dem Höhlentroll erschlagen zu werden. Leider war Nachdenken und Entscheidungen fällen nicht seine Stärke, so dass er noch immer stocksteif und unentschieden an dem Abgrund stand, als der Troll auf Griffnähe an ihn herangekommen war. Nun entschied das Schicksal für ihn: Theobald rutschte auf dem glitschigen Schnee aus und stürzte abrupt in die Tiefe. Der Troll griff ins Leere und blickte enttäuscht in das neblige Bergtal hinunter.

Wer stürzte die Klippe hinunter?

[ ] die Hexe
[ ] Theobald
[ ] der Bergtroll
[ ] ein unbekannter Wanderer

Leider hatte Theobald im Physikunterricht nicht aufgepasst und wusste nicht, dass es eine Gravitationskraft gibt, die nach der komplizierten Formel „v = g ● t" alles auf dieser Erde unweigerlich mit, je nach Falltiefe, immer höherer Geschwindigkeit von 9,81 m/sek^2 nach unten zieht. Die Unkenntnis der physikalischen Formel verhalf ihm dazu, statt im freien Fall nach unten zu stürzen und heftig aufzuprallen, die 200 m eher sanft in das Tal zu segeln, ohne sich dabei auch nur im Geringsten zu verletzen.

Was verletzte Theobald sich bei seinem Sturz?

[ ] er verletzte sich gar nichts
[ ] er brach sich einen Arm
[ ] er brach sich ein Bein
[ ] er erlitt eine Beule am Kopf

Eine weitere absonderliche Begebenheit auf seinen Wanderungen geschah in einem heißen Land, in das er kam, nachdem er das Gebirge überquert hatte. Die Menschen dort waren klein, mager, hatten dunkle Haut und trugen äußerst wenig Bekleidung wegen der Hitze. Er kam in ein Dorf, in dem – trotz der schwarzen Haut – eine helle Aufregung herrschte. Leider sprachen die Leute dort kein richtiges Deutsch, so dass Theobald nichts verstand. Mit viel Zeichensprache, Gebärden und Grimassen verstand er schließlich, dass wohl eine Katze in das Haus des Bürgermeisters eingedrungen war und den Dorfältesten gefressen hatte und dass man ihn, da er groß und stark aussah, um Hilfe bat. Die Einwohner schoben ihn in einen Hauseingang hinein, da stand er nun, bis seine Augen sich an das Dunkel gewöhnt hatten.

Wen hatte eine Katze gefressen?

[ ] den Höhlentroll

[ ] Theobald

[ ] die Hexe

[ ] den Dorfältesten

In der Tat erkannte er nach einiger Zeit eine große lehmfarbene Katze mit zotteliger Mähne, die faul auf dem Fußboden lag und sich streckte, nachdem sie den Eindruck hatte, dass ihre nächste Mahlzeit gerade geliefert worden war. Für einen Kater war das Tier wirklich erstaunlich groß, aber es erinnerte Theobald voller Nostalgie an seine geliebte Katze zu Hause, er rannte auf das gut 2 Meter lange Wesen zu, um es zu streicheln. Der Löwe, so einer war es nämlich in Wahrheit, erschrak. Der Herrscher des Dschungels war es gewohnt, dass Menschen und Tiere die Flucht vor ihm ergriffen, nicht aber, dass jemand auf ihn zustürmte. Das verunsicherte ihn mental nun sehr und er entschied sich blitzartig nach kurzem Überlegen, da er ohnehin eigentlich satt war, das Dorf besser zu verlassen und schlich sich gemächlich in großen Sprüngen zurück in den Urwald.

Welches Tier lag im Haus des Bürgermeisters?

[ ] eine Katze

[ ] ein Braunbär

[ ] ein Löwe

[ ] eine Maus

Die Dorfbewohner feierten ihre Rettung vor dem schrecklichen Raubtier ausgiebig und gaben ein großes Fest mit reichlich fettigem Essen und berauschenden Getränken. Zu spät, genauer gesagt erst am nächsten Morgen, als er mit Kopfschmerzen erwachte, begann Theobald zu ahnen, dass man ihn, zum Dank für die Rettung, in der Nacht mit den drei schönsten Frauen des Dorfes vermählt hatte und er nun hierbleiben und die Einwohner gegen künftige illegale und räuberische Übergriffe des Löwen verteidigen sollte. Er fand es schade, dass der Löwe sich nicht hatte streicheln lassen, aber drei Frauen, so attraktiv sie auch sein mochten, waren ihm dann doch etwas zuviel. Schließlich hätte er sie wohl auch ernähren und kleiden müssen und das entsprach nicht so unbedingt seinem Lebensstil, außerdem hätte er die fremde Sprache erlernen müssen und im Lernen war er halt bekanntlich nicht sonderlich gut. Dieses Mal schlich er sich dann in der Mitte der Nacht heimlich aus dem Dorf, ohne vorher einen Scheidungsanwalt aufgesucht zu haben.

Mit wie vielen Frauen hatte man Theobald nachts verheiratet?

[ ] eine

[ ] zwei

[ ] drei

[ ] vier

Er kehrte in Länder zurück, deren Sprache er verstand und wo es auch nicht so heiß war. Einst kam er auf seinen Wanderungen zu einem Schloss, in dem ein König mit seiner Tochter wohnte. Die Prinzessin, sie hieß Julia die 16., war so wunderschön, dass bislang noch kein Mann sich getraut hatte, sie anzusprechen und um ihre Hand anzuhalten. Sie hatte strahlend blaue Augen, wunderschöne lange Haare, die süßeste Nase, die man sich vorstellen kann, einen formvollendeten schlanken Körper, sie war klug und zugleich hilfsbereit und sanftmütig. Aber jeder Jüngling, der kam und um ihre Gunst buhlen wollte, begann angesichts ihrer unglaublichen Schönheit zu stottern, bekam Schweißperlen auf der Stirn und ihm fielen keine Worte ein.

Was passt NICHT zum Aussehen der Prinzessin?

[ ] sie hatte strahlend blaue Augen

[ ] sie hatte wunderschöne lange Haare

[ ] sie hatte einen formvollendeten schlanken Körper

[ ] sie war hässlich und boshaft

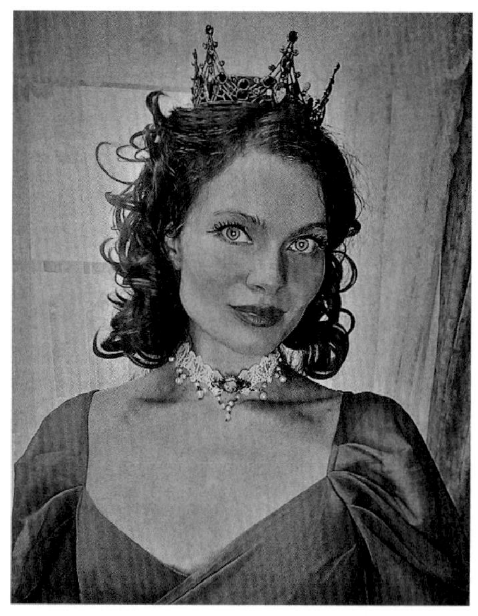

Leider war Theobald so dumm, dass er nicht wusste, dass Männer in Gegenwart dermaßen attraktiver Frauen normalerweise total nervös werden und nur noch Unsinn plappern. Nachdem er in einem Gasthaus einige seiner Abenteuer berichtet hatte, um zum kostengünstigen Trinken und Essen eingeladen zu werden, hatte ein Höfling ihn gebeten, auch am Königshof

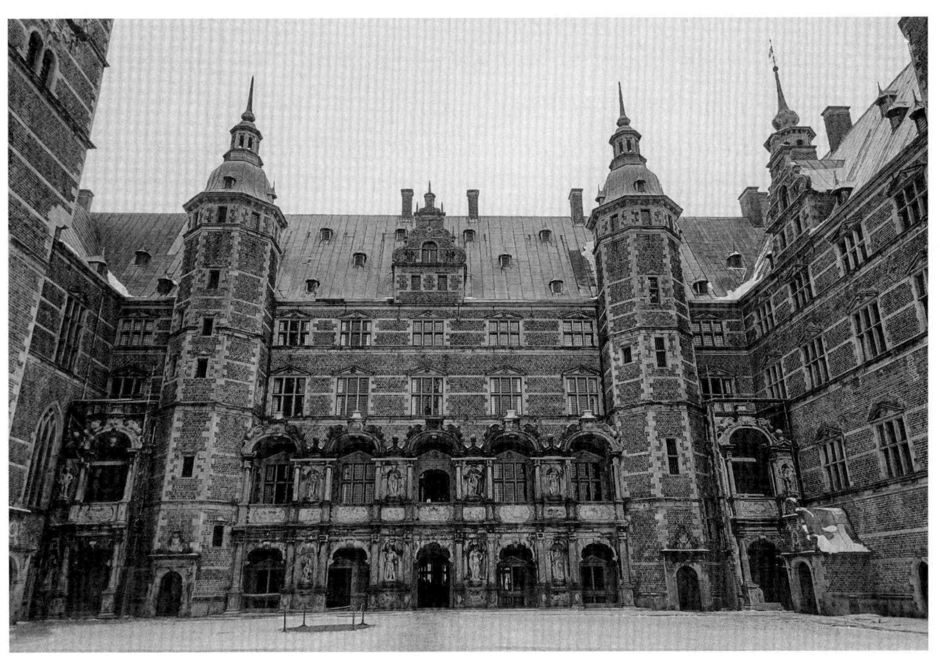

von seinen Taten zu berichten, die er so spannend zu erzählen wusste. Eine Einladung, die Theobald gerne annahm und so berichtete er, frisch, frank und frei, auch im Schloss, was er erlebt hatte. Der große, kräftige Kerl gefiel der Prinzessin auf Anhieb gut, allerdings merkte sie rasch, dass er nicht zu den Klügsten gehörte und sein Schulwissen kaum tiefgehend war. Das kam ihr aber gerade recht, da sie annahm, dass man einen dummen Mann besser lenken kann als einen Klugen. Theobald stellte rasch fest, dass ihm das Leben am königlichen Hof sehr gefiel, da man weder Schränke zusammenleimen musste, noch gegen Höhlentrolle kämpfen und auch keine drei Frauen ernähren sollte. Es gab zwar keinen Löwen, den er hätte streicheln können, aber dafür streichelte er künftig seine Prinzessin, was sich auch ganz gut anfühlte. Und daher willigte er, nach einer Bedenkzeit von etwas unter einer Minute, in die Heirat ein und flüchtete niemals aus dem Schoss – weder in der Nacht, noch mitten am Tag.

Was glaubt die Prinzessin, wen man am besten lenken kann?

[ ] einen klugen Mann
[ ] einen schwachen Mann
[ ] einen dummen Mann
[ ] einen gebildeten Mann

Da der alternde König ohnehin keine große Lust mehr hatte zu regieren, dankte er dann ab und hatte nun mehr Zeit, um auf die Jagd zu gehen. Da Frauen damals noch keine Herrscher werden durften, musste Theobald die Aufgabe übernehmen, das Land zu regieren. Das meiste überließ er aber seiner Frau, die klüger war als er. Leider gab es noch einen Rat aus den Adligen und Würdeträgern des Landes, denen er Gehör schenken musste. Bei jedem Problem, das im Land auftrat, schlug dieser Rat vor, dass die einzige Lösung darin bestand, die Steuern zu erhöhen. Das erschien selbst dem dummen Theobald auf die Dauer arg blödsinnig, also schaffte er den Adligen-Rat ab und führte eine Demokratie ein, sollte sich das Volk doch selbst regieren. Das klappte hervorragend. Es bildeten sich Parteien und Politiker wurden gewählt, die sich tagein-tagaus untereinander stritten, meist darüber wie hoch die Steuer-Erhöhung denn nun endgültig ausfallen müsse. Theobald der Erste, als formaler König, unterzeichnete nur noch, was die Politiker letztlich entschieden und das war nicht viel, da die gewählten Abgeordneten endlos zankten und nie zu einem Ergebnis kamen. Und so hatte er viel Zeit, die er mit seiner geliebten Frau verbringen konnte und beide lebten glücklich bis ans Ende ihrer Tage.

Worüber stritten sich die Politiker jeden Tag?

[ ] über Steuererhöhungen
[ ] Politiker streiten sich nie
[ ] über Steuersenkungen

10.3 Alexie-Übung: Klangähnliche Buchstaben

Bei den folgenden Wörtern soll entschieden werden, wie das Wort sich richtig schreibt.

-b- oder -p-?

Der Berg	Der Perg
Die Barkuhr	Die Parkuhr
Die Burg	Die Purk
Die Bappe	Die Pappe
Der Bambus	Der Pambus

Das Kalb	Das Kalp
Der Schnabs	Der Schnaps
Die Weinrebe	Die Weinrepe
Der Rabs	Der Raps
Die Arbeit	Die Arpeit

-d- oder -t-?

Der Diener	Der Tiener
Die Donne	Die Tonne
Der Dienstag	Der Tienstag
Die Dräne	Die Träne
Das Datum	Das Tatum

Der Diensdbote	Der Dienstbote
Das Rind	Das Rint
heiraden	heiraten
rechtschaffend	rechtschaffent
Der Bernsdein	Der Bernstein

-g- oder -k-?

Der Gragen	Der Kragen
Der Gasten	Der Kasten
Der Gomiker	Der Komiker
Der Gollege	Der Kollege
Der Gumpel	Der Kumpel

Der Berg	Der Berk
wenig	wenik
Freitag	Freitak
Er ging	Er gink
Der Anfang	Der Anfank

-e- oder -ä-?

Märchen	Merchen
ärgerlich	ergerlich
Die Väter	Die Veter
Die Städte	Die Stedte
sich täuschen	sich teuschen

Geräusch	Gereusch
Gebäude	Gebeude
Die Träume	Die Treume
Die Mäuse	Die Meuse
Das Mädchen	Das Medchen

-bb- / -pp- / -dd- ?

Die Ebbe	Die Eppe
Die Krabbe	Die Krappe
Die Pappe	Die Pabbe
rubbeln	ruppeln
schrubben	schruppen

Das Paddel	Das Pattel
Die Kladde	Die Klatte
Der Bagger	Der Bakker
Der Roggen	Der Rokken
mobben	moppen

-ah- oder -aa- ?

Haare	Hahre
Raam	Rahm
Saal	Sahl
zaam	zahm
Aal	Ahl

laam	lahm
Waage	Wahge
bezalen	bezahlen
ein Paar	ein Pahr
Abendmal	Abendmahl

-eh- oder -ee-?

Gelee	Geleh
Idee	Ideh
Schnee	Schneh
Komitee	Komiteh
Kaffee	Kaffeh

Zahnwee	Zahnweh
Dree	Dreh
Keele	Kehle
steen	stehen
begeeren	begehren

-ie-, -ih- oder -ieh-

ihm	iehm
ihr	iehr
ihn	iehn
ihren	iehren
ihrem	iehrem

wiehern	wihern
ziehen	zieen
Das Vieh	Das Vih
ausgeliehen	ausgelien
erziehen	erzieen

-o-, -oh- oder -oo-

Boot	Boht
Loon	Lohn
doof	dohf
Alkohool	Alkohol
Sumpf-Moor	Sumpf-Mohr

Or	Ohr
Moos	Mohs
oone	ohne
Zoo	Zoh
Omen	Ohmen

-u-, - uu- oder -uh-?

Vakuum	Vakuhum
Ruue	Ruhe
Trauung	Trauhung
Reuhe	Reue
Individuum	Individuhum

Stuul	Stuhl
Verdauung	Verdauhung
Abfur	Abfuhr
Betreuung	Betreuhung
Schue	Schuhe

-z-, -zz- oder -tz-?

Schatz	Schaz
Tatze	Taze
Platz	Plaz
Skizze	Skitze
Pizza	Pitza

Jazzmusik	Jatzmusik
Finanzamt	Finantzamt
Lizenz	Lizentz
Konferenz	Konferentz
Präferenz	Präferentz

k-, -kk- oder -ck- ?

Acku	Akku
Ackord	Akkord
Ackordeon	Akkordeon
Mocka	Mokka
ackurat	akkurat

Marocko	Marokko
Rockoko	Rokkoko
Ackusativ	Akkusativ
Ackomodation	Akkomodation
ackreditiert	akkreditiert

V oder W?

Vase	Wase
Verena	Werena
Advent	Adwent
Vision	Wision
Adverbien	Adwerbien

s oder ß?

Hass	Haß
Spass	Spaß
Rassenkunde	Raßenkunde
massgeblich	maßgeblich
Nässe	Näße

10.4 Alexie-Übung: Handlesekunst

In dem folgenden Text ist in jeder Zeile ein Rechtschreib- oder Grammatikfehler enthalten. Finden Sie alle Fehler?

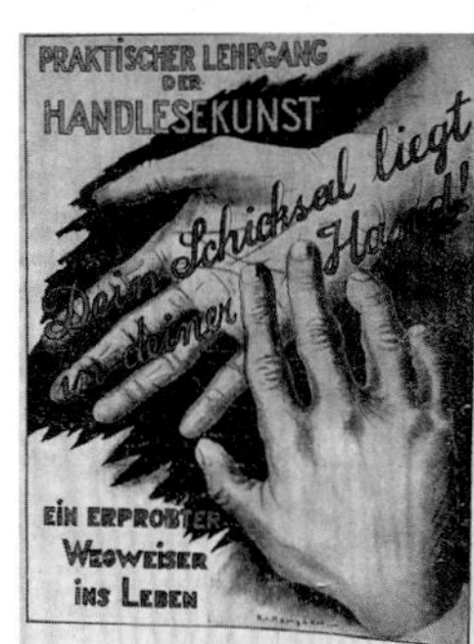

Chiromantie ist, nach Anischt vieler Schamanen, eine Wisenschaft, die zu Unrecht weitgehend in Vergeßenheit gerahten ist. Dabei kann die Kunst, das Schiksal aus der Hand zu lesen, mit an Warscheinlichkeit grenzender Sicherheit ein Wegwaiser für das Leben sein. Nicht nur dies, der Kundiege, der von der Chiromantie überzeugt ißt, kann auch etwas über Charackter, Fähigkeiten, Neigungen, Gewonheiten, Temperament und sogar Fehler einer Person aus den Linien der Hant herauslesen und dadurch z. B. bei der Berufswahl helfen oder Krankeiten vemeiden.

Die folgenden Deutungen folgen in stark zusammmengefasster Form den Ratschlägen aus dem 1940 erschienen Buch *„Dein Shicksal liegt in Deiner Hand“* von D. M. Mak.

Rechte und linke Hand zeigen fast immer unterschidliche Linien. Grundsätzlich gilt, das die linke Hand die von den Eltern geerbten Anlagen representiert und die rechte Hand den aktuellen Zustand, d. h. das, wass jemand bisher aus seinem Leben gemacht hat. Bei Kindern solte man daher eher die linke Hand lesen, bei Erwaschenen die rechte.

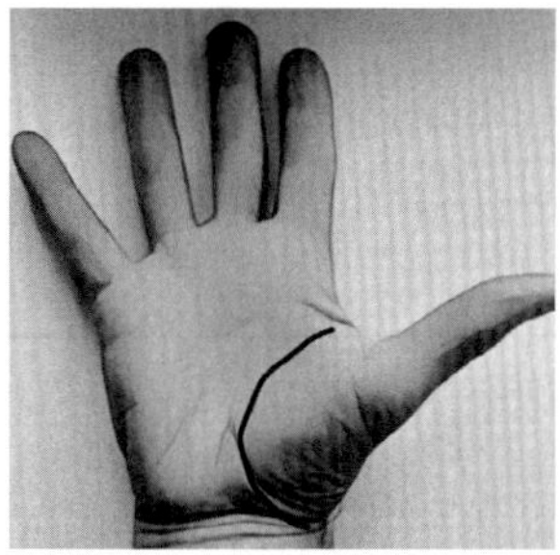

Die Lebenlinie sagt etwas darüber aus, was jemant aus seinem Leben macht. Sie begint zwischen Daumen und Ziegefinger, läuft um den Venusberg herum und ended unterhalp des Handballens. Sie steht für Witalität und ein langes Leben. Schwach ausgepregte Teile deuten auf Kriesen und Krankheiten. Auch kleine Linien, die die Lebenslinie kreutzen, stellen konflikthafte Zeiten dar. Unterbrechungen stehen für schwehre Krankheiten, die aber bewältikt werden. Wenn jemand an der linken Hand eine lange, an der rechten aber eine kurze Lebenslienie hat, sollte man künnftig gesünder leben.

Die Kopflinie beginnt gleichfals zwischen Zeigefinder und Daumen, oft mit der Lebenslinie zusammmen, manchmahl ein Stück darüber und zeiht quer über den ganzen Handballen auf die andere Saite. Je früher die Kopflienie sich von der Lebenslinie trent, desto rauer ist der Charackter. Wenn beide Linien sich spät trennen, kann dies ein Zeihcen für mangelndes Selbstvertrauen sein. Eine gleichmeßig, lang und dick verlaufende Kopflinie ist ein Zeichen für einen klaren, genialen Verstant und viel Phantasie.

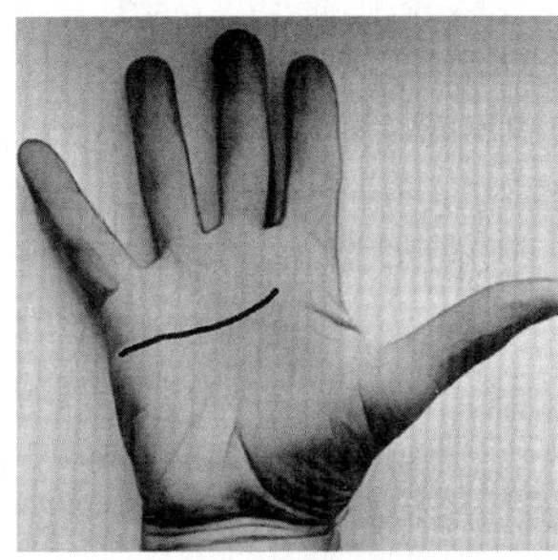

Die Hertzlinie beginnt unterhalb des kleinen Fingers an der Hantkante und zieht dann zu einen Bereich ein Stück unterhalb des Zeigefiengers. Sie sollte gleichmässig verlaufen und darf nicht unterbrochen sain. Kreuzen veile kleine Linien diese Herzlinie, so deutet dies auf einem nervösen Menschen hin, mit Riesiko für Herzerkrankungen. Besteht diese Fahlte nur aus vielen kleinen Linien, so steht dies für einen emtfindlichen, kränklichen Menschen. Eine dicke, gerade Linie steht für einen Gefülsmenschen, der weniger aus dem Verstand herraus entscheidet. Wenn Herz- und Kobflinie zusammen verlaufen, steht dies für eine Person, deren Verstand dem Gefühl unterwohrfen ist.

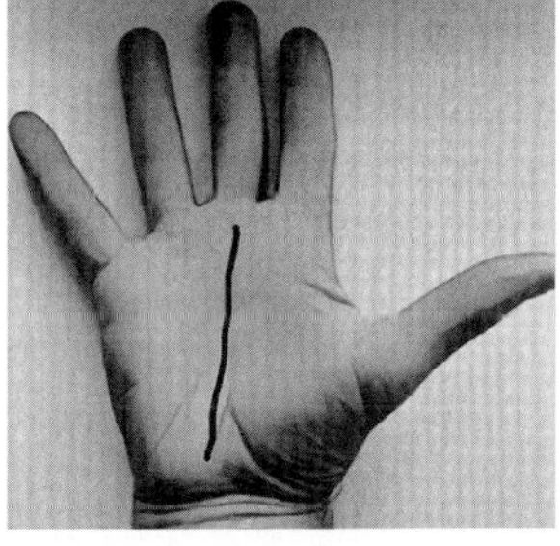

Die Apollolinie beginnnt unter dem Mitelfinger und zieht dann gleichfalls nach unten Richtung Handwurtzel. Mann sieht sie nur bei echten Künstlern, bei vielen Menschen komt sie gar nicht vor oder isst sehr kurz. Sie steht fur die Begabung zu Kunst und Musiek, aber auch für Reiselust, Glück und Erfolg. Wenn der Apollolinie sich aber in zwei Linien aufspalltet, die dann wieder zusammenkommen, d. h. es wird eine Insel gebieldet, deutet dies auf eine Unterschätzung der eigenen Fähikeiten hin.

Die Merkurlinie beginnt unterhalp des kleinen Fingers und ziet dann nach unten. Sie steht für Intelligentz und Intuition. Sie verkörperdt die Gaben des Geißtes und den Reichtum der Seele. Man fiendet sie nicht bei allen Menschen, meißt ist sie relativ kurtz. Insbesondere bei Kaufleuten und Ärzten solte sie unbedinkt vorhanden sein.

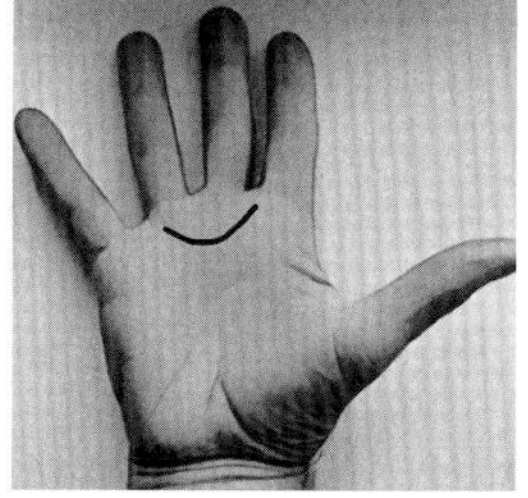

Die Liebeslinie (Venussgürtel) beginnt hinter den Zeigefinger, bildet dann einen Bogen und ended vor dem kleinen Finger. In der idealen Bohgenform findet man sie fasst nie. Eine Abwesenheit brinkt keinen Schaden, gerade die Unterbrechung spricht für einem starken Geschlächtstrieb. Eine doppelte Liebeslinie aber zeugt von einem übermäßigem Sexualdrang mit Neigung zu Hyßterie.

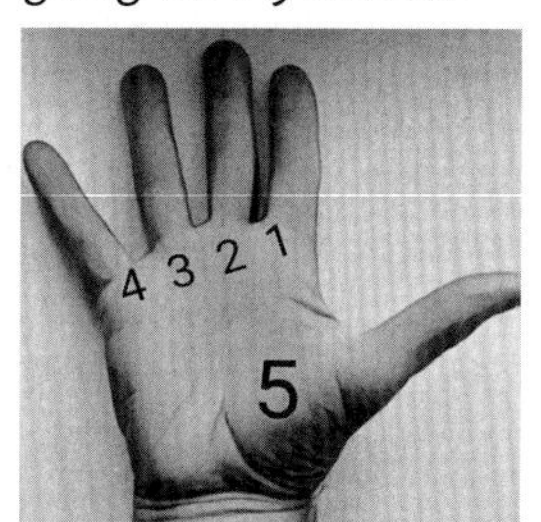

Der Jupiterberg (Nr. 1) gielt als Berg des Geistes und der Macht, er Befindet sich an der Basiss zum Zeigefinger. Querlinien deuten hier auf einen streber oder Egiosten hin. Der Saturnberg (Nr. 2) liegt an der Wurtzel des großen oder Mitttelfingers, man nennt ihn auch „Kummerberg", insbesondere wenn Er viele Linien aufweist, kann dies ein Hinweis auf Seelische Bedrüktheit darstellen. Der Apolloberg (Nr. 3) ist der Ort der künstlerischen Fähigkeiten, er liegt Unten am Ringfinger. Er ist die Verkörperung des guten und Schönen. Querlinien deuten hier auf Zerfarenheit und Unordentlichkeit. Unter dem kleinen Finger befindet sich der Merkurberg (Nr. 4), der als berg des Glücks gilt, er sollte nur Längs-, aber keine Querlinien besizen, ansonsten ist die Person Negativ zu beurteilen. Der Venusberg (Daumnenballen, Nr. 5) ist der größte Berg der Hand, er liegt unterhalp des Daumens und umfasst einen großen Teil des Handtellers. Er verkörpert Erotick und Liebeskraft eines Menschen. Hier liegt dass Zentrum der Energie und des Geschlechtstriebes. Er sollte gleichmähßig von anderen kleinen Linien

117 bedekt sein, wenn diese scharf gezeichnet sind, besteht ein
118 starcker Hang zum Geschlechtlichen. Ein kleiner Venusberg
119 ohne Erhöhhung zeigt, dass jemand nur Zeit für seine Arbeit
hat.

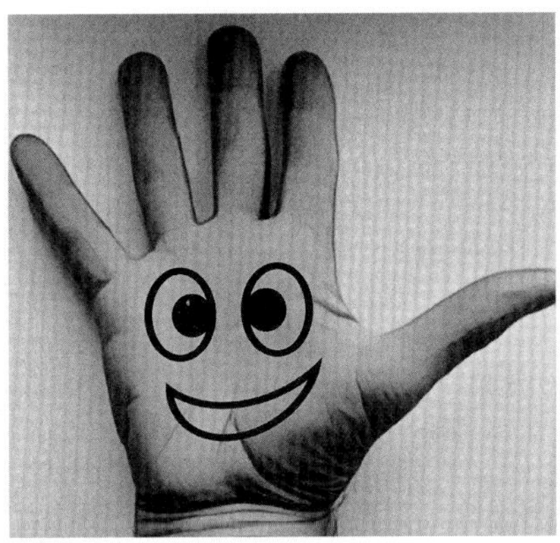

Lösungen der Rechtschreibfehler: 1 Anischt, 2. Wisenschaft, 3. Vergeßenheit, 4. gerahten, 5. Schiksal, 6.Warscheinlichkeit, 7. Wegwaiser, 8. Kundiege, 9. ißt, 10. Charackter, 11. Gewonheiten, 12. Hant, 13. Krankeiten, 14. zusammmengefasster, 15. erschienen, 16. Shicksal, 17. unterschidliche, 18. das, 19. representiert, 20. wass, 21. solte, 22. Erwaschenen, 23. Lebenlinie, 24. jemant, 25. begint, 26. Ziegefinger, 27. ended, 28. unterhalp, 29. Witalität, 30. ausgepregte, 31. Kriesen, 32. kreutzen, 33. schwehre, 34. bewältikt, 35. Lebenslienie, 36. künnftig, 37. gleichfals, 38. Zeigefinder, 39. zusammmen, 40. manchmahl, 41. Zeiht, 42. Saite, 43. Kopflienie, 44. trent, 45. Charackter, 46. Zeihcen, 47. gleichmeßig, 48. Verstant, 49. Hertzlinie, 50. Hantkante, 51. einen, 52. Zeigefiengers, 53. gleichmässig, 54. sain, 55. veile, 56. einem, 57. Riesiko, 58. Fahlte, 59. emfindlichen, 60. Gefülsmenschen, 61. herraus, 62. Kobflinie, 63. unterwohrfen, 64. beginnnt, 65. Mitelfinger, 66. Handwurtzel, 67. Mann, 68. komt, 69. isst, 70. fur, 71. Musiek, 72. der, 73. aufspalltet, 74. gebieldet, 75. Fähikeiten, 76. unterhalp, 77. ziet, 78. Intelligentz, 79. verkörperdt, 80. Geißtes, 81. fiendet, 82. meißt, 83. kurtz, 84. solte, 85. unbedinkt, 86. Venussgürtel, 87. den, 88. ended, 89. Bohgenform, 90. fasst, 91. brinkt, 92. einem, 93. Geschlächtstrieb, 94. übermäßigem, 95. Hyßterie, 96. gielt, 97. Befindet, 98. Basiss, 99. streber, 100. Egiosten, 101. Wurtzel, 102. Mitttelfingers, 103. Er, 104. Seelische, 105. Bedrüktheit, 106. Unten, 107. Des guten, 108. Zerfarenheit, 109. berg, 110. besizen, 111. Negativ, 112. Daumnenballen, 113. unterhalp, 114. Erotick, 115. dass, 116. gleichmähßig, 117. bedekt, 118. starcker, 119. Erhöhhung.

10.5 Alexie: Tipps & Tricks im Alltag

Der Druck, in der modernen Welt lesen zu müssen und Nachrichten zu schreiben, ist so groß, dass das Alltagsleben zwangsläufig ohnehin trainiert. Die meisten Logopäden und vor allem Ergotherapeuten arbeiten mit ihren Patienten auch an der Verbesserung dieser Fähigkeiten. Für ein gezieltes Training wird man auch hier wieder auf Übungsmaterial zurückgreifen müssen, das im Wesentlichen für Schulkinder entwickelt worden ist. Wie bei dem Material zum Üben von Rechenaufgaben, ist es sinnvoll zu schauen, was der Patient kann und wo seine Probleme beginnen. Wichtig kann die Benutzung von Computerprogrammen sein, auch wenn diese überwiegend für Schulkinder entwickelt wurden, machen sie oft auch den meisten Patienten mit Lese-Rechtschreibproblemen nach einer Hirnschädigung durchaus Spaß.

Übungsbereiche, nach denen man vorgehen kann, sind zum Bespiel:

Lautgetreues Schreiben: Kann der Patient einfache Wörter, d. h. solche ohne Dehnung oder Dopplung (z. B. RABE, TÜR, LAMPE, REGAL) so hinschreiben wie sie klingen?

Klangähnliche Buchstaben: Vertauscht der Patient klangähnliche Buchstaben wie d/t, g/k oder b/p? Beispiele: *Hand* oder *Hant* und *Ring* oder *Rink* klingen am Ende beide gleich. Verlängerung hilft oft, bei: *die Hände* hört man dann das -d am Ende besser als bei *die Hand*.

Die Dopplung von Konsonanten (b oder bb, d oder dd, f oder ff, l oder ll, m oder mm, usw.) umfasst die Frage, wann nur ein Konsonant steht und wann zwei: *Weter* oder *Wetter*, *Mamma* oder *Mama*, *Betwäsche* oder *Bettwäsche*? Da die Konsonanten -z- und -k- im Deutschen selten verdoppelt werden (d. h. -zz- und -kk-), gehören hierzu auch die Schreibweisen von -z- oder -tz- (*Schaz* oder *Schatz*) bzw. auch k und ck (*Blokhaus* oder *Blockhaus*).

Dehnung von Vokalen heißt, dass ein Selbstlaut (a, e, i, o, u, ä, ö, ü, y) lang gesprochen wird, wenn entweder nur ein Konsonant oder ein -h folgt oder wenn der Vokal verdoppelt wird. Vergleichen Sie das -a- bei *Barren* verglichen mit *B**a**hre*, das -o- bei *Drossel* verglichen mit *D**o**se* und das -u- bei *schummeln* verglichen mit *Sch**uh***, oder -e- bei *schnell* verglichen mit *Schn**ee***.

Ein weiteres Problem speziell der deutschen Sprache ist das -ß-. Seit der letzten Rechtschreibreform herrscht hier aber sowieso allgemeine Verwirrung bei der Bevölkerung (der *Hass* oder der *Haß*, *ausserordentlich* oder *außerordentlich*). Nach einem betonten, d. h. kurz gesprochenem Vokal folgt ein -ss-, nach lang gesprochenen Vokalen und nach -au-, -ei-, -eu- und -ie- folgt ein -ß.

Ein letztes typisches Problem gerade im Deutschen ist die Groß-/Kleinschreibung: *„er fand sie am Schönsten“* oder *„er fand sie am schönsten“*. Oder: *„Er hatte Probleme beim Lesen“* bzw. *„Er hatte Probleme beim lesen“*. Da Wörtchen „am“ ist hier lediglich die Steigerungsform eines Adjektivs (*schön, schöner, am schönsten* oder: *gut, besser, am besten*), daher schreibt man das Adjektiv klein. Wörter wie „beim“, „im“ oder „zum“ dagegen deuten auf ein Substantiv (beim = bei dem, im = in dem, zum = zu dem). Wörter, die eigentlich Verben sind (z. B. laufen) und klein geschrieben werden, verwandeln sich hierdurch zu Substantiven (*„Er brauchte Schuhe zum* ***L****aufen“* oder *„Beim* ***L****esen fiel ihm das Buch herunter“*). Hierbei darf man „zum“ nicht mit „zu“ verwechseln, das lediglich anzeigt, dass es sich um ein Verb handelt (*„Heute scheint das Wetter am heißesten zu werden“*). Aus jedem Verb bzw. Adjektiv kann ein Substantiv werden, indem man der-die-das oder auch ein-eine-eines oder ein Personalpronomen (mein, dein, sein usw.) oder alles-etwas-viel-nichts voranstellt. Aus „neu“ wird dann „das Neue“, auch „schön“ wird „die Schöne“, aus „lesen“ wird „sein Lesen“ oder aus „gut“ wird „etwas Gutes“. Das Leben ist kompliziert, die deutsche Rechtschreibung auch.

Recht schrei punk
Rächd schrei bung

11. Motorik

Nach einer Hirnschädigung können lapidare Verhaltensweisen wie das Schmieren einer Butterstulle oder Staubsaugen zum unüberwindlichen Problem werden. Rund ein Drittel unseres Gehirns ist mit der Bewegungssteuerung beschäftigt, daher gehören Defizite der Motorik zu den häufigsten Folgen neurologischer Erkrankungen. Man trennt Grobmotorik (z. B. gehen, laufen, heben) und *Feinmotorik* (z. B. nähen, stricken, schreiben). Wenn schnelle gegenläufige Bewegungen erschwert (*Dysdiadochokinese*) oder aufgehoben sind (*Adiadochokinese*) werden feinmotorische Arbeiten schwierig.

Der Infarkt-Patient Dr. Karl-Heinz Pantke, der einen Verein für Locked-In-Patienten (LIS e. V.) ins Leben rief, beschrieb die gravierenden Auswirkungen der Lähmungen: „*Zum Beispiel war es mir unmöglich, aufrecht zu sitzen; ich bin einfach umgekippt. Ich gebe zu, dass das für einen Gesunden eine kuriose Vorstellung ist. Gott sei Dank hat mittlerweile ein Heilungsprozess eingesetzt. Das Hauptproblem beim Gehen besteht darin, den Körper im Gleichgewicht zu halten. Auf diesen Punkt ist beim Gehen all meine Konzentration gerichtet.*“ (Pantke 1999, Seite 53)

Die häufigste motorische Störung stellt die Lähmung dar: *Plegie* ist die vollständige Lähmung und *Parese* eine unvollständige Bewegungseinschränkung. Man trennt

- *Hemiparesen/ Hemiplegie* (Halbseitenlähmung) bei einseitiger Läsion;
- *Paraparesen/Paraplegie* (Lähmung beider Arme oder beider Beine) bei periventrikulären Schädigungen.
- *Tetraparesen/Tetraplegie* (Lähmung aller vier Gliedmaßen) sind meist Folge diffuser Hirnfehlbildungen, schwerem Sauerstoffmangel oder Schädel-Hirn-Traumen.

Während die Beweglichkeit der Beine sich meist gut bessert, bleibt die Hand oftmals stark beeinträchtigt, da aufgrund der Feinmotorik hier sehr viel mehr Hirngewebe zugeordnet ist. Reflexe können dennoch funktionieren, da sie über das Rückenmark laufen. Ein spastisch verkrampfter Muskel kann ein Gelenk in eine ungewöhnliche Stellung ziehen, in der es sich versteift, wenn es nicht regelmäßig bewegt wird.

Es können auch Störungen der Koordination auftreten. Bei manchen Patienten fällt der Kopf nach vorne und der Körper sackt in sich zusammen, sobald sie alleine sitzen sollen. Sie müssen erst wieder lernen, die richtige Muskelspannung aufrecht zu erhalten. Manche Betroffene haben kein Gefühl mehr dafür, in welcher Lage sich ihr Körper gerade befindet. Schon nach leichten Hirnverletzungen kann ein Drehschwindel auftreten; derartige Störungen der Gleichgewichtsorgane machen es nahezu unmöglich, selbständig zu stehen oder zu gehen.

Eine Bewegung wird in der präfrontalen Hirnrinde geplant und dann vom Kleinhirn und den Basalkernen mit der Körperstellung und anderen Bewegungen abgestimmt. Der eigentliche Bewegungsablauf wird von der motorischen Hirnrinde gesteuert. Der Bewegungsimpuls gelangt über die Pyramidenbahn zum Hirnstamm und über Rückenmark und periphere Nerven dann an die entsprechenden Muskelgruppen.

Zur Prüfung der Bewegungsfähigkeit gehört die Bewertung von Muskelkraft, Muskeltonus (Muskelspannung) und unwillkürlichen Bewegungen (z. B. Zuckungen, Zittern). Die Muskelkraft wird auf folgender Skala eingeschätzt: 0 = totale Lähmung, 1 = schwache Muskelkontraktion (ohne echte Bewegung), 2 = Bewegung mit Unterstützung, 3 = alleinige Bewegung gegen die Schwerkraft, 4 = alleinige Bewegung gegen Widerstand und 5 = normale Muskelkraft.

Hypertonus (erhöhte Muskelspannung) kann in Spastik und Rigor unterteilt werden. Bei der Spastik (meist durch Pyramidenbahnschädigung) fühlt man bei der passiven Bewegung einen Widerstand, ab einem bestimmten Grad verschwindet dieser wieder (Taschenmesserphänomen). Rigor zeigt gleichbleibenden Widerstand, bei Bewegung kann es zu ruckartigen Unterbrechungen kommen (Zahnrad-Phänomen). Schlaffe Lähmungen (Muskel-Hypotonus) treten bei Kleinhirn- und peripheren Nervenschäden auf, passive Bewegungen sind hier leicht möglich, die Gelenke sind überstreckbar.

Bei einer Ataxie wird die Kontraktion der Muskeln bei Bewegungen nicht mehr richtig aufeinander abgestimmt, z. B.: Stand-Ataxie (unsicheres Stehen, Fallneigung), Rumpfataxie (pendelnder Oberkörper), Gangataxie (schwankender, breitbeiniger Gang). Die Prüfung geschieht u. a. mit Zielbewegungen: Beim Knie-Ferse-Versuch soll der Patient die Ferse auf das Knie des anderen Beins legen; beim Finger-Nase-Versuch soll ein Zeigefinger an die Nase geführt werden. Verfehlt der Finger sein Ziel, spricht man von Dysmetrie.

Bei vielen Krankheiten kommt es zum Tremor (Zittern). Man unterscheidet: Ruhetremor (verschwindet bei Bewegung), Intentionstremor (tritt bei Bewegungen auf), Haltetremor (z. B. beim ausgestreckten Arm).

11.1 Motorik-Übung: Formen abzeichnen

Versuchen Sie, mit der schlecht-beweglichen Hand die links dargestellten Formen abzuzeichnen. Wenn Sie keine Rest-Hemiplegie haben, können Sie diese Übung auch mit Ihrer linken Hand bearbeiten (bzw. bei Linkshändern mit der rechten Hand).

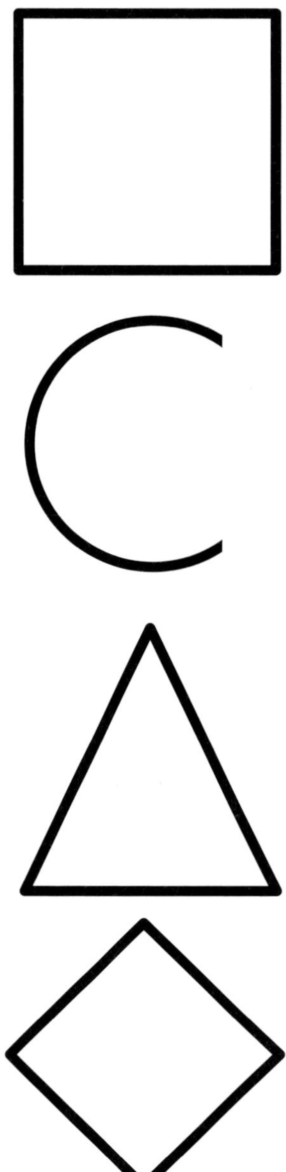

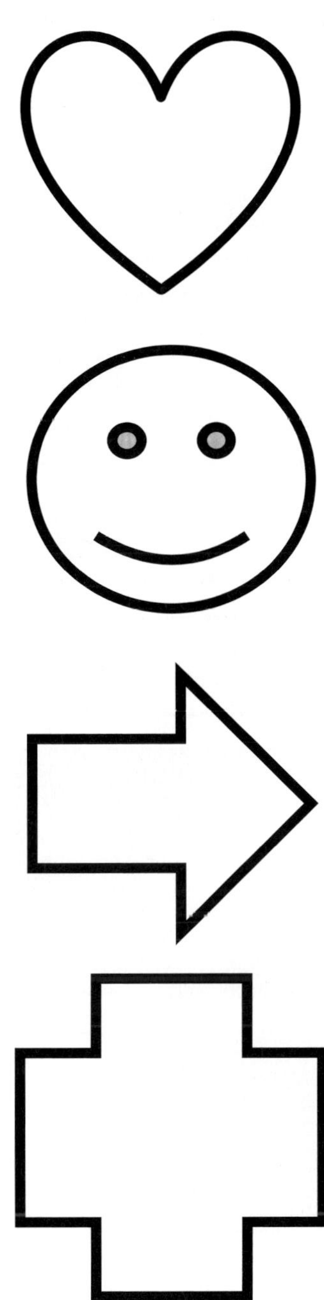

11.2 Motorik-Übung: Finde die Burg

Zeichnen Sie mit der schlechter beweglichen bzw. ungeschickteren Hand eine Linie vom Fußgänger bis zu der Burg, versuchen Sie dabei die Linien der Bildumrandung oder die schwarzen Felder möglichst nicht zu berühren.

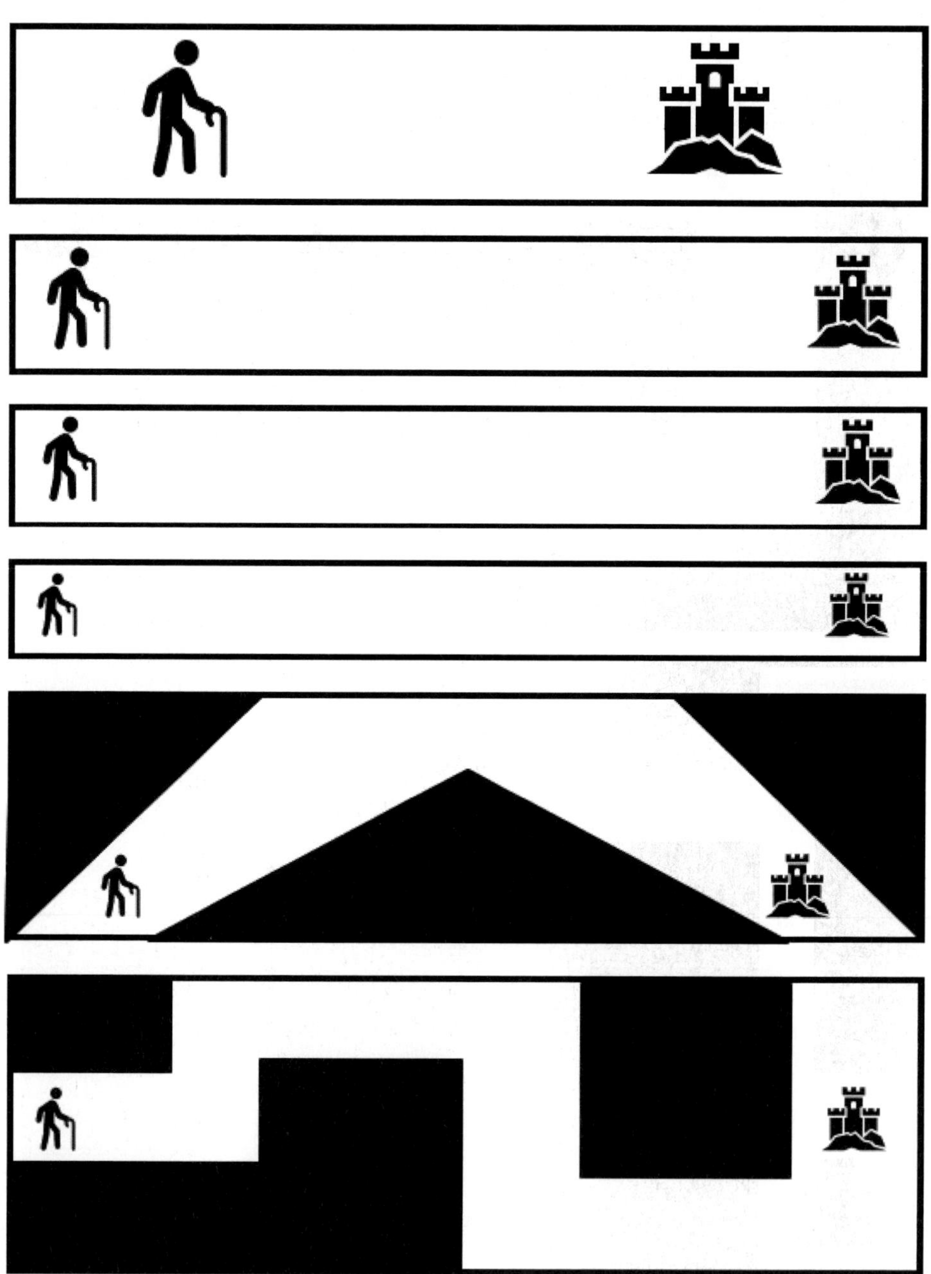

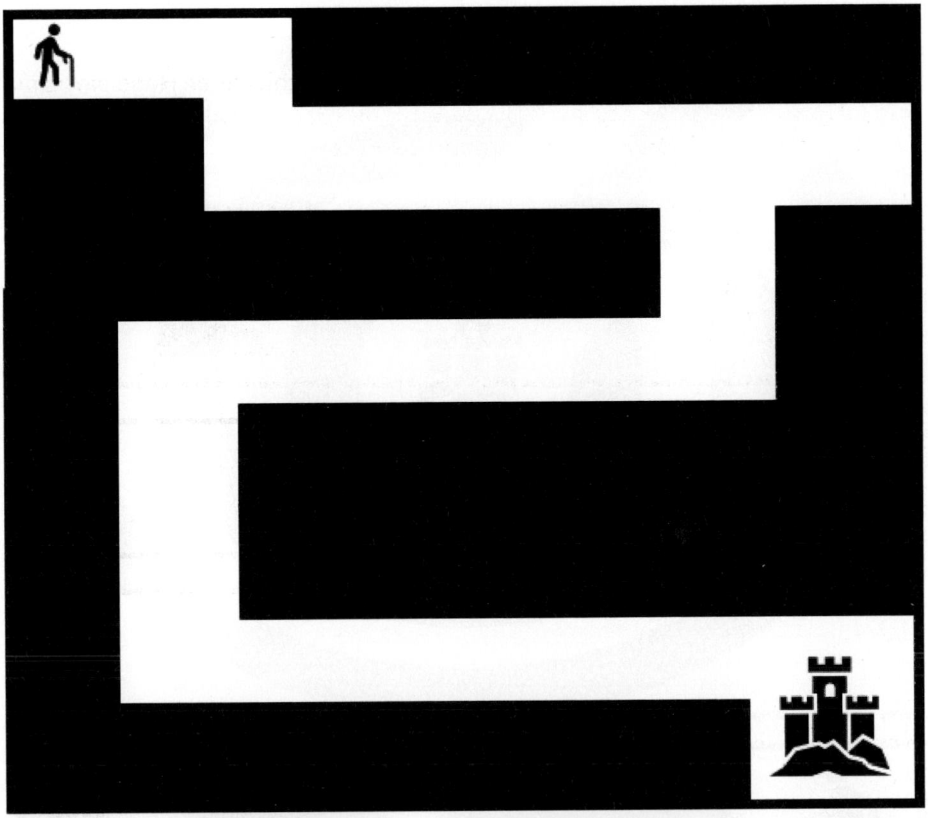

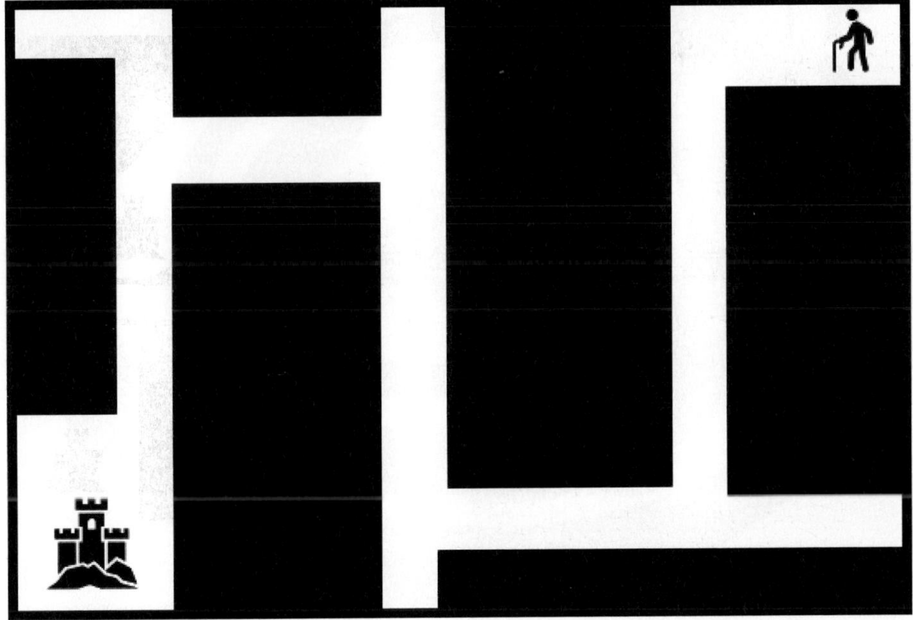

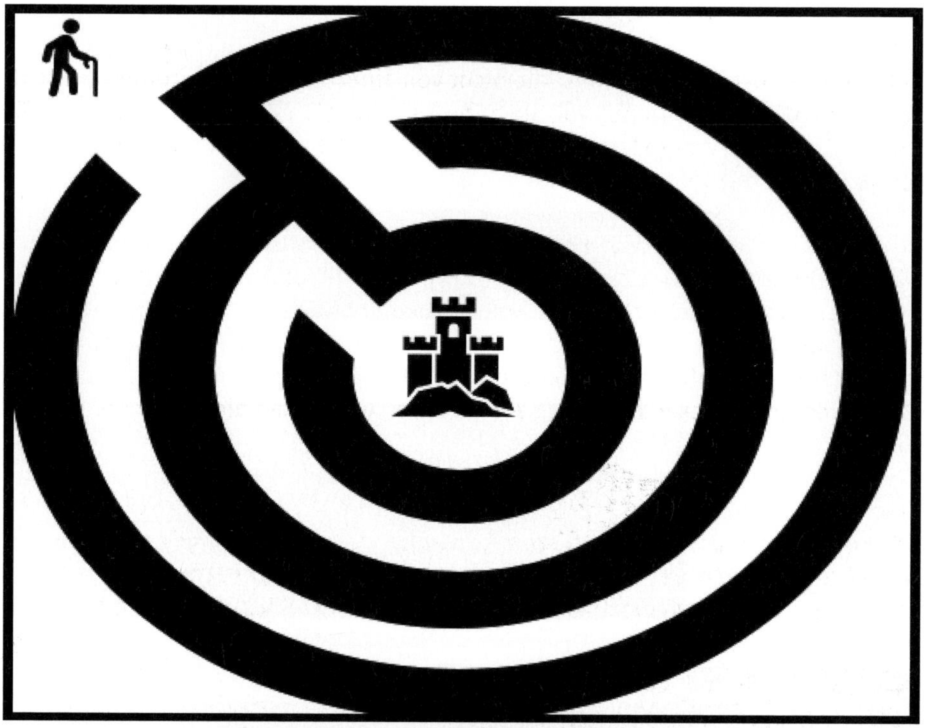

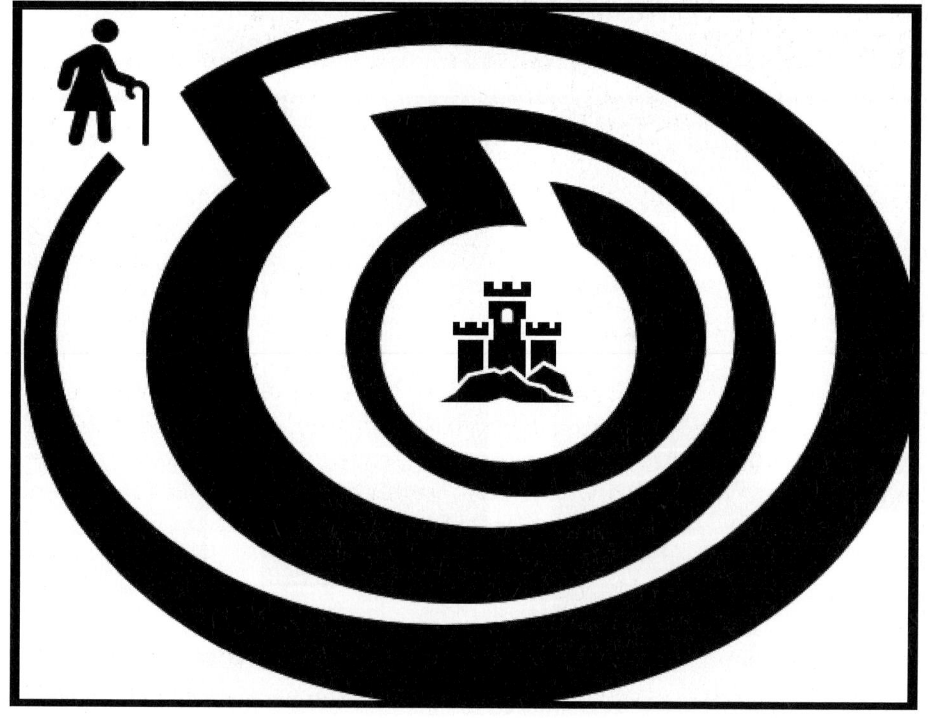

11.3 Motorik: Tipps & Tricks im Alltag

Folgender Selbst-Test ist für alle, die nicht von einer Lähmung betroffen sind, extrem sinnvoll: Stellen Sie sich vor, Sie hätten einen gelähmten Arm. Versuchen Sie nun, sich mit nur einer Hand anzuziehen, zu waschen, die Zähne zu putzen und Frühstück zu essen.

Schon auf der Intensivstation sorgen Physiotherapeuten dafür, dass die Gelenke nicht versteifen. Sobald der Patient ansprechbar ist, übt man das Sitzen mit ihm. Mit einem kippbare „Stehbett" lernt der Hirngeschädigte, oft nach monatelangem Liegen, überhaupt erst einmal seine Position im Raum wieder richtig einzuschätzen. Zum Wieder-Erlernen des Gehens werden, neben Hilfe durch Therapeuten, oft Rollatoren und Krücken benutzt. Bein-Schienen verstärken die Knie- oder Fußstabilität.

Neben Physiotherapeuten vermitteln insbesondere Ergotherapeuten hemiplegischen Patienten zahlreiche Tricks zum Lösen von alltagspraktischen Problemen. Für den Haushalt gibt es viele Hilfen, etwa Frühstücksbretter, auf denen das Brot beim einarmigen Schmieren nicht wegrutscht oder Einstiegshilfen in die Badewanne.

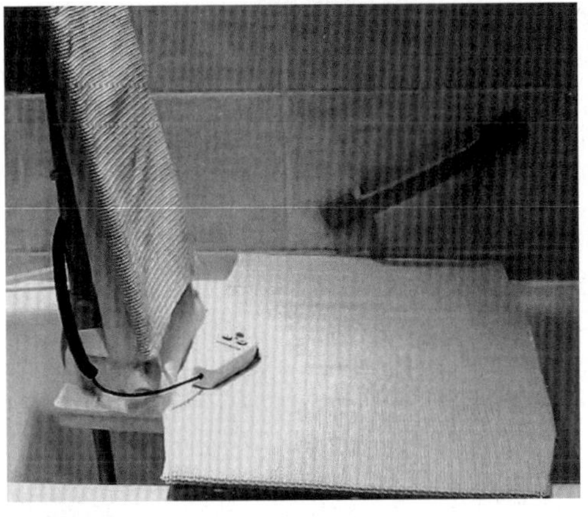

Eine deutliche Verbesserung der Bewegungsfähigkeit nach einem Schlaganfall ist durchaus möglich. Die meisten Patienten lernen, wieder selbständig zu gehen. Dies liegt neuroanatomisch daran, dass ein kleiner Bruchteil der Pyramidenbahnen (das sind die wichtigsten Nervenbündel zur Bewegungsfähigkeit, die vom Gehirn in den Körper ziehen), ungekreuzt verläuft; man vermutet, dass die gesunde Hirnhälfte lernt, die gelähmte Seite mit zu steuern. Dies verlangt vom Patienten aber eine äußerst hohe Konzentration. Normalerweise steuert die rechte Hirnhälfte die linken Körperhälfte und die linke Hemisphäre die rechte Seite. Nach dem Schlaganfall muss die gesund-gebliebene Hirnhälfte nun lernen zu unterscheiden, wann sie das rechte und wann das linke Körperteil bewegt. Dies gelingt dem Patienten nur, wenn er sich ungestört darauf konzentrieren kann. Intensive Gespräche, während der Patient versucht am Rollator erste Gehversuche zu machen, sind daher völlig fehl am Platz.

Therapeutisch sinnvoll scheint es zu sein, wenn beide Hände oder beide Beine gleiche Bewegungen durchführen. Hierdurch lernt das Gehirn es offenbar auch, ge-

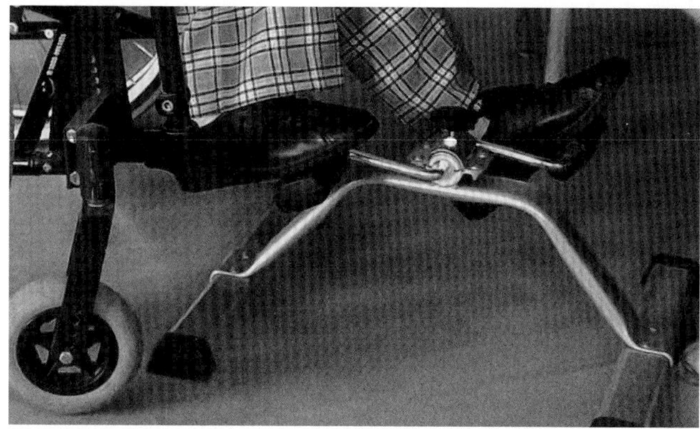

lähmte Körperteile wieder besser zu steuern. Dabei kann der gelähmte Arm oder das gelähmte Bein zunächst auch passiv mitbewegt werden. Das Foto zeigt einen einfachen Heimtrainer, der hierzu für die Beine (aber im Prinzip auch für die Arme) genutzt werden kann. Kliniken besitzen hierzu ausgefeiltere Geräte wie z. B. den „Bi-Manu-Track".

Für die Therapie von Bewegungsstörungen gibt es eine Fülle technischer Verfahren, die aber überwiegend so teuer sind, dass sie nur in Kliniken angewandt werden. Die Flexor-Reflex-Stimulation hilft beim Wiedererlernen des Gehens. Beim Laufbandtraining hängt der Patient in Gurten über dem Laufband, so dass er bei Fehlern nicht stürzen kann. Man beginnt zunächst mit passiven, über angelegten Schienen robotergesteuerten Beinbewegungen, die der Betroffene dann selbst übernehmen soll (z. B. „Lokomat" oder „Gangtrainer").

Eine stetige Weiterentwicklung erfahren Neuroprothesen. Über Elektrostimulation von Muskelgruppen kann der gelähmte Patient wieder grobe Bewegungen ausführen. Bei neuen Geräten werden Bewegungen in Teilphasen unterteilt; Sensoren erfassen die aktuelle Stellung von Fuß, Bein und Knie und geben dann optimierte elektrische Impulse ab.

Im Rahmen der *virtual reality technology* entwickelt man Roboter und Computerspiele, mit denen der Patient Bewegungsabläufe üben kann. Nur über Bewegungen des gelähmten Körperteils kann hierbei ein PC-Spiel gesteuert werden. Interaktive Roboter können viele Bewegungsabläufe mit Patienten einüben.

12. Sensibilität (Fühlen)

Eine stetige Rückmeldung über die Körperwahrnehmung ist unabdingbar, um Bewegungen auszuführen. Bei Hirnschäden kann auch das sensorische System betroffen sein, die Erkrankten klagen dann z. B. über Taubheitsgefühle der betroffenen Körperteile. Allerdings ist diese Gefühllosigkeit für viele Betroffene das geringste Problem, etliche leiden unter Brennen, Stechen oder Druckgefühlen in den gelähmten Körperteilen.

Ein eindrucksvolles Fallbeispiel schilderte Oliver Sacks (1987): Eine Frau mit Namen Christina konnte sich plötzlich nur unsicher auf den Beinen halten, vollführte ungelenke, rudernde Bewegungen und ließ immer wieder Gegenstände fallen. Sie konnte nur stehen, wenn sie dabei auf ihre Füße sah und nur etwas festhalten, wenn sie es im Auge behielt. Sie selbst gab an, sie spüre ihren Körper nicht mehr: *„Ich fühle mich wie verhext, als wäre ich körperlos."*

Man unterscheidet folgende Defizite der Berührungsempfindung: Verminderung (Hypo- bzw. Hypästhesie) bzw. völliges Fehlen jeder Sensibilität (Anästhesie) und Parästhesien (Fehlempfindungen, z. B. Kribbeln, Ameisenlaufen). Die Temperaturempfindung kann vermindert (Thermhypästhesie) oder aufgehoben sein (Thermanästhesie). Eine verminderte Vibrationsempfindung nennt man Pallhypästhesie, eine aufgehobene Pallanästhesie. Die Schmerzempfindung kann vermindert sein (Hypo- bzw. Hypalgesie) oder völlig fehlen (Analgesie). Bei Neuralgien handelt es sich demgegenüber um schmerzhafte Überempfindlichkeit im Versorgungsgebiet eines Nervs. Bei der Polyneuropathie degenerieren Nerven beginnend in der Körper-Peripherie, d. h. die Patienten spüren zunächst ihre Füße bzw. Hände nicht mehr, dann wandert die Gefühllosigkeit immer weiter hoch Richtung Rumpf.

Sensibilität lässt sich trennen in 1. Oberflächen- (Berührung, Schmerz und Temperaturempfindung), 2. Tiefen- (Bewegung, Lage, Kraft und Vibrationsempfindung) und 3. viszerale Sensibilität, die den Zustand innerer Organe meldet. Mechano-, Thermo- und Nozi-Rezeptoren (Schmerz) bestehen aus speziellen Nervenzellen in Haut, Muskeln und inneren Organen, deren Erregung an das Rückenmark weitergeleitet wird, wo Reflexe auf motorische Nerven ausgelöst werden können, lange bevor die Information im Gehirn angekommen und bewusst geworden ist. Ein Nervenbündel mit der komplizierten Bezeichnung „Tractus spinothalamicus" leitet die Information weiter zum Thalamus mitten im Gehirn, von dort läuft die Erregung in den somatosensorischen Kortex im Parietallappen. Sensible Körperbereiche wie z. B. Finger oder Lippen nehmen hier deutlich mehr Platz ein als wenig empfindliche Teile wie z. B. der Rücken.

Zwecks Untersuchung der Sensibilität sollten die Augen geschlossen sein, damit der Patient nicht sieht, wo er/sie berührt wird. Rechte und linke Körperseite müssen getrennt untersucht und die Ergebnisse miteinander verglichen werden. Die Prüfung der Berührungsempfindung erfolgt z. B. mit einem Finger, Pinsel oder Wattestäbchen. Für das räumliche Unterscheidungsvermögen prüft man mit einem Tastzirkel den Abstand, von dem an zwei Berührungen getrennt wahrgenommen werden (Zweipunkteschwelle). Die Schmerzempfindung wird durch leichtes Kneifen untersucht. Durch Aufsetzen von Nadelspitze und Nadelkopf kann das Unterscheidungsvermögen zwischen spitz und stumpf geprüft werden. Zur Testung der Temperaturempfindung werden zwei Reagenzgläser mit warmem und kaltem Wasser gefüllt, die dann in unsystematischer Abfolge auf den Körper gesetzt werden. Für die passive Bewegungsempfindung werden Gliedmaßen bewegt und der Patient soll die Bewegungsrichtung angeben.

Zur Untersuchung der Lageempfindung bringt man eine Extremität in verschiedene Stellungen; der Patient soll diese mit der anderen Körperseite nachahmen. Für die Kraftempfindung wird der Patient gebeten, Gewichte im Kontinuum leichter–schwerer–gleichschwer zu schätzen. Mit einer auf Knochenvorsprüngen aufgesetzten Stimmgabel kann die Vibrationsempfindung geprüft werden.

12.1 Übung: Gewicht und Größe schätzen

Die folgende Übung lässt sich folgendermaßen durchführen:

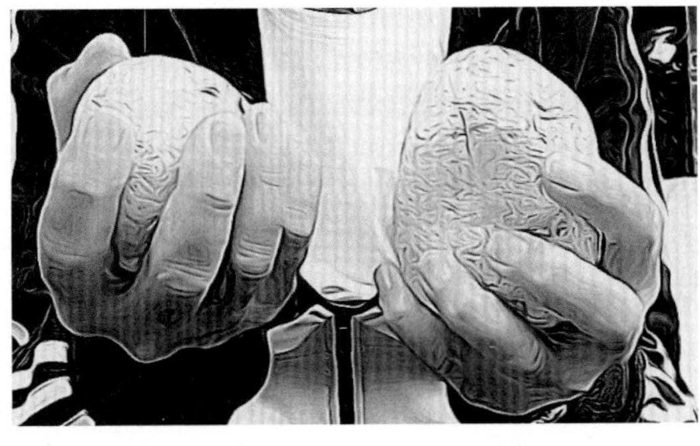

1. Man legt dem Patienten, am besten mit geschlossenen oder verbundenen Augen, jeweils einen Gegenstand in die gesunde und einen weiteren in die schlechter-fühlende Hand. Die beiden Gegenstände sollten sich in der Größe unterscheiden und der Patient soll sagen, ob der größere in der rechten oder linken Hand ist. Sobald eine Antwort gegeben wurde, darf der Patient die Augen öffnen und schauen, ob sie richtig war. Am besten eignen sich ähnliche Gegenstände, z. B. ein großer und ein kleiner Stein. Wenn der Patient die Größe richtig abschätzt, lässt man den Unterschied immer kleiner werden. Steine gibt's ja genug.

2. Hierzu können die Augen geöffnet bleiben. Man legt dem Patienten jeweils einen Gegenstand in die gesunde und einen weiteren gleichen oder ähnlichen in die schlechter-fühlende Hand. Die beiden Gegenstände sollten sich erheblich an Gewicht unterscheiden und der Patient soll sagen, ob der schwerere in der rechten oder linken Hand ist. Am besten eignen sich dunkle Gefäße, von denen man eines mit Wasser füllt, das andere leer lässt. Sobald der Patient den Gewichtsunterschied richtig beurteilt, kippt man etwas Wasser aus dem vollen in das leere Gefäß und wiederholt den Versuch, so dass der Unterschied stückweise immer geringer wird.

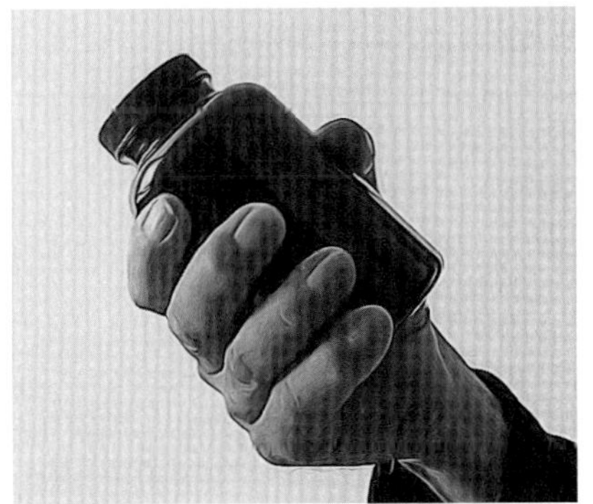

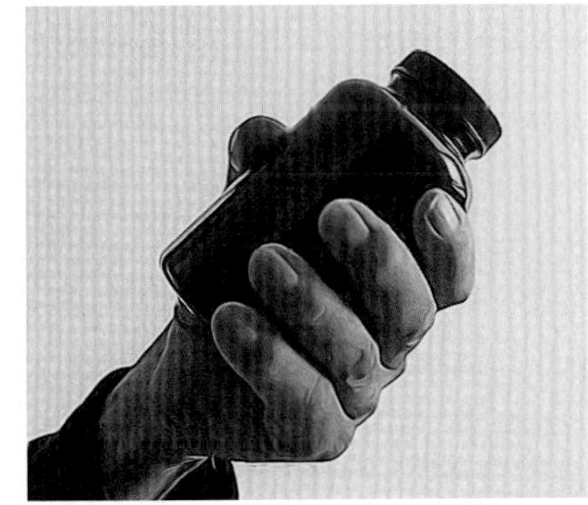

12.2 Übung: Objekte ertasten

Die folgende Übung lässt sich in zwei Varianten durchführen:

1. Mit geschlossenen oder sogar verbundenen Augen, dann legt man dem Patienten einen Gegenstand in die Hand mit dem schlechteren Wahrnehmungsvermögen und lässt ertasten, was das für ein Objekt ist. Sobald eine Antwort gegeben wurde, darf der Patient die Augen öffnen und schauen, ob sie richtig war.

2. Man besorgt sich ein kleines dunkles Säckchen, legt jeweils einen Gegenstand hinein, so dass der Patient nicht sieht, was darin ist. Dann soll der Betreffende mit der „schlechten" Hand hineingreifen und das Objekt ertasten und benennen. Der Gegenstand darf natürlich erst herausgezogen werden, wenn eine Antwort gegeben wurde.

Es eignet sich eine Vielzahl kleinerer Gegenstände aus dem täglichen Haushaltsleben, hier einige Vorschläge: Bleistift, Brille, Büroklammer, Flaschendeckel, Geldstück, Gewindemutter, Gewindeschraube, Gummiband, Kindersöckchen, Klebeband-Rolle, Kronkorken, Kuchengabel, Kugelschreiber, Papiertaschentücher (einzeln oder Paket), Plastikbecher, Postkarte, Radiergummi, Schlüssel, Schraubenzieher, Schraubenschlüssel, Teelöffel, Tennisball, Textmarker, Tischtennisball, Tube, USB-Stick, Vorhängeschloss, Wäscheklammer, Wattebausch, Wattestäbchen, Würfel, Zahnbürste, usw.

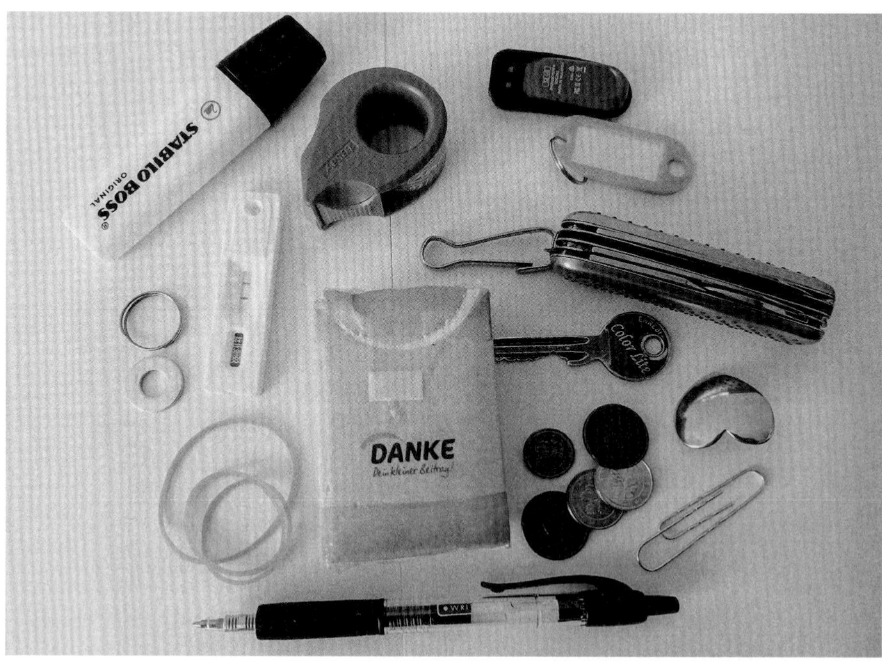

12.3 Sensibilitäts-Übung: Vibrator-Spielchen

Mit einem handelsüblichen Vibrator (nicht zwangsläufig einem aus dem Sex-Shop, es gibt auch normale Massage-Vibratoren), stimuliert man den Rücken des Patienten und geht hierbei Punkt für Punkt vom gesunden Bereich in Richtung auf das gefühllose Areal. Der Patient soll angeben, ab wo der Vibrationseffekt nicht mehr gespürt wird, dann beginnt man wieder im intakten Bereich des Rückens. Das macht man über die ganze Länge des Rückens. Die intakte Hirnhälfte soll hierbei lernen, noch möglichst viel Input aus den unsensiblen Bereichen mit zu verarbeiten. Der Rücken ist leider einer der unsensibelsten Hautzonen des Körpers, mit sehr, sehr viel Geduld dehnt sich aber der Bereich, in dem die Vibration wahrgenommen wird, immer weiter in die gefühllose Seite aus. Man beginnt in der Regel mit der höchsten Stärke der Vibration, (es sei denn der Patient empfindet diese Einstellung als schmerzhaft), und reguliert die Stärke der Vibration herunter, sobald sich Erfolge zeigen.

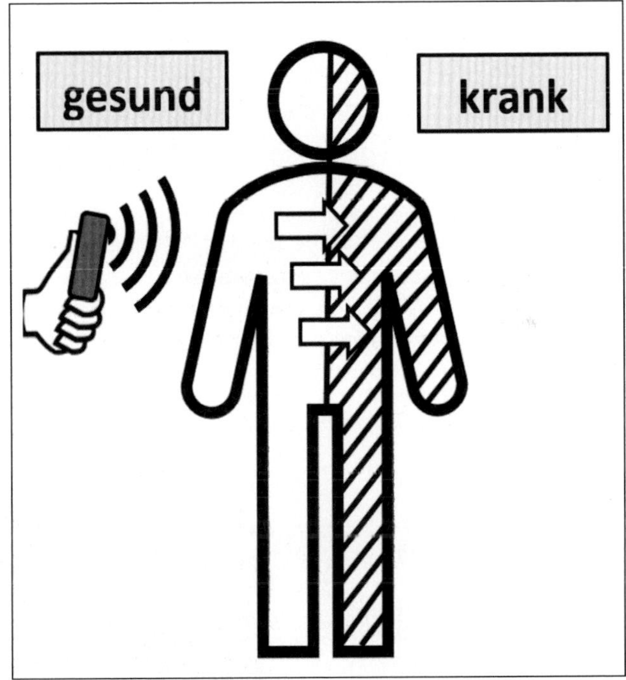

12.4 Sensibilität: Tipps & Tricks im Alltag

Durch gezielte Stimulation kann auch die Sensibilität oft noch verbessert werden. Wie bei vielen Bereichen von geschädigten Fähigkeiten heißt der Grundsatz: Üben! Üben! Üben! Der Patient soll sich, am besten mit geschlossenen Augen im Liegen, auf Massagen konzentrieren und angeben, wo er sie spürt. Die anfangs kräftigen Berührungen werden später immer sanfter. Ebenso kann man warme oder kalte Gegenstände auf den Körper setzen und den Patienten fragen, ob er den Temperaturunterschied spürt. Im Hinblick auf Gewichtsschätzung geht das, wie in der obenstehenden Übung gezeigt, gut, z. B. mit Steinen unterschiedlicher Größe und Schwere. Mit stachelig aussehenden Massagebällen oder Rollen kann der Betroffene sich an vielen Körperteilen auch selbst stimulieren. Vermittels Reizelektroden lassen sich gelähmte Körperteile elektrisch stimulieren. Der Patient sollte die Stromstärke selbst so lange erhöhen, bis er ein Kribbeln auf der Haut spürt.

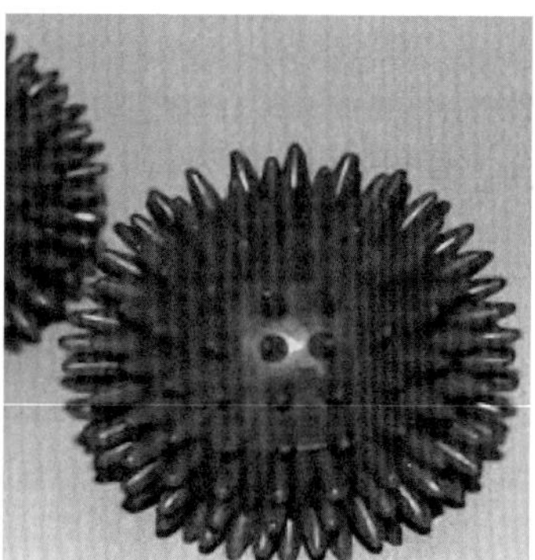

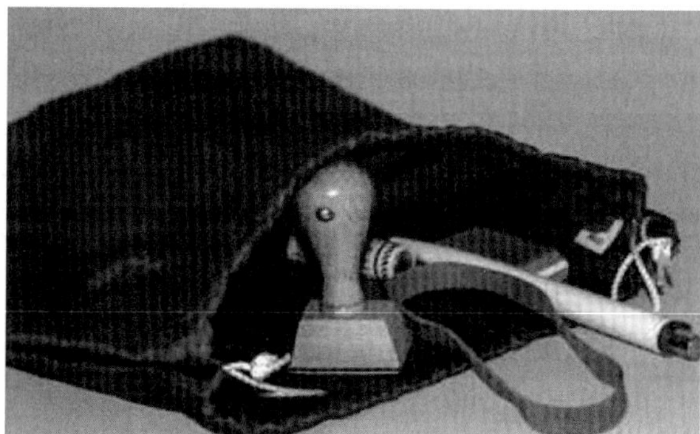

Massagebälle zur taktilen Stimulation (links) und Übungsbeutel zur Objektidentifikation durch Tasten (rechts). Sog. Tastbretter können mit unterschiedlichen Materialien (Sandpapier, Moosgummi, Pappe, eingeschlagene Nägel usw.) präpariert werden und der Patient soll die unterschiedlichen Oberflächen „erfühlen" bzw. ertasten.

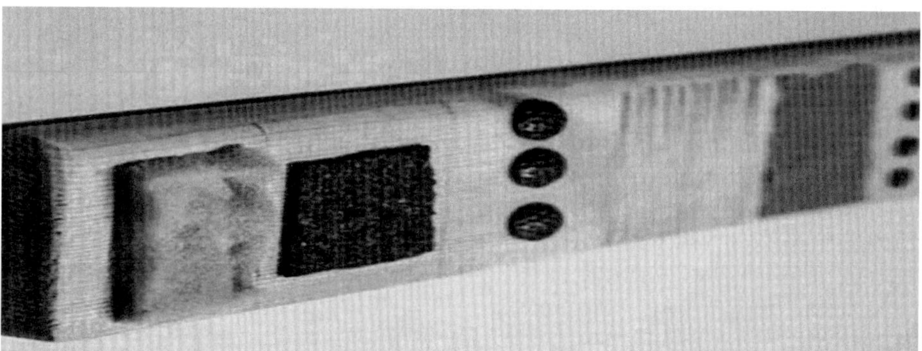

13. Apraxie (Störungen praktischer Tätigkeiten)

Was macht man mit einer Schere? Irgendwann haben wir den Zweck dieses Gegenstandes gelernt und können nun damit umgehen. Niemand wird ernsthaft versuchen, sich mit einer Schere die Zähne zu putzen. Aber genau das kann passieren, wenn die Hirnstruktur, in welcher der Gebrauch von Gegenständen gespeichert ist, einen Defekt erleidet. Die Patienten können entweder, obwohl ihre Sprache ungestört ist, keine Objekte mehr identifizieren (Agnosie) oder sie wissen nicht, wozu sie benutzt werden (Apraxie).

Patienten, die unter einer Apraxie leiden, haben große Probleme, alltagspraktische Handlungsabfolgen richtig durchzuführen. Die Motorik ist intakt, die gestörten Bewegungen zeigen sich in beiden Körperhälften, Ungeschicklichkeit ist auch nicht die Ursache. Typisch ist, dass der Patient Aufforderungen, bestimmte Bewegungen durchzuführen verkehrt oder nur zum Teil macht. Wenn man ihn z. B. bittet, eine Faust zu ballen oder jemandem zuzuwinken, kann er dies gar nicht oder die Bewegung wirkt inkomplett. Auf Aufforderung kann er auch keine Gesten machen oder eine bestimmte Mimik nachahmen wie etwa: die Nase rümpfen, die Zunge herausstrecken, die Wangen aufblasen oder jemandem zuzwinkern. Vor allem komplexeren Handlungsabfolgen werden nicht mehr korrekt aneinandergereiht, es kommt zu entstellten Bewegungsmustern und fehlerhaften Abläufen. Mitunter beobachtet man dabei, dass dieselbe Handlung mehrfach durchgeführt wird, aber andere Sequenzen der Abfolge völlig fehlen. Wenn der Patient bemerkt, dass er das Ziel nicht erreichen kann, wird die Tätigkeit meist frustriert abgebrochen.

Die Defizite können alle Bereiche des täglichen Lebens betreffen. Kaffee aufsetzen, Betten beziehen, Essen kochen, einen verstopften Abfluss reparieren. Selbst das An- oder Ausziehen kann gravierende Probleme bereiten. Sonderbarerweise gelingen manche Handlungsabfolgen fehlerfrei, an anderen scheitert der Betroffene völlig. Da alle Bereiche des täglichen Lebens betroffen sein können, ist verständlich, dass eine Vielzahl von Schwierigkeiten auftritt.

Bei der Apraxie findet man also Störungen von Handlungsabläufen und die Unfähigkeit, Gegenstände sinnvoll zu verwenden. Andere Beispiele sind:

- Bei der konstruktiven Apraxie gelingen Zusammenbau von Objekten und auch freies Zeichnen nicht mehr.
- Patienten mit motorischer Apraxie leiden unter Störungen von Bewegungsfolgen, bei der ideatorischen Apraxie insbesondere bei Alltags-Handlungen.
- Bei der Gesichtsapraxie (bukkofaziale Apraxie) ist der Betroffene unfähig, eine bestimmte Mimik vorzumachen (z. B. „*böse gucken*").
- Bei der Gliedmaßenapraxie betrifft diese Unfähigkeit auch die Gestik (z. B. jemandem eine lange Nase machen).

- Patienten mit ideomotorischer Apraxie machen Fehler in der Abfolge von Teilhandlungen, besonders, wenn die Handlung vorgemacht wird, d. h. in der realen Situation mit echten Objekten kommt das Defizit nicht so stark zum Ausdruck.

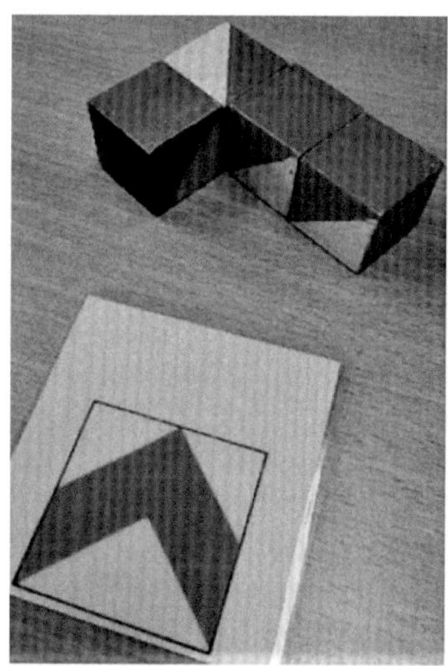

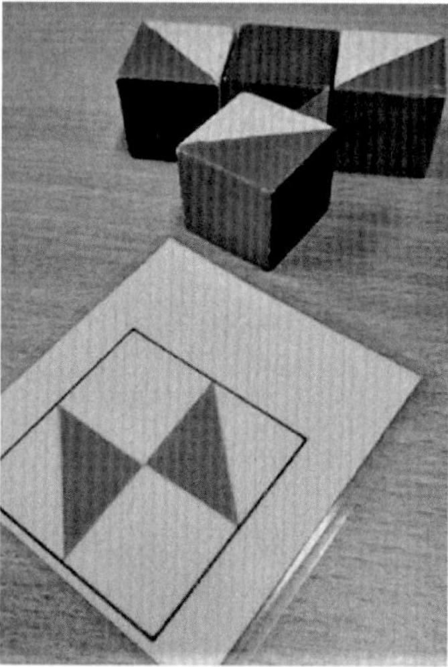

Zwei ziemlich erfolglose Versuche eines Patienten im Mosaik-Test des Hamburg-Wechsler Intelligenztests (HAWIE-R), die unten gezeigten Muster mit Würfeln nachzulegen

13.1 Apraxie-Übung: Handlungen vormachen

Können Sie folgende Handlungen imitieren (auch wenn die benötigten Objekte nicht vorhanden sind):

- Wie bügelt man Wäsche?
- Wie rührt man Suppe im Kochtopf um?
- Wie trinkt man aus einem Glas?
- Wie trinkt man heißen Kaffee?
- Wie schmiert man sich ein Brot?
- Wie schneidet man ein Stück Fleisch?
- Wie schneidet man mit einer Schere Papier?
- Wie raucht man?
- Wie verscheucht man eine lästige Stubenfliege?
- Wie bürstet man sich die Haare?
- Wie putzt man sich die Zähne?
- Wie trägt man Gesichtscreme auf?
- Wie rasiert man sich?
- Wie winkt man jemandem zu?
- Wie dreht man eine Gewindeschraube fest?
- Wie schlägt man einen Nagel in ein Brett?
- Wie zersägt man ein Holzbrett?
- Wie bohrt man ein Loch in die Wand?
- Wie streichelt man eine Katze?
- Wie liest man ein Buch?
- Wie setzt man sich eine Brille auf?
- Wie schreibt man einen Brief?
- Wie zieht man sich einen Pullover an?
- Wie fährt man Fahrrad?
- Wie lenkt man ein Auto?

13.2 Apraxie-Übung: Gesten vormachen

Können Sie folgende Gesten vormachen?

1. Wie macht man die Hände zum Beten zusammen?
2. Welche Bewegung macht man mit dem Daumen der Hand, um zu zeigen, dass etwas gut gelungen ist?
3. Welche Bewegung macht man mit dem Daumen der Hand, um zu zeigen, dass etwas nicht gut gelungen ist?
4. Machen Sie vor, wie aus aussieht, wenn man jemand die Daumen drückt, damit er Glück hat.
5. Welche Geste macht ein Priester auf der Stirn eines Gläubigers, um diese Person zu segnen?
6. Welche Geste macht man mit Zeigefinger und Lippen, um jemand zu bitten leise oder verschwiegen zu sein?
7. Welche Geste macht man mit Zeigefinger und Mund, um jemandem zu zeigen, dass man das „zum Kotzen" findet, was gerade gesagt wurde?
8. Welche Geste macht man mit dem Zeigefinger, um anzudeuten „Achtung! Bitte aufpassen"?
9. Welche Geste macht man mit den beiden Zeigefingern, um jemandem zu sagen, er solle sich schämen?
10. Wie sieht es aus, wenn man jemandem „einen Vogel zeigt"?
11. Welche Geste würden Sie machen, um anzudeuten, dass Sie jemanden für verrückt halten?
12. Wie zeigt man jemandem den „Stinkefinger"?
13. Wie macht man das „Victory-Zeichen" (Siegeszeichen)?
14. Welche Gestik macht man, um zu zeigen, dass man etwas schwört?
15. Welche Hand-Gestik zeigt „Telefonieren" an?
16. Wie macht man jemandem „eine lange Nase"?
17. Welche Geste der Hand zeigt „Geld zählen" oder „Geld fordern" an?
18. Welche Geste macht am, um jemand zu zeigen „Dafür könnte ich Dich erschießen"?
19. Wie macht man mit der Hand das Zeichen „das Essen schmeckt sehr gut!"?
20. Welche Geste macht man, um einen Vampir abzuwehren?
21. Mit welcher Geste deutet man an: „Hätte ich das jetzt bloß nicht gesagt ..."
22. Mit welcher Gestik betteln Menschen?

13.3 Apraxie: Tipps & Tricks im Alltag

Was Tätigkeiten wie lapidares Kaffeekochen angeht, habe ich persönlich schon alle Fehlervarianten durch: fehlendes Kaffeemehl in der Filtertüte, kein Wasser eingegossen, vergessen die Maschine einzuschalten oder – am schönsten – den Zufluss für das heiße Wasser oben im Deckel der Kaffeemaschine so verschoben, das das Wasser daneben lief. Der gröbste Fehler war sicherlich zu verpennen, die Glaskaraffe darunter zu stellen, naja. Morgens um 06:15 sind wir vielleicht alle Apraktiker.

An einfachsten Tätigkeiten zu scheitern, ist frustrierend, vor allem da es überwiegend Handlungen sind, die man sein Leben lang gekonnt und getan hat, ohne groß darüber nachdenken zu müssen. In manchen Fällen hilft es, die Abfolge von Tätigkeiten mit einfachen Worten aufzuschreiben, am besten in ein Notizbuch, in dem man dann unter einer großflächigen Überschrift die Schritte hinschreibt wie man z. B. Kaffee kocht. Bilder oder Zeichnungen können das unterstützen. Das Problem ist allerdings, dass die Betroffenen sich nicht vorstellen können, solche einfachen Handlungen nicht mehr zu beherrschen und das Büchlein dann nicht benutzen, da es ihnen irgendwie albern erscheint, für solche Alltagstätigkeiten nachlesen zu müssen, was zu tun ist. Überdies wird man nicht für alle Tätigkeiten, bei denen Fehler auftreten, eine eigene Seite anfertigen können. Viele Fehler lassen sich auch vorher gar nicht erahnen und der Patient selbst ist bass erstaunt, was er nun wieder falsch gemacht hat.

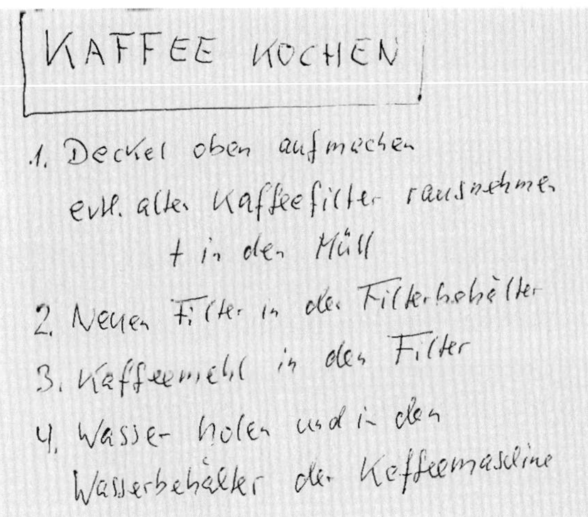
KAFFEE KOCHEN

1. Deckel oben aufmachen
evtl. alten Kaffeefilter rausnehmen
+ in den Müll
2. Neuen Filter in den Filterbehälter
3. Kaffeemehl in den Filter
4. Wasser holen und in den
Wasserbehälter der Kaffeemaschine

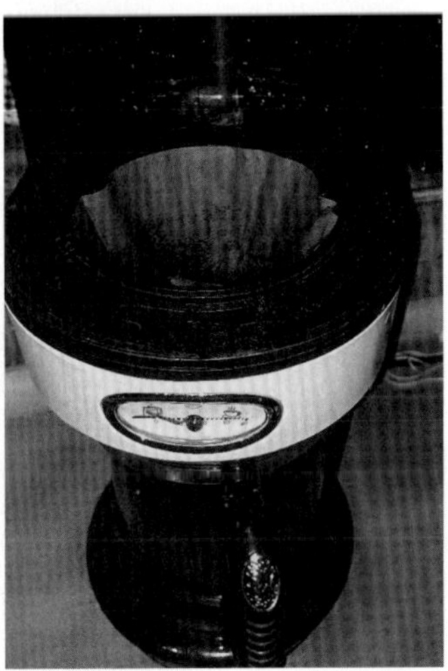

Im Großen und Ganzen kann man nur dazu raten, den Betroffenen mit viel Verständnis, aber auch Humor zu begegnen und immer wieder Hilfe anzubieten, wenn man beobachtet, dass Betroffene wieder dabei sind, eine Tätigkeit grundverkehrt auszuüben. Das sind eigentlich Selbstverständlichkeiten, aber ebenso verständlich ist es, wenn das Umfeld auf die ständigen Fehler genervt reagiert. Immer sind es ja die direkten Familienangehörigen oder ggf. auch das Pflegepersonal in Einrichtungen, die es wieder richten und saubermachen müssen, wenn etwas gründlich danebengegangen ist. Manchmal helfen auch Humor oder Bemerkungen wie, dass es ja auch *„schwierig ist mit der modernen Technik“* und dass man selbst anfangs Probleme hatte mit der neuen Kaffeemaschine zurechtzukommen.

Gerade mit der modernen Technik kann ich mich persönlich prima in die Gefühlswelt eines Patienten mit Apraxie hineinversetzen. Bei den drei Fernbedienungen, die man heute für TV, DVD-Player & Co benötigt, drücke ich stets an der falschen Fernbedienung den falschen Knopf und weiß dann nicht, wie man es rückgängig machen kann und muss fluchend um Hilfe bitten. Und das Schöne ist, derselbe Fehler passiert mir stetig immer wieder. Ich habe es einfach nicht raus, wo man den Film pausieren lässt, wenn man eine DVD schaut und wo man drücken muss, damit es wieder weitergeht. Und warum eigentlich stellt man die Lautstärke auf der Fernbedienung für den TV ein, alles andere aber auf der Fernbedienung für den DVD-Player?

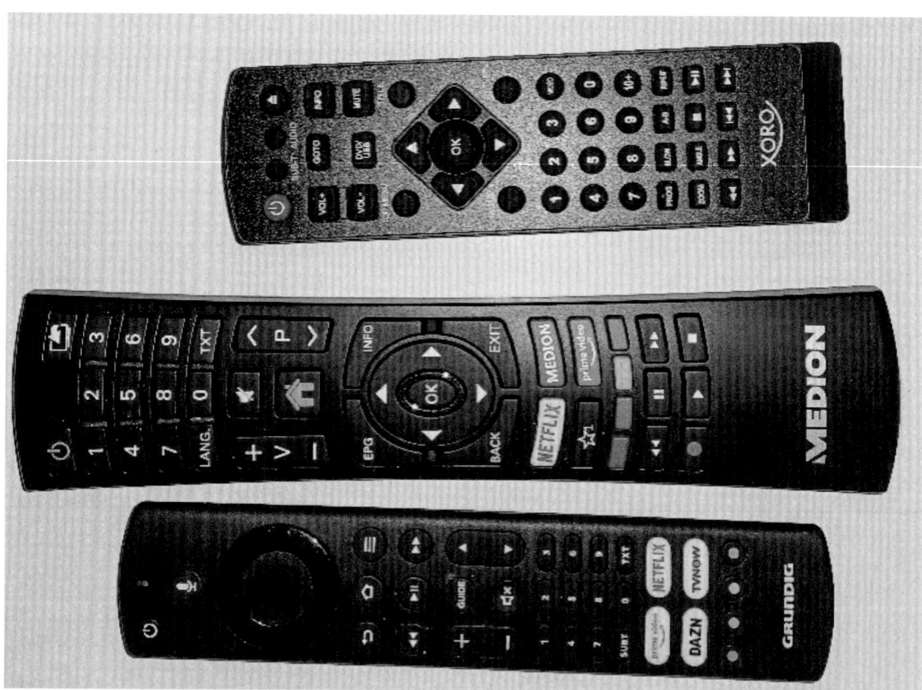

Sind wir nicht alle von Apraxie betroffen? Jeden Abend derselbe Kampf: auf welcher Fernbedienung drückt man welche Taste, damit der Film pausiert, wenn man zwischendurch mal aufs Klo muss?

14. Handlungsplanung

Menschen planen im Tagesverlauf notwendigerweise eine Vielzahl von Handlungen; Routinehandlungen benötigen dabei wenig Planung, vor allem alles Neue dagegen braucht viel Vorbereitung. Handlungsplanung fängt im Alltag am frühen Morgen damit an, dass man überlegt, welche Termine heute anliegen, welche Kleidung man dafür am besten anziehen sollte und ob man das passende Wetter dafür erwischt hat. Deutlich komplexer ist z. B. die Planung einer Reise ins Ausland. Das menschliche Gehirn ist dabei fähig, möglicherweise auftretende Probleme vorauszuahnen und Alternativen zu suchen.

Jede Planung beginnt gemäß psychologischer Theorien mit dem Entwurf eines Handlungsmodells, das in Folgeschritten möglichst optimal an die Situation angepasst werden muss. Dabei müssen potenziell blockierende Randbedingungen berücksichtigt und Alternativen erarbeitet werden. Je ungewöhnlicher das geforderte Verhalten ist, umso umfassender wird die gedankliche Vorbereitung.

Handlungsplanung erfordert ein filigranes Zusammenspiel vieler Hirnteile und kann nach einer ZNS-Läsion daher besonders leicht Schiffbruch erleiden. Zu Problemen der Handlungsplanung kommt es meist als Folge einer additiven Multikausalität mehrerer Defizite, wie zum Beispiel Konzentrationsmängeln und Veränderungen der Persönlichkeit. Auch Aphasien können eine Rolle spielen, da Planungen fast immer gedanklich-verbal erfolgen. Gedächtnisstörungen erschweren die Handlungsplanung, weil der Patient ständig Aufgabenstellung, erreichte Zwischenschritte und das Ziel vergisst. Mitunter ist auch das Wissen über angemessene Handlungsabläufe defizitär. Oft schlagen die Betroffenen fehlerhafte Lösungswege immer wieder ein, sie können nicht umdenken. Studien an frontalhirngeschädigten Patienten fanden die Ursache für Störungen des Planens und Handelns unter anderem auch in schlechten Strategien, um Information zu analysieren. Insbesondere bei schwach strukturierten Aufgaben hatten die Betroffenen massive Schwierigkeiten, die eigentliche Aufgabe zu erkennen: *„Hans ist 13 Jahre älter als Kurt; Kurt ist 7 Jahre jünger als Klaus. Klaus ist 26 Jahre alt. Wie alt ist Hans?“*

Nach Ansicht des britischen Psychologen Alan D. Baddeley übernimmt die sogenannte „zentrale Exekutive“ Kontrollfunktionen, die für die Handlungsplanung ausschlaggebend sind. Routineaufgaben werden mit automatisierten Handlungsschemen schnell erfüllt. Sie laufen oft ohne bewusste Kontrolle ab, so dass man sich hinterher kaum erinnern kann, ob man sie erfüllt hat oder nicht (z. B. *Habe ich denn jetzt die Haustür abgeschlossen? Ist die Kaffeemaschine wirklich aus?* usw.). Eine übergeordnete Instanz für neue oder problematische Situationen ist das Supervisions-Aufmerksamkeits-System, d. h. die Überwachung beim Ausführen einer Handlung. Es integriert Zielauswahl, Planung, Kontrolle und Antizipation des Ergebnisses. Notwendigerweise braucht dieses System deutlich mehr Zeit. Neue Verhaltensmuster, etwa bei der ersten Fahrstunde, unterliegen zunächst diesem Kontrollsystem, mit zunehmender Routine übernimmt die untere Komponente diese Aufgaben. Man geht heute von mehreren hirnorganischen Netzwerken aus, die für Entscheidungen besonders wichtig sind. Hierzu gehören das „Saliency Network", das die Aufmerksamkeit steuert und insbesondere das „Central Executive Network". Insbesondere Letzteres zeigt Aktivität beim Problemlösen, dem Fällen von Entscheidungen und anderen kognitiven Funktionen. Ein letzter Schritt ist schließlich die Fehleranalyse, um weiteres Verhalten ähnlicher Art zu optimieren oder, wenn der Plan so gar nicht geklappt hat, künftig besser ganz bleiben zu lassen.

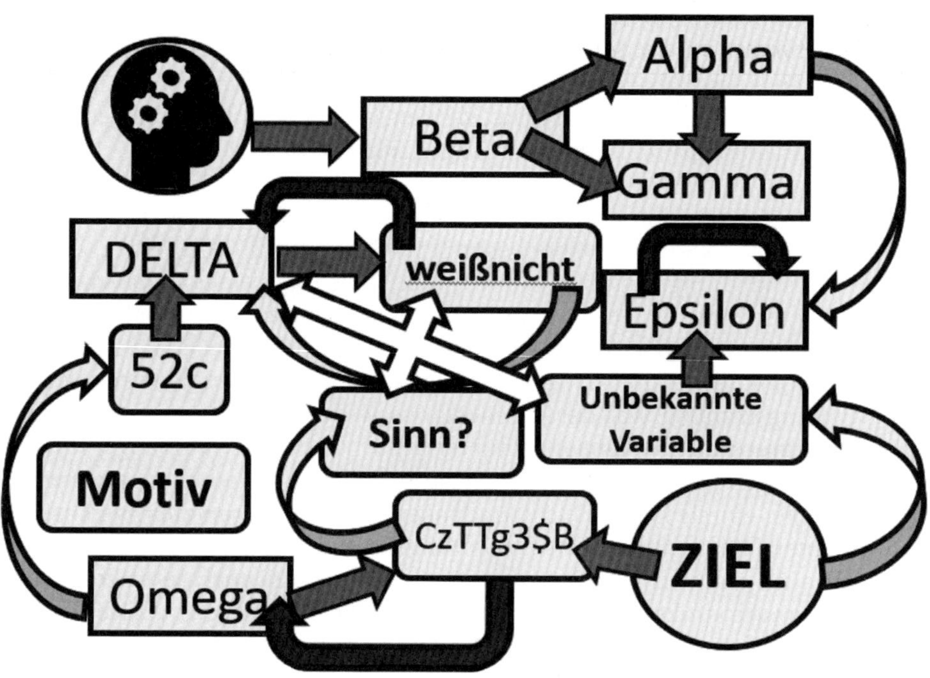

Ein einfaches, leicht verständliches Modell, warum Handlungsplanungen oft völlig missglücken.

14.1 Übung: Handlungsplanung

Was benötigen Sie, um Spaghetti zu kochen? Bitte kreuzen Sie an:

[ ] Tomaten oder Tomatenmark	[ ] Gewürze (Oregano, Basilikum)
[ ] eine Zange	[ ] einen Pullover
[ ] Schreibmaschinen-Papier	[ ] eine Säge
[ ] Spaghetti-Nudeln	[ ] Holzlöffel zum Umrühren
[ ] eine Prise Salz	[ ] Zwiebeln / Knoblauch
[ ] Topf für die Spaghetti	[ ] Hackfleisch
[ ] Topf für die Tomatensoße	[ ] ein Hörgerät
[ ] einen Kugelschreiber	[ ] Olivenöl
[ ] Parmesan-Käse	[ ] Petersilie
[ ] Weiteres:	[ ] Weiteres:

Welche Schritte müssen unternommen werden, um mit den Zutaten, die Sie angekreuzt haben, nun Spaghetti mit Soße zu kochen?

1. ______
2. ______
3. ______
4. ______
5. ______
6. ______
7. ______
8. ______
9. ______
10. ______

Was benötigen Sie, um ein Vogelhaus zu bauen? Bitte kreuzen Sie an:

[ ] Sperrholzplatten	[ ] ein Lineal
[ ] eine Zange	[ ] einen Pullover
[ ] Schreibmaschinen-Papier	[ ] eine Säge
[ ] Schraubenzieher	[ ] Holzlöffel zum Umrühren
[ ] eine Prise Salz	[ ] Farbe, Holzschutz
[ ] einen Hammer	[ ] Nägel und Schrauben
[ ] Kochtopf	[ ] einen Bohrer
[ ] einen Stift zum Anzeichnen	[ ] Holzleisten
[ ] Holzleim	[ ] einen Teelöffel
[ ] Weiteres:	

Welche Schritte müssen unternommen werden, um das Vogelhaus zu bauen?

1. ____________________
2. ____________________
3. ____________________
4. ____________________
5. ____________________
6. ____________________
7. ____________________
8. ____________________
9. ____________________
10. ____________________

Ein Verwandter kommt zu ihnen, er hatte einen Fahrradunfall und blutet am Knie. Was benötigen Sie, um ihm zu helfen? Bitte ankreuzen:

[ ] Armbanduhr	[ ] Lesebuch
[ ] Sonnenbrille	[ ] Schlüsselbund
[ ] Desinfektions-Spray	[ ] Bilderrahmen
[ ] sterile Reinigungs-Tücher	[ ] Mull-Kompresse
[ ] Steckdose	[ ] Rolle Fixierpflaster
[ ] elastischer Verband	[ ] Anspitzer
[ ] Blumenvase	[ ] Schere
[ ] Regenschirm	[ ] Schmerz-Tablette
[ ] Vanillesoße	[ ] Gießkanne
[ ] Weiteres:	

Welche Schritte müssen unternommen werden, um das Knie des Verwandten zu verbinden?

1. ______________________
2. ______________________
3. ______________________
4. ______________________
5. ______________________
6. ______________________
7. ______________________
8. ______________________
9. ______________________
10. ______________________

Sie wachen morgens auf und draußen schneit es bei minus 9 Grad Celsius. Sie sind noch im Adams- bzw. Evakostüm, Schlafanzug oder im Nachthemd. Welche Kleidungsstücke benötigen Sie, um trocken und warm hinausgehen zu können? Bitte eintragen:

In welcher Reihenfolge ziehen Sie sich diese Kleidungsstücke an?

1. ____________________
2. ____________________
3. ____________________
4. ____________________
5. ____________________
6. ____________________
7. ____________________
8. ____________________
9. ____________________
10. ____________________
11. ____________________
12. ____________________
13. ____________________

Sie haben Tante Clara und Onkel Gustav zum Abendbrot eingeladen. Was stellen sie an Nahrungsmitteln und Getränken hin? Wie decken Sie den Tisch festlich? Was ziehen Sie an? Bitte eintragen:

Welche Schritte müssen unternommen werden, um Tante Clara und Onkel Gustav ein festliches Abendbrot zu bereiten?

1. ______
2. ______
3. ______
4. ______
5. ______
6. ______
7. ______
8. ______
9. ______
10. ______
11. ______
12. ______
13. ______

Sie möchten auf Ihrem kahlen Balkon im Frühjahr Blümchen haben. Sie haben absolut gar keine Gartengeräte. Was müssen Sie dafür besorgen? Bitte eintragen:

Wenn sie alles besorgt haben, welche Schritte müssen nun unternommen werden, um den Balkon für die nächsten Monate mit Blumen zu schmücken?

1. ____________________
2. ____________________
3. ____________________
4. ____________________
5. ____________________
6. ____________________
7. ____________________
8. ____________________
9. ____________________
10. ____________________

Ihre bisherige Wohnung müsste mal wieder aufgeräumt werden, da sie dazu keine Lust haben und die Wohnung sowieso schon gebraucht und alt ist, suchen Sie eine neue Wohnung. Was brauchen Sie dazu und welche Schritte müssen unternommen werden?

Welche Unterlagen brauchen Sie für die Wohnungssuche?

Welche Ansprüche haben Sie an die neue Wohnung?

Wie viel Geld könnten Sie im Monat für die neue Wohnung ausgeben?

Wo und wie würden Sie versuchen eine Wohnung zu finden?

Wie würden Sie sich selbst dem künftigen Vermieter gegenüber beschreiben, damit er Sie nimmt?

Nehmen wir mal an, trotz gestiegener Preise, möchten Sie Ihr Badezimmer komplett von Handwerkern renovieren lassen. Welche Handwerker benötigen Sie? Wo und wie suchen Sie Handwerker? Nach welchen Kriterien suchen Sie die richtigen Handwerker aus? Was müssen Sie alles aussuchen, damit Ihnen das neue Bad gefällt? Was wollen sie selbst besorgen? Wo können Sie Eigenleistung einbringen? Bitte schildern Sie kurz die einzelnen Schritte:

14.2 Handlungsplanung: Tipps & Tricks

Basis der Therapie für Betroffene mit Defiziten, komplexe Tätigkeiten richtig zu planen, ist zunächst die Beantwortung der Frage, warum der Patient eigentlich Probleme bei der Handlungsplanung bzw. -ausführung hat? Meist müssen zunächst grundlegende Defizite wie Konzentrations- oder Merkstörungen behandelt werden. Für Alltagshandlungen können Routinen antrainiert werden. Eine Verhaltenskette wie Waschen → Zähneputzen → Anziehen wird so lange geübt, bis die Teile automatisch ablaufen und eine erledigte Teilhandlung gleichzeitig Auslöser für den nächsten Schritt darstellt. Dieses Erlernen dauert bei manchen Patienten Monate und kann verhaltenstherapeutisch mit Belohnungen verstärkt werden (z. B. *prompting, shaping, chaining, token-systems*). Zunächst kann man Hilfen geben, die dann immer weiter ausgeblendet werden.

Eine gut strukturierte, ablenkungsarme Umwelt führt zu einer Entlastung. Ebenso hilfreich sind (je nach Leistungsstand des Betroffenen) What-to-do-Listen, Notizzettel, auf Datenträger gesprochene Anleitungen, digitalisierte Terminplanung (z. B. Windows-Outlook oder Google) oder vielleicht sogar Excel, um monatliche Ausgaben festzuhalten. Am sinnvollsten sind Checklisten zum Abhaken. Bei Hausarbeiten, beruflichen Routinehandlungen und schrittweiser Abarbeitung von Arbeitssequenzen können die Betroffenen hiermit ihre Leistungen kontrollieren. Komplexe Handlungsabfolgen werden in Teilschritte aufgegliedert, die einzeln abgearbeitet und dann abgehakt werden. Dies führt dazu, dass der Betroffene seine Tätigkeiten systematisieren kann und sich durch Unterbrechungen weniger ablenken lässt. Es reicht aber in der Regel nicht aus, den Hirngeschädigten nur auf diese Möglichkeiten hinzuweisen, man muss sie Schritt für Schritt mit ihnen trainieren. Dem Patienten sollten zunächst alltagsnahe praktische Aufgaben gestellt werden, deren Wichtigkeit der Patient einsieht. Nach wiederholter Durchführung sollten dann die Rahmenbedingungen mehrfach verändert werden, damit eine Generalisierung stattfindet. Externe Anleitung muss im Verlauf der Therapie schrittweise durch Selbstinstruktion ersetzt werden. Eine Fülle von Übungsprogrammen, auch für exekutive Funktionen, wird heute am Computer dargeboten. Sie können meist auch online gespielt werden, am Laptop oder auch auf dem Tablet oder Smartphone.

15. Intelligenz

Das Konzept der Intelligenz geht ursprünglich auf Alfred Binet (1857–1911) zurück. Um analog zum körperlichen Entwicklungsgrad von Kindern auch ein Maß für die geistige Entwicklung zu haben, entwickelte er eine große Anzahl von Testaufgaben mit ansteigendem Schwierigkeitsgrad (z. B. Rechts-Links-Unterscheidung, Rückwärtszählen, einen sinnvollen Satz bilden usw.). William Stern (1871–1938) entwickelte das Konzept weiter und berechnete dann erstmals den Quotienten, der dem IQ seinen Namen gab:

$$\text{Intelligenzquotient (IQ)} = \frac{\text{Intelligenzalter}}{\text{Lebensalter}} * 100$$

Pro gelöste Aufgabe vergab er zwei Monate Intelligenzalter und berechnete dann die Differenz zwischen Intelligenz und Lebensalter. Ein 7-jähriges Kind, das 48 Aufgaben richtig löste, hätte demnach ((48*2):84)*100 = 114, d. h. einen IQ von 114. Dementsprechend liegt der Mittelwert bei 100, wenn das Intelligenzalter dem Lebensalter entspricht. Intelligenzquotienten deutlich unter 100 sind retardiert (zurückgeblieben) und über 100 akzeleriert (vorangeschritten). Bei Erwachsenen wird die Berechnung dieses klassischen Intelligenzquotienten sinnlos: *„Ein 71-Jähriger, der die Leistung eines 93-Jährigen erbringt"*, wäre kein sinnvoller Vergleich. Daher führte David Wechsler (1886–1981) das Konzept des Abweichungs-IQ ein. Dieser besagt etwas über die relative Position eines Individuums im Vergleich mit seiner Altersgruppe. Hierzu wird eine Stichprobe von Menschen gleichen Alters (z. B. 20–29 Jahre, 30–39 Jahre usw.) untersucht und ein Mittelwert berechnet. Nun kann man sagen, ob ein individuelles Ergebnis über oder unter diesem Mittelwert liegt. Hier müssen z. B. 20–30-Jährige mehr Aufgaben richtig lösen als Über-70-Jährige, da ein Teil der intellektuellen Leistungen im Alter abnimmt. Grundlage des Vergleichs ist also die Normierung eines Intelligenztests. Durch Transformation des individuellen Testergebnisses eines Probanden in einen Standardwert (z. B. dem IQ) lässt sich aussagen, ob der Teilnehmer gut oder schlecht abgeschnitten hat:

IQ unter 70	**70–85**	**85–115**	**115–130**	**über 130**
weit unterdurchschnittlich	**unterdurchschnittlich**	**durchschnittlich**	**überdurchschnittlich**	**weit überdurchschnittlich**

Eine einheitliche Theorie über das Konstrukt Intelligenz gibt es nicht. Verschiedene Wissenschaftler entwickelten in den letzten Jahrzehnten unterschiedliche Modellvorstellungen. Da hieraus unterschiedliche Tests resultierten, ist es nicht ungewöhnlich, dass verschiedene Testverfahren zu unterschiedlichen Resultaten bei demselben Probanden kommen können. Diese Unsicherheit über das Wesen der Intelligenz wurde gekrönt durch die Definition von Boring, der schlichtweg aussagte: *„Intelligenz ist das, was der Intelligenztest misst."*

Charles Spearman (1862–1942) entwickelte die Zweifaktorentheorie, er unterschied einen Generalfaktor der Intelligenz (*g-Faktor*) und mehrere spezifische Faktoren (*s-Faktoren*). Raymond Cattell (1995–1998) dagegen trennte die flüssige Intelligenz (*„fluid intelligence"*, logisches Denkvermögen) und die verfestigte Intelligenz (*„crystallized intelligence"*, bildungsabhängig), wobei Letztere bis ins hohe Alter sogar noch zunehmen kann. Am weitesten verbreitet ist das 7-Faktoren-Modell von Louis Thurstones (1887–1955); sein Modell unterschied: a) Wortverständnis, b) Wortflüssigkeit, c) Rechenfertigkeit, d) schlussfolgerndes Denken (*„reasoning"*), e) Auffassungsgeschwindigkeit, f) räumliches Vorstellungsvermögen und g) Merkfähigkeit. Joy Paul Guilford (1897–1987) entwickelte ein weiteres Modell der Intelligenz aus einer dreidimensionalen Matrix von $5*6*4 = 120$ Faktoren, die einzeln zu erklären wir uns hier jetzt einfach mal ersparen.

Zur Untersuchung des IQs werden Intelligenz-Tests benutzt. Es gibt *power*-Tests mit einem ansteigenden Schwierigkeitsgrad der Aufgaben ohne Zeitbegrenzung, sie werden unterschieden von *speed*-Tests mit etwa gleichem Schwierigkeitsgrad aber knapper Zeitbegrenzung. Problem der meisten IQ-Tests ist leider bis heute, dass sie oft lebensfern sind; sie prüfen logisches Denken ab, aber nicht unbedingt die Problemlösefähigkeit, die man im Alltag benötigt.

Lange Zeit ging man davon aus, dass eine hohe Intelligenz der absolute Schlüssel zum Glück ist. Dies stimmt nicht, selbst klügste Menschen machen oft weder Karriere, noch müssen sie glücklich sein. Diese Einsicht führte dazu, dass man den Intelligenzbegriff ausweitete. Mit dem Buch *„Emotionale Intelligenz"* prägte Daniel Goleman einen neuen Begriff der Klugheit. Der EQ (Emotionaler Quotient) scheint eine wichtige Rolle für Lebenserfolg zu spielen. Emotionale Intelligenz ist die Fähigkeit, die eigenen Gefühle und die anderer Menschen zu verstehen und mit ihnen zu arbeiten. Emotionale Intelligenz eines Menschen kann viel ausschlaggebender für persönlichen und beruflichen Erfolg als der IQ sein. Verwandt damit ist der Begriff „soziale Intelligenz", der von der Fähigkeit ausgeht, in einer *win-win*-Situation für beide Seiten befriedigende soziale Beziehungen knüpfen zu können. Aufgaben hierzu werden im Kapitel „Urteilsfähigkeit" vorgestellt.

15.1 IQ-Übung: Fehlendes Zeichen

Welches Bild fehlt in der 4. Spalte. Können Sie es dazu zeichnen?

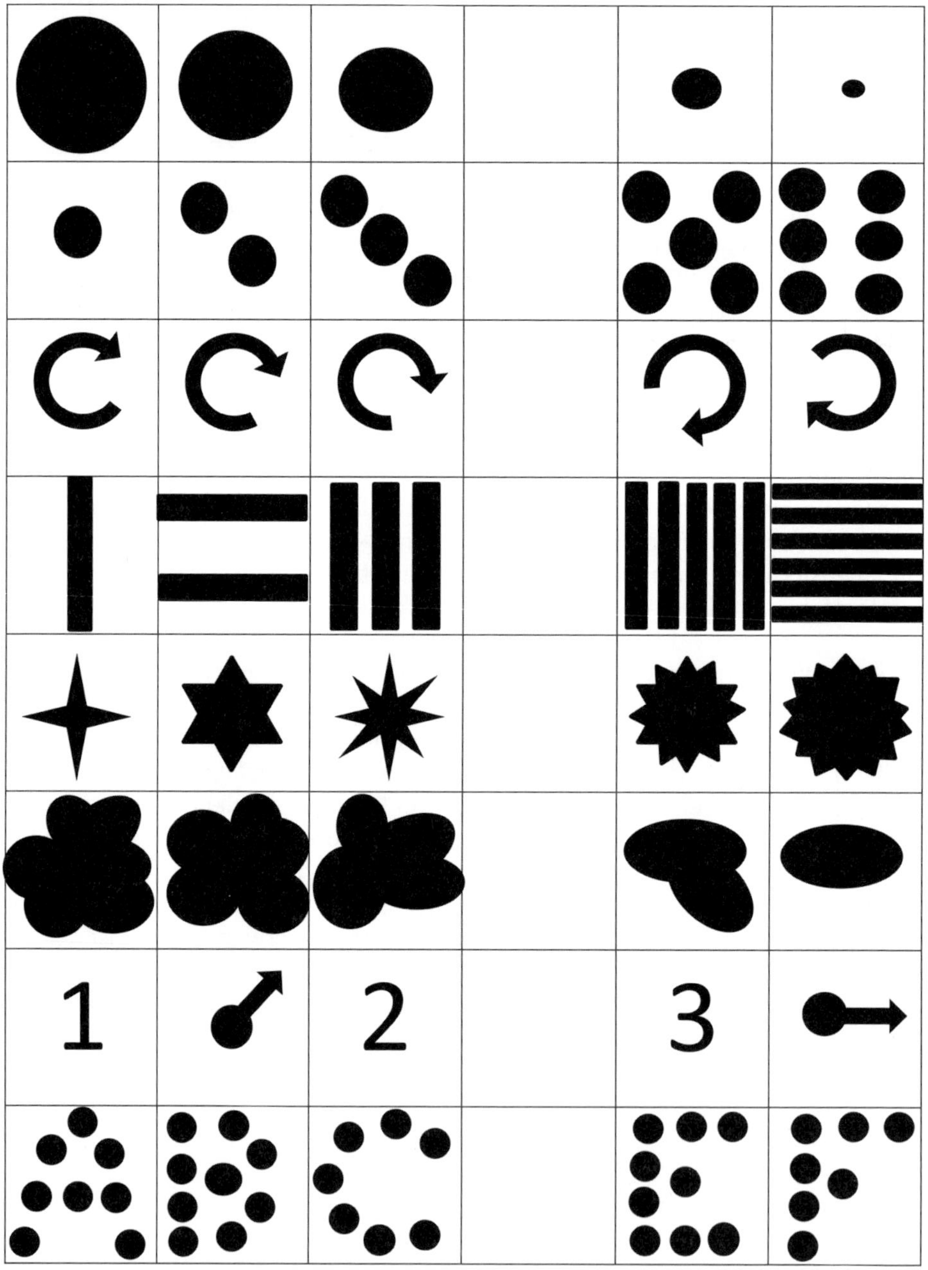

15.2 IQ-Übung: Zahlen- und Wortreihen

Welche Zahl kommt in das leere Kästchen, wenn Sie die Reihe logisch fortsetzen?

A	1	3	5	7	9	11	13	15		19
B	5	10	15	20	25	30	35	40		50
C	3	6	9	12	15	18	21	24		30
D	80	72	64	56	48	40	32	24		8
E	1	2	4	7	11	16	22	29		46
F	0	5	6	11	12	17	18	23		29
G	10	20	25	50	55	110	115	230		470
H	1	2	4	8	16	32	64	128		512
I	100	1	99	2	97	3	94	4		5
J	2	3	5	7	11	13	17	19		29

Welcher Buchstabe kommt in das leere Kästchen, wenn Sie die Reihe logisch fortsetzen?

1	A	B	C	D	E	F	G	H		J
2	a	1	b	2	c	3	d	4		5
3	A	C	E	G	I	K	M	O		S
4	a	B	c	D	e	F	g	H		J
5	A	B	B	C	C	C	D	D		D
6	1	2	A	3	4	B	5	6		7
7	A	Z	B	Y	C	X	D	W		V
8	a	d	g	j	m	p	s	v		
9	C	H	R	I	S	T	K	I		D
10	N	E	S	S	E	D	N	E		A
11	B	C	D	F	G	H	J	K		M
12	B	C	D	G	J	O	P	Q		S

Welches Wort passt nicht in die Reihe?

1.	Kirsche	Birne	Apfel	Kran	Pflaume
2.	Tulpen	Uhr	Rosen	Nelken	Veilchen
3.	Erich	Jan	Fritz	Kurt	Erika
4.	Hai	Brille	Butt	Flunder	Hecht
5.	Gardine	Vorhang	Telefon	Strumpf	Decke
6.	Rose	Igel	Kaktus	Kugelfisch	Lamm
7.	Lehrbuch	Dose	Zeitung	Roman	Prospekt
8.	Buch	Kiste	Notizblock	Tür	Rad
9.	Kugel	Quader	Würfel	Pyramide	Punkt
10.	Nagel	Schraube	Feder	Hufeisen	Draht
11.	Wal	Nashorn	Amöbe	Nilpferd	Giraffe
12.	Auto	August	Apfel	Banane	Abraham
13.	Moped	Nebel	Nigeria	Nagel	Nummer
14.	laufen	listig	leben	lüften	lieben
15.	rüstig	reichlich	gierig	schläfrig	dusslig

Lösungen Rechenreihen: A: 17 (immer +2), B: 45 (immer +5), C: 27 (immer +3), D: 16 (immer -8), E: 37 (jeweils +1, +2, +3, +4, +5, +6, +7, +8), F: 24 (abwechselnd +1 und +5), G: (abwechseln 2x, dann plus 5); H: 256 (jeweils letzte Zahl verdoppelt), I: 90 (jeweils die zweite Zahl von der ersten abziehen J: 23 (Primzahlen).

Lösungen Buchstabenreihen: 1. I (alphabetisch), 2. e (Buchstabe und Zahl abwechselnd), 3. Q (immer ein Buchstabe im Alphabet überschlagen), 4. i (alphabetisch, abwechseln großer und kleiner Buchstabe), 5. D (alphabetisch, jedes Mal ein Buchstabe mehr), 6. C (je fortlaufende Zahlen und ein alphabetischer Buchstabe), 7. E (jeweils erste und letzte Buchstaben des Alphabets), 8. Y (jeweils 2 Buchstaben überschlagen), 9. N (Christkind), 10. B (Abendessen rückwärts geschrieben), 11. L (Vokale/Selbstlaute weggelassen), 12. R (nur Buchstaben, die eine Rundung haben).

Lösungen Wortreihen: 1.: Kran (keine Frucht), 2.: Uhr (keine Blume), 3.: Erika (kein Männername), 4.: Brille (kein Fisch),5.: Telefon (nicht aus Stoff), 6.: Lamm (keine Stacheln), 7.: Dose (nicht aus Papier, kann man nicht lesen), 8.: Rad (ist nicht eckig) 9.: Punkt (nicht dreidimensional), 10.: Feder (nicht aus Metall), 11.: Amöbe (kein großes Tier), 12.: Banane (fängt nicht mit A- an), 13.: Moped (fängt nicht mit N- an), 14.: listig (kein Verb), 15.: reichlich (hört nicht mit -ig auf).

15.3 IQ-Übung: Worte entwirren

1. Welche **Pflanze** lässt sich aus den folgenden Buchstaben bilden? Der erste Buchstabe ist immer der Anfangsbuchstabe.

BLEMU	*BLUME*
BUMA	
RESO	
TLUPE	
GSAR	
EIHCE	
FRAN	
BECHU	

TENAN	
PRELMI	
NEKEL	
LEILI	
ATERNS	
DISTLE	
AHRON	
KERFEI	

2. Welcher **Tiername** lässt sich aus den folgenden Buchstaben bilden?

HUDN	
KETZA	
MUSA	
RHE	
HRISCH	
TERGI	
GAFFRIE	
EFANTEL	

FOHL	
RATET	
ILEG	
WRUM	
FUSCH	
SCHNIEW	
DASCH	
LUSA	

3. Welcher **Begriff** lässt sich aus den folgenden Buchstaben bilden?

EDRE	
EDNE	
FATK	
ETCH	
DESO	

GLDE	
GIEZ	
CFEH	
BILE	
BDNU	

4. Welcher Begriff lässt sich aus den folgenden Buchstaben bilden? Die Buchstaben sind nun ganz durcheinander gemischt, d. h. der erste Buchstabe ist nicht mehr der Anfangsbuchstabe des gesuchten Wortes.

BENDA	
ERCKA	
TIVAK	
LARDE	
PFELÄ	
EFFAN	
GENTA	
GNESA	
TENKA	
MARLA	
GENAL	
SATAL	
LOISA	
PENAL	
TARLA	
LATER	
ÖTALL	
EBÖMA	
LEPMA	

SELMA	
GALEN	
GANTS	
KERNA	
MUTAN	
RAFUN	
KITNA	
ZANGU	
LIPAR	
CHARE	
REANA	
EMERA	
TUMAR	
ORAMA	
CHESA	
SEINA	
TAHNE	
GENAU	
TORAU	

Lösungen:

1. Blume, Baum, Rose, Tulpe, Gras, Eiche, Farn, Buche, Tanne, Primel, Nelke, Lilie, Astern, Distel, Ahorn, Kiefer.
2. Hund, Katze, Maus, Reh, Hirsch, Tiger, Giraffe, Elefant, Floh, Ratte, Igel, Wurm, Fuchs, Schwein, Dachs, Laus.
3. Erde (auch Rede), Ende oder Eden, Fakt, echt, Dose oder Deos, Geld, Geiz, Chef, Beil (auch Leib), Bund.
4. Abend, Acker, aktiv, Adler, Äpfel, Affen, Agent, Agnes, Akten, Alarm, Album, Algen, Atlas, Alois, Alpen, Altar, Alter, Altöl, Amöbe, Ampel, Amsel, Angel, Angst, Anker, Anmut, Anruf, antik, Anzug, April, Arche, Arena, Armee, Armut, Aroma, Asche, Asien, Athen, Augen, Autor.

15.4 Intelligenz: Tipps & Tricks im Alltag

Ob sich Intelligenz wirklich trainieren lässt, darüber streiten sich die Gelehrten, was sich allerdings üben lässt, ist das Lösen von Intelligenztest-Aufgaben. Hierzu gibt es eine unüberschaubare Fülle von Übungsheften und Büchern mit „Denksport-Aufgaben", „IQ-Trainer" usw., hinzu kommen heute unzählige Computer-Programme mit Rätsel-Aufgaben, die in der Regel auch auf digitalen Medien wie Tablet oder Smartphone bearbeitet werden können. Viele der Bücher mit Aufgaben zum Intelligenz-Training sind leider für Menschen mit Hirnschäden viel zu schwierig, die meisten eignen sich am ehesten für Leute, die sowieso einen hohen IQ besitzen und um die Ecke denken können. Man sollte sich die Übungen vor dem Kauf ruhig etwas intensiver anschauen. Was ich selbst nicht lösen kann, ist für meine Patienten mit Sicherheit eine Überforderung (zugegebenermaßen konnte ich beim Korrekturlesen einige Aufgaben, die ich mir vor Monaten beim Schreiben dieses Kapitels ausgedacht hatte, gerade spontan auch nicht lösen).

Gute digitale Übungsprogramme haben oft den Vorteil, dass sie sich auf das Niveau des Benutzers einstellen und einen schwierigen Level erst zulassen, wenn das bisherige Niveau gut beherrscht wird. Einige Programme zum Intelligenztraining sind auch so intelligent, dass sie sich stetig neue eigene Aufgaben quasi ausdenken und es zu wenig Wiederholungseffekten kommt.

Hinsichtlich Intelligenz gilt definitiv *„wer rastet, der rostet"* oder im Englischen *„use it – or loose it"*. Wer nur noch passiv Informationen aufsaugt und nicht mehr selbst nachdenken muss, wird im Lauf der Zeit nicht wirklich klüger, um das mal positiv auszudrücken.

Es ist natürlich lapidar zu sagen, dass man im Alltag Menschen mit Problemen beim Nachdenken nicht ständig die Mühe abnehmen, sondern sie bei Problemen dabei unterstützen sollte, selbst ein eigenes Resultat zu finden. Vielleicht ist das Ergebnis des Patienten nicht das beste, aber immerhin ist es seine Lösung und wenn sie funktioniert, gebührt ihm Lob.

Letztlich verlangt die moderne Welt von uns allen stetige Anpassungsprozesse, so dass man ums Nachdenken nicht wirklich drum herumkommt. Vor allem technische Neuerungen verlangen einem laufend ab, dass man Neues hinzulernt. Von unübersichtlich und immer länger werden Anträgen bei Ämtern und Behörden mal ganz abgesehen. Ob unserer Regierung Dank dafür gebührt, dass der Amtsschimmel uns stetig mit neuen Formularen beglückt, sollte jeder selbst entscheiden. Fakt bleibt, das ist auf jeden Fall ein gutes Denktraining, sich damit unfreiwillig auseinandersetzen zu dürfen.

16. Geistige Flexibilität

Moderne Zeiten verlangen eine hohe Anpassungsbereitschaft. Elektrische Geräte halten (mit Glück) etwa 3–5 Jahre, dann muss man ein Neues kaufen, das in der Regel komplizierter ist und eine Menge an Funktionen hat (wovon man oft die meisten sowieso nicht nutzt). Computer-Software wird laufend aktualisiert und an die *„Bedürfnisse der Benutzer angepasst"*, komischerweise werden oft lediglich altbewährte Funktionen irgendwo anders versteckt, wo man sie stundenlang suchen darf. Angefangen von Terminen bei Ämtern bis zur Sperrmüllabfuhr, ohne Buchung im Internet geht da nichts mehr. Die Anpassung vom PKW mit Gangschaltung auf einen Automatikwagen fällt den meisten leicht, umgekehrt ist es schwerer. Noch komplizierter kann es sein, wenn man das erste Mal in England im Linksverkehr fahren möchte.

Dass der Mensch sich an die ständig verändernden Gegebenheiten überhaupt so schnell anpasst, ist ein kleines Wunder unseres Gehirns. Man muss sich vor Augen halten, dass sich in der menschlichen Evolution über Hunderttausende von Jahren kaum etwas geändert hatte. Noch vor 200 Jahren war das Pferd das wichtigste Beförderungsmittel, die Beleuchtung kam von Kerzen und das Korn wurde von Hand mit der Sense gemäht. Dass der Mensch sich in den letzten hundert Jahren immer wieder an veränderte Bedingungen angepasst hat, ist auf dieser Basis eine phänomenale Leistung.

Ein Telefon mit Bildübertragung wurde im deutschen Fernsehen übrigens das erste Mal 1966 in der Serie „Raumpatrouille Orion" gezeigt, das war damals noch Science Fiction. Heute besitzt jeder ein Smartphone, mit dem das problemlos möglich ist. In erstaunlich kurzer Zeit haben wir uns daran gewöhnt, wie man so etwas benutzt.

Flexibilität ist damit eine herausragende Eigenschaft des Menschen. Was aber, wenn sie durch eine Hirnschädigung fehlt? Patienten, die hier Probleme haben, verhalten sich stur. Sie beharren auf dem, was ihnen im Leben weitergeholfen hat. Was immer so gemacht wurde, ist im Prinzip ja auch gut, nur nützt es in heutigen Zeiten oft nichts mehr. Natürlich kann man noch Briefe mit der Schreibmaschine schreiben oder die Wäsche auf dem Waschbrett rubbeln, aber es wirkt antiquiert. Fehlende geistige Flexibilität führt dazu, dass die Betreffenden rigide wirken, sie lassen nichts Neues an sich heran, weil sie Angst haben, damit überfordert zu sein (was sie häufig auch sind, neue Technik ist oft nicht wirklich benutzerfreundlich).

16.1 Flexibilitäts-Übung: Von Rittern, Jungfrauen und Drachen

Bitte streichen Sie in dem folgenden Text alle klein geschriebenen Buchstaben „n“ durch (nicht die großen „N“); Sie können später prüfen, ob Ihre Anzahl mit der Ziffer in der rechten Spalte übereinstimmt.

An einem grauen Novembertag stand ein Ritter vor dem Ein-	6
gang einer Höhle. Er war schon alt, seine Rüstung hätte man	6
besser Rostung nennen sollen, denn sie bestand nach Jahr-	10
zehnten des Kämpfens aus mehr Rost und nur noch wenig	7
Eisen. Ein grauer Bart und graue Haare quollen aus dem Helm.	4
Hundert mutige, junge Ritter hatte der Drache, der in der Höhle	3
lebte, schon gefressen. Niemand hatte ihn besiegen können,	8
bei dem Versuch, die Prinzessin zu befreien. Wem es aber ge-	3
lang sie zu retten, dem hatte der König sein halbes Reich ver-	4
sprochen. Nachdem sich nun im ganzen Land keine Freiwilligen	8
mehr finden ließen, hatte man diesen alten Recken gebeten	7
zu versuchen, den Drachen zu töten. Eberhard von Triefenstein,	7
so war sein Name, hatte daraufhin sein Schwert geschärft und	4
sich gedacht, es könnte ganz nett sein, sich im Alter in einem	7
Schloss den Rücken von einer Prinzessin kraulen zu lassen.	7
Er lehnte sich auf sein Zweihandschwert, stellte das Schild	3
neben sich und pfiff auf zwei Fingern, um den Drachen heraus	7
zu locken. Denn im Dunkel der unbekannten Höhle sah er ein	8
Handicap, das der Drache ihm nicht zum Vorteil gewähren	3
würde. Was nun passierte, war gar nichts. Also pfiff er noch ein	5
zweites, drittes, viertes, fünftes, sechstes ... 67stes Mal. Dann	3
gab er es auf, kramte eine Taschenlampe aus seinem Gepäck	3
und betrat die Höhle. Die Taschenlampe hatte eine greisenhafte	4
Hexe ihm besorgt, der Teufel weiß, woher sie das sonderbare	1
Teil hatte. Vorsichtig tastete er sich, Meter für Meter, durch	0
das gespenstische Dunkel der Höhle. Kein Hauch an Angst	5
kam auf, als er das schwere, langsame Atmen eines Wesens	3
hörte, das riesig sein musste. „*Besser*“, so dachte er, „*ich*	1
mache das magische Licht aus, sonst sieht er mich kommen.“	1
In völliger Finsternis tastete er sich vorsichtig voran, in der vagen	6
Hoffnung, seine Augen würden sich langsam an die Dunkelheit	8
gewöhnen. Falls es den Leser nun gruselt, sollte man besser	5
aufhören weiter zu lesen, denn auf der nächsten Seite endet die	6
Geschichte mit einem wirklich schlimmen Fortgang.	3

Bitte streichen Sie in dem folgenden Text nun sowohl die klein geschriebenen Buchstaben „n“ durch und nun auch die großen „N“.

Plötzlich wurde es hell in der Nacht der Höhle, denn eine | 5
glühende Feuersäule stand mitten im Raum. Dahinter, nur | 4
schattenhaft zu erkennen, die Gestalt des Drachen, alleine der | 6
Kopf war groß wie ein ganzes Nashorn und er war etwa so lang | 6
wie der Nil. Eberhard von Triefenstein, so war ja der Name des | 5
Ritters, krampfte seine Hand fest um das Schwert und hob das | 3
Schild bis in Höhe der Nase, um sich vor dem glühenden Atem | 3
des Drachen zu schützen, der überdies Mundgeruch hatte. | 3
„*Was willst Du alte Nulpe hier?*“, fragte der Drache und fügte | 2
hinzu: „*Juristisch ist das Hausfriedensbruch, was Du hier tust.*“ | 2
„*Die Prinzessin will ich befreien, ist doch logo, oder was* | 3
glaubst Du?“, stellte der Kühne eine geschickte Nebenfrage. | 4
„*Welche?*“, fauchte ein zahnbewehrtes Nashornmaul. „*Ich hab‘* | 4
hier 2 Jungfrauen und 3 Prinzessinnen.“ Darauf war der mutige | 7
Recke nicht vorbereitet. In den Infos, die er bislang bekommen | 6
hatte, ging es nur um die Anzahl einer einzigen Prinzessin. | 8
„*Äh, ja, also ...*“, sprach der Ritter und kratzte sich an seiner | 3
knotigen Nase, „*dann gib sie mir alle. Sicher ist sicher. Wenn* | 7
ich die falsche zum König bringe, wäre schon ‘ne echte Null. | 5
Aber muss ich nicht erst mit Dir kämpfen und Dich töten?“ | 4

Bitte streichen Sie ab jetzt nur noch alle kleinen Buchstaben „s“ durch.

„*Ach*“, stöhnte der Drache, „*das ist mir zu mühsam. Ich bin* | 3
schon 5.000 Jahre alt und das Rheuma zwickt mich in allen | 2
Gelenken. Können wir das mit dem Kämpfen nicht einfach | 1
heute ausnahmsweise mal auslassen und du nimmst ein paar der | 5
Mädel einfach mit? Ich hab auch gerade kein Verbandszeug.“ | 1
„*Tja*“, sprach Eberhard von Triefenstein, „*das hört sich nach* | 4
einem brauchbaren Deal an. Dann soll es so sein.“ | 4
„*Du musst wissen, es ist auch ein Kostenfaktor, so viele Frauen* | 7
ernähren und kleiden zu müssen. Und sie sind so laut und zetern | 5
ständig. Mich stresst das schon lange“, fügte der Drache hinzu. | 6
„*Hmmm ...*“, überlegte der Ritter, „*der Heimweg ist lang und* | 1
teuer und wenn Du Geld sparst, könntest du mir eigentlich | 1
doch noch etwas Schmuck und Diamanten obendrauf packen?“ | 0
„*Du bist wohl größenwahnsinnig*“, grummelte der Drache, holte | 2
tief Luft, spie Feuer und verkohlte den Hintern des Recken, | 2
der schreiend nach draußen rannte und nie wieder kam. | 1

Bitte streichen Sie ab jetzt nur noch alle Vokale „a, e, i, o, u, ä, ö, ü“ durch.

Jetzt könnte die Geschichte hier zu Ende sein, aber der geneigte 22
Leser möchte vielleicht wissen, wie es mit den Jungfrauen denn 20
nun weiter geht? In der Tat war dem Drachen gerade die Exis- 19
tenz der Prinzessinnen wieder eingefallen. Er war, was wir 18
schon erwähnten, schon über 5.000 Jahre alt und etwas vergess- 15
lich. Also schlenderte er zu den Gemächern der Damen. 15
Die erste konnte er in ihrem Raum nicht mehr finden, was 17
ihn sehr enttäuschte, denn er hatte sie vor mehr als 200 Jahren 17
eingefangen und viele Erinnerungen knüpften sich an sie. 20
Unter ihrer Bettdecke lag nur ein Gerippe, von dem er sich 18
nicht erklären konnte, wie es dort hingekommen sein könnte. 18
Die zweite hatte er vor rund 80 Jahren eingefangen. Was ihr an 20
Haaren auf dem Kopf und Zähnen im Mund fehlte, machte sie 18
an Meckerei wieder wett. Sie saß mit ihrem Nähzeug im 19
Ohrensessel und strickte für den Drachen einen Pullover, der in- 19
zwischen schon etwa 750 Meter lang war. Der Drache versuchte 15
heimlich an ihr vorbei zu kommen, weil er fürchtete, den Pull- 19
over anprobieren zu müssen. Sie war so schwerhörig und in ihre 21
Arbeit vertieft, dass es ihm auch gelang. 13
Dafür erblickte ihn die Prinzessin Nummer Drei sofort und 18
verlangte mit kreischender Stimme mehr Pralinen, Schokolade 18
und Süßigkeiten. Sie würde, so behauptete sie, seit Wochen nur 23
hungern, was gemessen am Body-Mass-Index von über 40 aber 16
wenig glaubwürdig erschien. Er versprach ihr hoch und heilig 18
einen Zentner Pralinees und schlurfte weiter zur nächsten, 18
ohne darauf zu hören, dass sie es sofort (!!!) haben wollte. 18
Bei der folgenden Jungfrau war er sich nicht sicher, ob sie 17
wirklich eine Jungfrau war, denn sie verstand zu viel von 18
Männern. Sie empfing ihn mit zuckersüßer Stimme, sprach 15
von ewiger Liebe und Romantik, aber er wusste, dass sie 19
hinter ihrem Rücken ein Messer und unter dem Bettzeug eine 20
Axt versteckt hielt. Seit sie versucht hatte, ihm die Ohren abzu- 20
hacken, war er diesbezüglich sehr vorsichtig und mied sie. 18
Die Letzte war eine Schönheit und 21 Jahre alt, leider war sie 21
dumm wie Bohnenstroh und ein vernünftiges Gespräch mit 16
ihr zu führen, war sinnlos. Nach dieser Begehung bedauerte der 20
Drache es sehr, die Mädels nicht dem Ritter mitgegeben zu 17
haben. Bei diesen Überlegungen schlief er wieder ein. 20

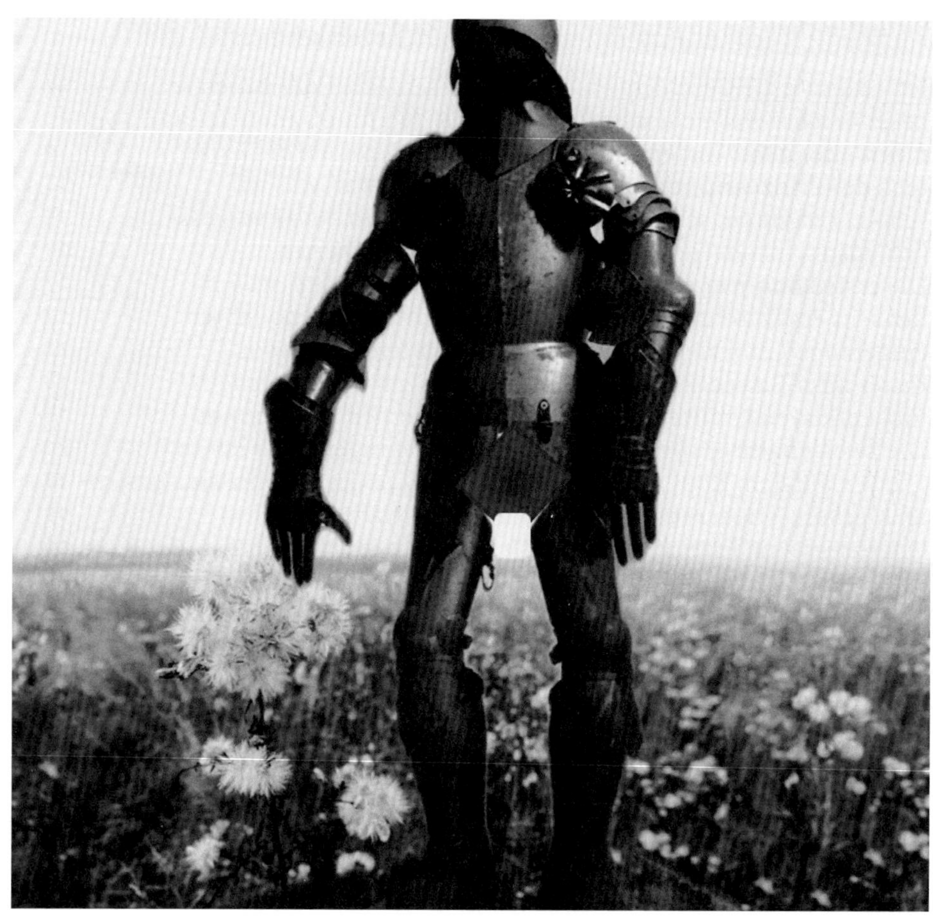

Bitte streichen Sie ab jetzt nur noch die Laute „ei“ und „ie“ durch:

Da Drachen, wenn sie schlafen, meist gleich mehrere Monate, 3
(wenn nicht ganze Jahre) pennen, könnte die Geschichte hier 2
nun endlich zu Ende sein, aber vielleicht interessiert es den 4
geneigten Leser ja, was aus dem geweihten Ritter geworden ist? 2
Der Recke, wir erinnern uns, dass er sich Eberhard von Triefen- 1
stein nannte, schleppte sich mit seinem verkohlten Hinterteil 3
durch die steinige Einöde, bis er einen Bach fand, an dem er 4
das verbrannte Körperteil endlich abkühlen konnte. 1
Wie er so dasaß und das Schmerz-lass-nach-Lied stöhnte, 2
biss ihn ein Piranha ins Bein. Diese Fische kommen sonst 3
nur in Südamerika vor, aber dieser war als Tourist auf Reisen 2
und hatte gerade einen unersättlichen Hunger. Zumindest waren 1
die Schmerzen im blutigen Bein so fies, dass er den Po kaum 3

noch spürte, was aber für ihn wenig echte Heilung bedeutete. 1
Der Ritter sprach einige Flüche, die aus Gründen des Jugend- 2
schutzes hier besser nicht wiederholt werden, stand auf und 2
wollte sich seine Hose und seine Rüstung wieder ankleiden, 4
als er ein schallendes Wiehern hörte. Hinter ihm stand eine 3
weiße Stute und schüttelte sich vor Fröhlichkeit. 2
„*Blödes Vieh!*“, rief Eberhard, besann sich aber, da er glaubte, 2
mit dem Pferd bequem nach Hause reiten zu können. Also tat 1
er so als sei er ein lieber, netter Mensch und schlich sich, mit 3
einem Grasbüschel in der Hand, leise an den Schimmel heran. 2
„*Du glaubst doch nicht wirklich*“, meinte die Stute, „*dass ich* 2
darauf hereinfalle und du mich einfangen und reiten kannst?“ 3
„*Wieso kannst Du reden?*“, rief der Recke, schmiss das Gras 2
wieder weg und ging einen kleinen Schritt von ihr fort. 3
„*Ich bin ein verzaubertes Mädchen*“, so das Pferd, „*aber wenn* 1
Du mich heiratest und liebst, verwandele ich mich zurück.“ 2
„*Nein, igitt, das ist doch eklig, ich heirate doch kein Pferd*“, 3
grummelte Eberhard, ging noch einen kleinen Schritt weg und 2
ergänzte: „*Wer weiß, ob Du überhaupt hübsch bist?*“ 1
„*Tja*“, meinte die Stute schnippisch, „*Risiko ist bei jedem* 3
Geschäft. Aber wenn Du nicht willst, dann lass es bleiben!“ 1
Und schon galoppierte sie von dannen und verschwand hinter 2
den steinigen Hügeln. Eberhard von Triefenstein stützte sich auf 3
sein rostiges Schwert und so finden wir zwar endlich ein Ende, 1
aber nur ein unglückliches. Diese Übung ist eben kein Märchen. 3

16.2 Flexibilitäts-Übung: Pro und Contra

Bitte schreiben Sie Argumente für und gegen die folgenden Sachverhalte auf. Bemühen Sie sich, die Leute zu verstehen, die eine Meinung vertreten, die der Ihrigen genau entgegengesetzt ist. Denken sie sich ggf. einmal in den „Gegner" hinein.

1. **Vor- und Nachteile langer Bärte bei Männern:**
   Pro-Argumente:

   ____

   ____

   ____

   ____

   ____

   Contra-Argumente:

   ____

   ____

   ____

   ____

   ____

2. **Vor- und Nachteile von Schönheits-Operationen bei Frauen**
   Pro-Argumente:

   ____

   ____

   ____

   ____

   ____

   Contra-Argumente:

   ____

   ____

   ____

   ____

   ____

3. **Vor- und Nachteile veganer oder vegetarischer Ernährung**
Pro-Argumente:

Contra-Argumente:

4. **Vor- und Nachteile der Massentierhaltung zur Bewältigung des Fleischbedarfs der Bevölkerung**
Pro-Argumente:

Contra-Argumente:

5. **Vor- und Nachteile von Atomkraftwerken**
Pro-Argumente:

Contra-Argumente:

6. **Vor- und Nachteile der „Pille" zur Empfängnisverhütung**
Pro-Argumente:

Contra-Argumente:

7. **Vor- und Nachteile einer handwerklichen Ausbildung für Jugendliche statt Abitur/Hochschulreife**
   Pro-Argumente:

   Contra-Argumente:

8. **Vor- und Nachteile von Single-Dasein statt der Bildung einer Familie und Aufzucht von Kindern**
   Pro-Argumente:

   Contra-Argumente:

16.3 Flexibilitäts-Übung: Perspektive-Wechsel

In der folgenden Übung geht es darum, alternative Erklärungen für ein Ereignis zu finden. Oft drängen sich Vorurteile auf, wenn man eine Handlung beobachtet. Aber vielleicht kann es auch ganz anders gewesen sein? Wenn Sie z. B. in einem Park beobachten, wie ein großer Mann eine zarte, kleine Frau festhält und sie anbrüllt, dann sieht man spontan in dem Mann den Bösen und in der Frau ein armes Wesen, das gerade Hilfe benötigt. Aber vielleicht hat sie gerade versucht, ihm das Portemonnaie zu stehlen oder wollte ihm ein Messer in den Rücken stechen? Versuchen Sie einmal, sich bei den folgenden Szenen eine Erklärung auszudenken, die nicht unmittelbar auf der Hand liegt.

1. Während der dreijährigen Corona-Pandemie von Anfang 2020 bis Ende 2022 mussten die Menschen Mund-Nasen-Abdeckungen tragen, welche die Gefahr einer Ansteckung vermindern sollten. Stellen Sie sich vor, Sie haben in diesem Zeitraum eine junge Frau beobachtet, sie hat blaugrün-gefärbte Haare und großflächige Tattoos auf den Armen, die einen Supermarkt betritt, ohne sich eine solche Gesichtsmaske aufzusetzen. Nach kurzer Zeit wird sie von einer anderen Kundin, die schätzungsweise Anfang 70 Jahre alt und deutlich übergewichtig ist, deswegen angepflaumt. Das Mädchen, so sagt die ältere Frau, solle sich sofort eine Maske aufsetzen, sonst rufe sie die Polizei. Gibt es Erklärungen für das Verhalten?

____

____

____

____

2. Ein Autofahrer versucht rückwärts in eine Parklücke einzuparken. Da kommt von hinten ein PKW, fährt rücksichtslos einfach von vorne in den freien Platz, lässt den Wagen halbwegs schräg und mit dem rechten Vorderreifen auf dem Bürgersteig stehen, eine Frau steigt aus und geht einfach schnell weg, obwohl der Fahrer des Wagens, der vorschriftsmäßig einparken wollte, wütend hinter ihr her brüllt. Gibt es aus Ihrer Sicht eine Alternative, die das Verhalten dieses weiblichen Rüpels erklären könnte? Vielleicht ...

____

____

____

____

____

3. Ein Lieferwagen hält am Straßenrand. Ein kräftig gebauter Mann mit Bart und schwarzen Haaren und eine schlanke Frau steigen aus. Er öffnet die Seitentür und die junge Frau schleppt nun schwitzend alleine einen schweren Karton nach dem anderen in ein Geschäft, während er dasteht, eine Zigarette raucht und auf seinem Smartphone herumtippt.
Gibt es aus Ihrer Sicht eine Alternative, die das Verhalten dieses „stinkfaulen Kerls" erklären könnte? Vielleicht ...

4. Ein junges Paar hat zusammen eine Hypothek aufgenommen und sich eine Eigentumswohnung gekauft. Sie wissen, dass beide nächsten Monat heiraten wollen und dass die Frau wohl schwanger ist. Eines Abends treffen Sie die junge Frau völlig verheult auf der Straße vor dem Haus. Erst mögen Sie sie nicht ansprechen, aber dann geben Sie sich doch einen Ruck und fragen, ob Sie helfen können. Die junge Nachbarin erzählt, dass ihr Partner sich von ihr getrennt hat, und zwar wegen einer anderen.
Gibt es aus Ihrer Sicht eine Entschuldigung, die das Verhalten des Mannes erklären könnte? Vielleicht ...

5. Eine Studentin ist dabei erwischt worden, dass sie ihre Abschlussarbeit gefälscht hat. Statt selbst eine Studie zu machen, hat sie eine andere Arbeit zum selben Thema im Internet gefunden, von A bis Z kopiert und als ihre eigene ausgegeben. Direkt nach der Abgabe der Arbeit ist sie nicht erreichbar, auf Nachfrage erfährt der betreuende Professor, dass die Studierende gerade die Semesterferien in Florida verbringt.
Gibt es aus Ihrer Sicht eine Erklärung, die das Verhalten dieser Studentin entschuldigen könnte? Vielleicht ...

6. Ein 82-jähriger Witwer hat sein Haus verkauft und spendet überraschend eine sechsstellige Summe einer kirchlichen Einrichtung, obwohl er sich sonst nie in der Kirche hat blicken lassen. Gibt es aus Ihrer Sicht eine Erklärung, die sein Verhalten erklären könnte? Vielleicht ...

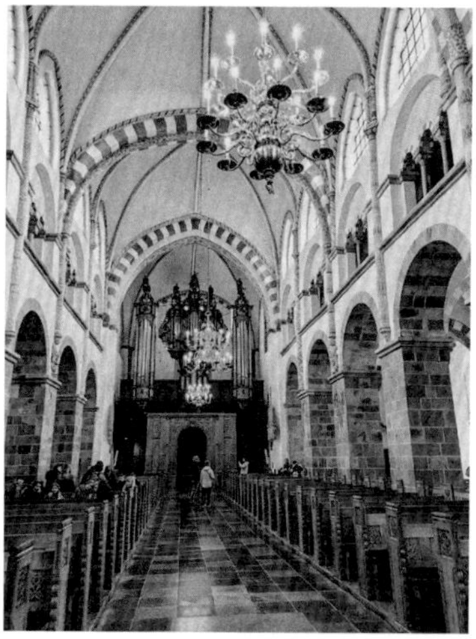

7. Ein 28-jähriger junger Mann steht eines Abends vor der Tür seiner Tante, zu der er schon seit über 10 Jahre keinen Kontakt mehr hatte. Nach einigen Floskeln erzählt er, dass er in letzter Zeit viel Pech hatte; er musste sich nach einem Unfall ein neues Auto kaufen, weil er sonst nicht anders zur Arbeit kommt. Für den 40.000,– Euro teuren Wagen hatte er als Anzahlung einen Kredit in Höhe von 20.000,– Euro aufgenommen, den Rest zahlt er ab. Dann gab es aber einen Wasserschaden, weil seine Frau mit den drei Kindern weggegangen war, ohne den Wasserhahn der Waschmaschine abzudrehen. Hierfür musste er über 8.000,– Euro zahlen, weil das Wasser in die darunter liegende Wohnung gelaufen war. Hinzu kam dann, dass seine Mutter Zahnimplantate benötigte und die Versicherung dies nur zum kleinsten Teil bezahlte, also half er ihr mit einer größeren Summe, um sich operieren zu lassen, er habe sie ja schlecht zahnlos lassen können. Dann drohte der Autohändler mit Rücknahme des Wagens, da er seit Monaten die Raten nicht mehr hatte bezahlen können. Ohne Auto könne er jedoch nicht zur Arbeit. Da er nicht weiter gewusst habe, versetzte er den Familienschmuck, den seine Frau von ihrer Großmutter geerbt hatte, in einem Pfandhaus und holte sich 5.000,– Euro, um die notwendigsten Schulden zu bezahlen. Dass der Schmuck fehlt, würde seiner Frau aber irgendwann auffallen. Er fragt seine Tante, ob sie ihm nicht mit Geld aushelfen könne, sonst würde er obendrein noch geschieden werden. Seine eigenen Eltern könne er nicht fragen, da insbesondere sein Vater absolut kein Verständnis für ihn habe.
Glauben Sie die Geschichte oder gibt es aus Ihrer Sicht eine ganz andere Erklärung, welche die Geldnot dieses Mannes erklären könnte? Vielleicht ...

16.4 Flexibilität: Tipps & Tricks im Alltag

Untersuchungsverfahren, um bei einem Patienten mit einer Hirnschädigung die geistige Flexibilität zu untersuchen, gibt es nur wenige. Der *Wisconsin Card Sorting Test* ist eines der bekanntesten Testverfahren, mit denen sich geistige Umstellfähigkeit prüfen lässt. In diesem Verfahren sollen Karten nach einem bestimmten Kriterium sortiert werden. Der Untersucher sagt jeweils, ob die Einordnung einer Karte richtig oder falsch ist, nach einiger Zeit hat der Untersuchte das Kriterium herausgefunden, dann aber wechselt der Untersucher sein Kriterium und der Patient muss seine bisherige Taktik quasi vergessen und eine neue entwickeln.

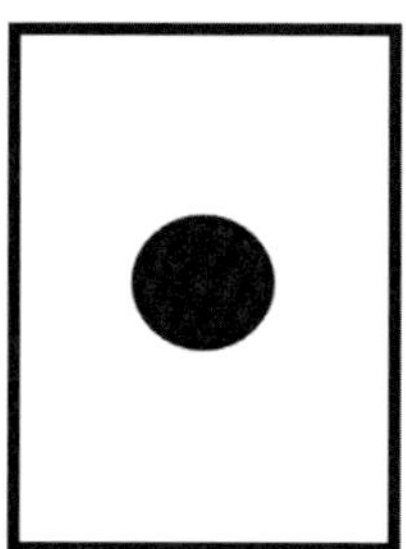  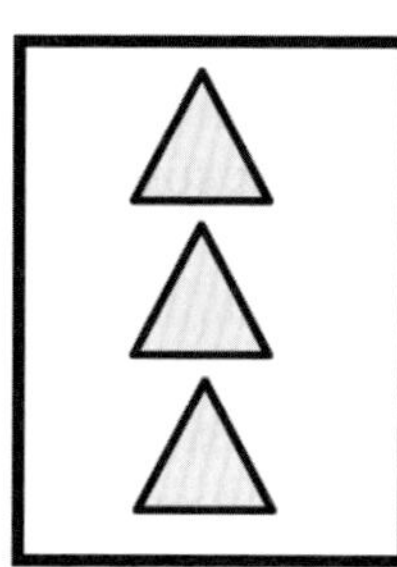 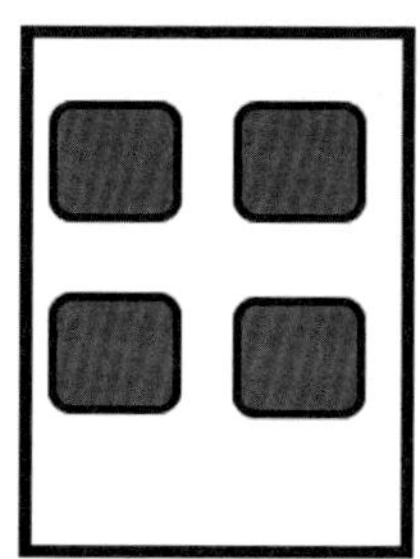

Geistige Flexibilität lässt sich fördern, indem man **nicht** jeden Tag demselben Ablauf folgt. Die meisten Menschen sind Gewohnheitstiere und ein Tag gleicht dem anderen. Das ist im Prinzip nicht schlecht und gerade Menschen mit einem Hirnschaden hilft die tägliche Routine, sich gut zurecht zu finden. Außerdem synchronisiert ein sich stetig wiederholender Tagesablauf den Biorhythmus, das heißt, indem man etwa zur selben Zeit aufsteht, isst und zu Bett geht. Das verhindert sogar psychosomatische Beschwerden. Um aber geistig flexibel zu bleiben, lohnt es sich, darüber nachzudenken, was man optimieren kann, wie man sich den Tag besser einteilen kann um sich dann flexibel an die neu erdachten Bedingungen anzupassen.

Das fängt oft schon beim Einkaufen an; viele Menschen kaufen stetig dasselbe Brot, dieselbe Marmelade usw. Vielleicht probiert man einfach mal etwas Neues aus? Muss man wirklich immer mittags eine warme Mahlzeit haben oder geht es auch am Abend? Muss man am Wochenende immer ausschlafen; was passiert, wenn man einfach mal am Samstag und Sonntag ganz früh aufsteht (oder eben gerade umgekehrt)? Muss man den Urlaub wirklich immer am selben Ort verbringen oder lohnt es sich nicht vielleicht mal woanders hin zu reisen? Muss man wirklich jeden Tag mit dem Auto zur Arbeit fahren oder wäre es nicht auch interessant Bus, Bahn oder Fahrrad zu benutzen (bzw. *vice versa*)? Muss man abends immer seine Serie im TV schauen oder sollte man mal wieder ein Buch lesen? Pfefferminztee statt Kaffee zum Frühstück? Kamillentee statt Bier zum Abendbrot? Wenn man sich den Tagesablauf der meisten Menschen anschaut, gibt es erstaunlich viele Routinen und geistige Flexibilität lässt sich trainieren, indem man eine solche alteingepflegte Verhaltensweise übungshalber einfach mal verlässt.

Meist hat man sich zu einem Zeitgeschehen irgendwann seine „eigene“ Ansicht gebildet. Interessant ist, wie stur die meisten Leute darauf beharren, wenn sie sich erst einmal eine solche Einstellung zu einem Sachverhalt gebildet haben. Man sollte immer im Auge behalten, dass es letztlich gar keine eigene Meinung gibt, sondern dass diese immer ein Sammelsurium aus den Informationen ist, die wir von Freunden, Bekannten und vor allem von den Medien erhalten. Geradezu spannend ist es dann, wie ein Mensch reagiert, wenn Informationen kommen, die eigentlich zeigen, dass die „eigene Meinung“ gar nicht wirklich richtig ist. Oft werden diese widersprüchlichen Informationen einfach zur Seite geschoben oder als nichtig oder sogar gefälscht abgetan. Kaum jemand, der sich eine solche Einstellung zu einem Sachverhalt mühsam gebildet hat, springt dann über den eigenen Schatten und verändert seine Sichtweise. Geistige Flexibilität heißt aber gerade, dass wir in der Lage sind, eine Einstellung auch wieder zu verändern, wenn wir neue Informationen bekommen. Das vielleicht schönste Beispiel sind Leute, die das ganze Jahr über die Politik der Regierung schimpfen, aber Jahr für Jahr dieselbe Partei wählen.

Zur geistigen Flexibilität gehört auch, einmal die Sichtweise anderer Menschen einzunehmen. Bei Streitigkeiten mit dem Partner gibt es immer wieder die altbekannten aber-aber-aber-Diskussionen, bei denen jeder versucht, dem anderen zu beweisen, dass man selbst Recht und der andere Unrecht hat. Diese Diskussionen enden immer unbefriedigend und beide ziehen sich letztlich frustriert zurück und fühlen sich unverstanden. Die Kommunikationstheorie spricht von „Metakommunikation“, wenn man diese Aber-Ebene einmal verlässt und sich anschaut wie man miteinander umgeht und warum man das so tut? Das „Psychodrama“ ist eine Therapieform, bei der Rollenwechsel vorgenommen werden. Der Klient schildert das Problem, dass er oder sie mit einem anderen Menschen hat, zunächst aus seiner/ihrer Sicht, im nächsten Spiel wird die Situation aber mit einem Rollentausch durchgespielt, wo der Klient genau die Rolle des Problempartners übernehmen muss und dann nachfühlt, warum der andere so handelt wie er gehandelt hat. Ein solcher Wechsel der Perspektive kann bei vielen alltäglichen Streitigkeiten zu interessanten Einsichten verhelfen.

17. Urteilsfähigkeit

Urteilsfähigkeit ist ein komplexer Begriff, der auch juristische Aspekte beinhaltet. Grob definiert ist eine Person urteilsfähig, wenn sie in der Lage ist, Vor- und Nachteile einer Handlung abzuwägen und eine vernunftbasierte Entscheidung zu treffen. Ein urteilsfähiger Mensch ist dann auch in der Lage zur freien Willenserklärung, was bedeutet, dass er oder sie Rechtsgeschäfte, wie z. B. Käufe, Verträge, Testamente oder Schenkungen abschließen kann. Hier kommt noch eine Handlungskomponente hinzu, d. h. der Mensch muss auch fähig sein, aufgrund seiner Urteilsbildung zu handeln. Juristisch bezieht sich diese Urteilsfähigkeit oft meist nur auf einen spezifischen Zeitpunkt, an dem z. B. ein Vertrag unterschrieben oder auch eine Straftat begangen wurde und man dann nachträglich prüfen muss, ob die Person zu diesem Zeitpunkt überhaupt urteilsfähig und Herr ihres freien Willens war und danach handeln konnte? Die Geschäftsfähigkeit einer Person wird im Allgemeinen vorausgesetzt, es wäre unmöglich dies vor Abschließen eines jeden Kaufs prüfen zu müssen. Einschränkungen liegen bei Kindern, einigen psychischen Erkrankungen, geistiger Behinderung und bei etlichen Drogen vor. Wenn eine Person generell nicht urteilsfähig ist, wird eine rechtliche Betreuung angeordnet, bei der ein Betreuer die Angelegenheiten des Betreuten regelt.
Leider lässt es der Gesetzgeber weitgehend offen, nach welchen Kriterien die Urteilsfähigkeit begutachtet werden soll. Hier werden insbesondere Alter und vorausgehende Erkrankungen, wie z. B. eine Demenz berücksichtigt. Der Gutachter erfragt, wie gut jemand selbständig im täglichen Leben zurechtkommt und schaut sich Ergebnisse von neuropsychologischen Tests an: Die Testkarten im „Kompendium der Psychiatrie“ von Th. Spoerri geben Bildkarten vor, auf denen vergleichsweise eindeutige Szenen sind und zu denen der Patient dann erklären soll, was hier passiert ist. Menschen mit stark verminderter Urteilsfähigkeit erkennen den Sinn des jeweiligen Bildes nicht wirklich. Ein anderes Testverfahren, das man heranziehen kann, ist „Bilder-Ordnen“ aus dem Hamburg-Wechsler-Intelligenztest. Hier werden Bildkarten vorgelegt, die eine Geschichte erzählen (oft mit einer Pointe, wenn man sie richtig legt), die vor dem Patienten in einer standardisiert verkehrten Reihenfolge ausgelegt und dann in die richtige Folge gebracht werden sollen. Menschen mit eingeschränkter Urteilsfähigkeit haben hier immer massive Probleme. Ein weiterer Untertest aus demselben IQ-erfahren ist der Test „Allgemeines Verständnis“, bei dem Fragen vorgelegt werden (z. B. Warum muss man eigentlich Steuern bezahlen?).

17.1 Urteilsfähigkeits-Übung: Aphorismen

Bitte erklären Sie den Sinn der folgenden Lebensweisheiten, was bedeuten diese Sprüche übertragen auf das Alltagsleben?

Auf Regen folgt Sonnenschein.

____

____

Aus dem letzten Loch pfeifen.

____

____

Wer anderen eine Grube gräbt, fällt selbst hinein.

____

____

Da werden am Abend die Bürgersteige hochgeklappt.

____

____

Auch ein blindes Huhn findet einmal ein Korn.

____

____

Hunde, die bellen, beißen nicht.

____

____

Ich fühle mich wie das fünfte Rad am Wagen.

____

____

Es hängt am seidenen Faden.

____

____

Auf einen groben Klotz gehört ein grober Keil.

Da bin ich aus allen Wolken gefallen.

Abwarten und Tee trinken.

Wie man in den Wald hineinruft, so schallt es heraus.

Aus dem Nähkästchen plaudern.

Wie du mir, so ich Dir.

Jemandem auf den Zahn fühlen.

Das brennt mir auf der Haut.

Asche auf mein Haupt.

Er ist aalglatt.

17.3 Urteilsfähigkeits-Übung: Wer hat Recht?

Überlegen Sie bei den folgenden Streitfällen, wer Recht hat beziehungsweise wer die Schuld trägt:

1. Auf einer Party in einem Club hat Chiara Schantall, ein 19-jähriges Mädchen, sich irgendwann und irgendwo einen Fleck in ihr schönstes rotes Lieblings-Kleid gemacht, der auch bei der 40°-Wäsche nicht herausgegangen ist. Frau Gesine Lederer, ihre 32-jährige Nachbarin, sagt, dass sie einen Fleckentferner hat, mit dem man den Makel vielleicht entfernen kann. Als die 19-Jährige ihr Kleid am nächsten Tag von der netten Nachbarin zurückbekommt, ist der kleine Fleck auch tatsächlich weg. Leider ist nicht nur der Fleck verschwunden, sondern in einem handtellergroßen Bereich ist das Kleid nun weißlich-altrosa statt weinrot. Sie verlangt von der Nachbarin Schadenersatz, diese könne das ja der Haftpflichtversicherung mitteilen und das Geld von dort bekommen. Frau Lederer, die Nachbarin verweigert dies, da sie den Schaden ja nicht versehentlich angerichtet habe, daher würde ihre Versicherung das Kleid nicht bezahlen. Die 19-Jährige fordert nun die 325,– Euro für das teure Abendkleid von der Nachbarin, da diese ja von sich aus angeboten hatte, den Fleck zu entfernen. Wer hat Recht?

	Chiara Schantall, die 19-jährige Besitzerin des Kleides
	Gesine Lederer, die Nachbarin

2. Karl Klausfeld, ein Kind, schenkt Erik Huustingsen, seinem besten Freund, eine Comic-Figur aus Plastik, die er gerade kurz vorher zum 7. Geburtstag bekommen hatte. Einige Wochen später ist Karl bei seinem schon 9 Jahre alten Freund Erik zu Besuch, dieser ärgert ihn aber nur und boxt auf ihn ein. Karl, der Siebenjährige, versucht wegzulaufen, fällt aber und verletzt sich schmerzhaft am Knie. Er will nun nicht mehr mit dem anderen spielen, sondern möchte nach Hause. Zum gerechten Ausgleich nimmt er aber die Comic-Figur mit und sagt: *„Die hast Du nicht verdient, Erik! Du bist nicht mehr mein Freund, die nehme ich wieder für mich!“* Erik, sein ehemaliger Freund sieht das gar nicht ein und fordert die Figur zurück mit den Worten *„Geschenkt ist geschenkt und wiedergenommen ist gestohlen!“* und erneut kriegen die beiden das Streiten. Wer sollte aus Ihrer Sicht die Figur haben?

	Karl Klausfeld, der 7-Jährige
	Erik Huustingsen, der 9-jährige Freund

3. Die 88-jährige Rentnerin Hilde Heinegart findet im Regal des Supermarktes ihren geliebten Hüttenkäse nicht, da man dort mal wieder alles umsortiert hat, neuerdings stehen nämlich die teuren Produkte unten im Regal, wo sonst immer die günstigen gestanden hatten. Aufgrund einer Augenerkrankung kann sie schlecht

sehen und scannt das Regal Zentimeter für Zentimeter ab. Dabei übersieht sie völlig die vor ihr stehende Aushilfs-Verkäuferin Frauke Freisen, die gerade vor dem Kühlregal kniet und Milchprodukte in den untersten Teil einräumt. Mit ihrem Einkaufswagen rammt Hilde Heinegart unbeabsichtigt die Verkäuferin, die unsanft umknickt und dann nicht mehr aufstehen kann, da sie nach dem Sturz starke Schmerzen im Fuß hat. Henning Heinkel, der Verkaufsleiter des Supermarktes sieht den Vorfall über eine seiner Kameras, eilt herbei und hilft seiner Verkäuferin aufzustehen. Frauke Freisen, die Verkäuferin, sie ist auch schon 64 Jahre alt und stark übergewichtig, lässt sich von dort aus mit einem Krankentransport in die Orthopädie der naheliegenden Uniklinik bringen, wo aber eine relativ harmlose Verstauchung diagnostiziert wird und die Ärzte die Patientin noch am selben Tag wieder entlassen. Sie fährt mit dem Taxi nach Hause, da sie aus ihrer Sicht beim besten Willen nicht gehen kann, und lässt sich von ihrem verständnisvollen Allgemeinarzt Dr. Werner Wickerling ganze 4 Wochen arbeitsunfähig schreiben. Da die Schmerzen aber auch nach einem Monat noch gravierend sind, veranlasst der Hausarzt eine Röntgenuntersuchung, bei der ein haarfeiner Bruch des Fußgelenks festgestellt wird, den die Ärzte im Universitäts-Klinikum völlig übersehen hatten. Wer trägt aus Ihrer Sicht Schuld an dem Unfall? Bitte kreuzen Sie an:

	Hilde Heinegart, die 88-jährige Rentnerin
	Frauke Freisen, die 64-jährige übergewichtige Verkäuferin
	Henning Heinkel, der Verkaufsleiter
	Dr. Werner Wickerling, der Hausarzt

4. Norbert Neuhuber und seine Familie haben einen Garten, in dem ein großer alter Birnbaum steht. Die Zweige hängen auf der einen Seite über die Hecke bis auf den Fußweg. Klarissa Kleinwind, eine 58-jährige Frührentnerin geht im Spätsommer hier vorbei, sie bekommt Hunger auf eine leckere, frische Birne, reckt sich hoch und pflückt eine davon. Leider lösen sich beim Rütteln an dem Ast weitere Birnen, eine davon fällt ihr auf den Kopf und reißt ihr die Brille herunter, die auf den Fußweg fällt und ein Glas ist zerbrochen. Sie geht hiermit in das Brillen-Geschäft des Optikers Sascha Sickerfeld, die Reparatur der Brille kostet 230,– Euro. Mit der Rechnung geht sie zu Dr. Richard Redemann, einem Anwalt, um wegen Körperverletzung und Schmerzensgeld zu klagen, da ihr zudem eine der Birnen schmerzhaft auf den Kopf gefallen war. Dr. Redemann schickt ein Schriftstück an Familie Neuhuber mit der Forderung, diesen Rechnungsbetrag direkt an den Optiker zu überweisen, da der Vorfall ja nicht geschehen wäre, wenn die Zweige des Neuhuber'schen Birnbaums nicht so lang wären und überdies hätte Herr Neuhuber seine Birnen ja auch besser befestigen müssen. Zum Schutz vorübergehender Fußgänger sei der Beklagte juristisch dazu verpflichtet gewesen, hier eine Absicherung zu schaffen. Da die Schuldfrage rechtlich völlig klar sei, verlangt er außerdem 500,– Euro Schmerzensgeld und 470,– Euro Kosten für seine Tätigkeit als rechtlicher Vertreter der Klägerin.

Im Falle des Nichtbezahlens der insgesamt 1.200,– Euro droht der Anwalt mit einer Klage wegen schwerer Körperverletzung, die er aus reiner Menschenfreundlichkeit aber noch nicht beim Staatsanwalt eingereicht hat. Wer trägt aus ihrer Sicht die Schuld an dem zerbrochenen Brillengestell?

	Familie Neuhuber, die Besitzer des Birnbaums
	Klarissa Kleinwind, die geschädigte 58-jährige Frührentnerin
	Optiker Sascha Sickerfeld
	Dr. Richard Redemann, der Anwalt

5. Hartmut Hansen lebt in einem Dorf in Niedersachsen, leider hat er vergessen, die Gartenpforte zu seinem Haus zu schließen, während sein Hund, eine Deutsche Dogge, im Garten ist. Auf der anderen Straßenseite kläfft der Terrier der 63-jährigen Hausfrau Magdalene Müller die Dogge an, die daraufhin Richtung offener Gartenpforte flitzt. Elfriede, die Ehegattin von Hartmut Hansen, die gerade im Vorgarten die Rosen scheidet, sieht das Unglück kommen und versucht den Hund aufzuhalten, schafft es aber nicht mehr, das Tier noch festzuhalten. Die Dogge rennt auf die Straße, ohne nach rechts oder links zu schauen, auf den kläffenden Terrier zu. Just in diesem Moment fährt aber Bauer Rupert Rummeldieck in seinem Mercedes mit 75 km/h die Straße herunter, er sieht die Dogge quer über die Straße rasen, macht eine Vollbremsung, aber der Wagen kommt ins Schleudern und streift den vor dem Haus stehenden PKW der Nachbarn, Herrn und Frau Burgersdorf. Derweil kläffen sich Deutsche Dogge und Terrier auf der anderen Seite an. Wer hat Schuld? Bitte kreuzen Sie an:

	Hartmut Hansen, der Besitzer der Dogge
	Elfriede Hansen, seine Ehefrau
	Magdalena Müller, die Besitzerin des Terriers
	Bauer Rummeldiek, der Mercedes-Fahrer
	Herr und Frau Burgersdorf, die Nachbarn

6. Die 22-jährige Verkäuferin Emma Grubenberg beobachtet in ihrem Bekleidungsgeschäft, wie ein etwa 40-jähriger unrasierter Mann mit Sonnenbrille eine teure Seiden-Krawatte im Innenleben seiner Jacke verschwinden lässt. Sie alarmiert per Smartphone sofort den Hausdetektiv Detlev Dingmann, der rasch herbeieilt und den Dieb höflich bittet, mit in das Büro zu kommen. Der unrasierte Sonnenbrillenträger achtet gar nicht darauf, sondern versucht sich mit gebührender Geschwindigkeit zu entfernen. Daraufhin hält der Kaufhausdetektiv ihn fest, was wiederum zur Folge hat, dass der des Diebstahls Verdächtige sich losreißt, ausholt und

Detlev Dingmann einen Kinnhaken verpasst, so dass dieser nach hinten taumelt und dabei den unbescholtenen Kunden Herbert Huber, der bis dahin die Szene gaffend beobachtet hatte, anstößt und umreißt; beide gehen zu Boden. Derweil flieht der unrasierte Sonnenbrillenträger Richtung Rolltreppe des Geschäfts, wird dabei aber von dem 82-jährigen Ex-Profiboxer Gerd Jacobson k. o. geschlagen, so dass der verdächtige Dieb von der herbeigerufenen Polizei in Gewahrsam genommen werden kann. Wer hat Schuld? Bitte kreuzen Sie an.

	Emma Grubenberg, die Verkäuferin
	Der unrasierte Sonnenbrillenträger
	Detlev Dingmann, der Kaufhaus-Detektiv
	Herbert Huber, ein gaffender Kunde
	Gerd Jacobson, Ex-Profiboxer

7. Als etwas Knallrotes auf ihre Windschutzscheibe knallt, macht die 18-jährige Auszubildende Sibylle Mohrmann auf der Autobahn vor Schreck eine Vollbremsung, was zur Folge hat, dass ein 37-jährige Pole namens Leon Kowalski mit seinem Lieferwagen in das Heck ihres Autos knallt. Ursache für das Geschehen war eine „Wasserbombe", das heißt ein mit Wasser gefüllter Luftballon, der im Prinzip relativ harmlos auf der Windschutzscheibe zerplatzt war. Der 11-jährige Emil Achner hatte sich ein ganzes Dutzend davon angefertigt und von einer Autobahnbrücke geworfen. Gleich die erste Wasserbombe, die – wie gesagt – das Auto von Sybille Mohrmann traf, war ein zufälliger Volltreffer. Emil hatte die Autofahrer nur erschrecken wollen, mit einem richtigen Unfall hatte er nicht gerechnet und stahl sich von dannen, in der Hoffnung, dass niemand ihn oben auf der Autobahnbrücke gesehen und erkannt hatte. Wenige Minuten später traf die Polizei an der Unfallstelle ein und rekonstruierte rasch, dass die Ursache des Unfalls war, dass jemand etwas von der Autobahnbrücke geworfen hatte. Ein zweiter Polizeiwagen wurde herbeigerufen, der die Landstraße entlang zur Brücke fuhr, um eventuelle Beweisstücke zu finden. Polizeihauptkommissar Werner Wutig fand dort in der Tat die zurückgelassenen weiteren 11 Wasserbomben vor, die Emil in seiner Panik auf der Flucht vergessen hatte und verhaftete den 15-jährigen Jugendlichen Horst Hinze, der mit seinem Fahrrad auf dem Weg von der Schule eher zufällig vorbeigekommen war, den Unfall gesehen hatte und von oben interessiert das Geschehen von verbeulten Autos und Peterwagen beobachtete, ohne zu ahnen, dass er dadurch in den engeren Kreis der Tatverdächtigen geraten war. Wer hat Schuld? Bitte kreuzen Sie an.

	Sybille Mohrmann, die 18-jährige Auszubildende
	Leon Kowalski, der 38-jährige Pole mit dem Lieferwagen

	Emil Achner, der 11-jährige Schüler
	Werner Wutig, Polizeihauptkommissar
	Horst Hinze, der 15-jährige Fahrradfahrer

8. Ein 72-jähriger Unternehmer nimmt auf einer Geschäftsreise in der Toilette eines Rastplatzes einen wertvollen Goldring mit dem Familienwappen ab, um ihn beim Händewaschen durch die glitschige Seife nicht zu verlieren. Er hat anstrengende Tage hinter sich und ist so übermüdet, dass er vergisst, den Ring wieder anzustecken. Nur eine halbe Minute später findet der nächste Kunde des stillen Örtchens das goldene Teil und steckt es unbemerkt ein. Als der Unternehmer wenige Minuten später bemerkt, dass der Ring fehlt und er zurück zur Toilette eilt, ist das rund 5.000,– Euro wertvolle goldene Teil schon weg. Da der Ring ihm zu groß ist, bietet der Finder ihn einige Tage später in einer Internet-Auktion ab 1,– Euro an. Wenig später steht die Polizei bei ihm vor dem Haus, da der ursprüngliche Besitzer aufmerksam alle Online-Auktionen abgesucht und seinen Ring sofort wiedererkannt hatte und ihn nun des Diebstahls bezichtigt. Der Finder hingegen sagt, er habe den Wert des Ringes nicht gekannt, ihn für wertlosen Modeschmuck gehalten und sonst ja nicht für nur einen einzigen läppischen Euro in der Online-Auktion angeboten. Hätte er gewusst, was der Ring wirklich wert ist, hätte er in selbstverständlich zum Fundbüro gebracht. Welche Schuld trägt der Unternehmer? Was ist dem Finder anzulasten? Bitte schreiben sie hin, welchen Anteil die jeweilige Person hat:

Der 72-jährige Unternehmer trägt Mitschuld, weil ...:

____

____

Der Finder des Goldringes trägt Mitschuld, weil ...:

____

____

9. Eine Frau lehnt sich mit ihrem nagelneuen Mantel an einen Gartenzaun, von dem sie nicht gesehen hatte, dass selbiger gerade frisch gestrichen ist. Die Farbe lässt sich nicht herauswaschen, der teure Mantel ist hinüber. Nun will sie Schadenersatz von dem Maler, weil dort kein Schild mit der Aufschrift „ACHTUNG – FRISCH GESTRICHEN!“ vorhanden war und sie nicht wissen konnte, dass der Zaun noch abfärbte. Der Handwerker gibt zu seiner Verteidigung an, dass sein Auto noch vor dem Haus stand und er gerade dabei war, seine Utensilien einzupacken, die Frau hätte schon alleine am Glanz der nassen Farbe und am frischen Farbgeruch erkennen müssen, dass der Zaun noch abfärben konnte, er habe gleich als Nächstes mehre-

re solcher Achtung-Schilder an den Zaun hängen wollen, alles auf einmal könne er aber nunmal auch nicht machen. Wer hat Recht?

Die Frau mit dem neuen Mantel trägt Mitschuld, weil ...?

Der Malermeister trägt Mitschuld, weil ...?

---

10. Ein Betrunkener torkelte nachts um 23:00 Uhr auf die Straße einer belebten Großstadt, so dass der 38-jährige Möbelpacker Timo Zwick mit seinem Lieferwagen herbe abbremsen musste, vor Wut laut hupte und dann weiterfahren wollte, nachdem der Angetrunkene sich bequemt hatte, wieder zurück Richtung Bordsteinkante zu torkeln. Als Timo an dem Alkoholisierten vorbeifuhr, trat dieser aber wütend mit dem Fuß gegen das Auto, das ihn eben angehupt hatte. Timo Zwick bremste erneut, stieg aus, sah, dass der Wagen eine Beule im Blech hatte, holte mit der Faust aus und sorgte dafür, dass der Trinker einen akuten Anfall von Nasenbluten erlitt und hinstürzte. Dann stieg er wieder in den Lieferwagen und fuhr von dannen. Er hatte nicht damit gerechnet, dass der auf der Straße liegende Betrunkene immerhin noch so bei Verstand war, dass er sich das Kennzeichen des Autos merken konnte. Bereits am nächsten Morgen bekam Timo Z. Besuch von zwei Polizisten, die ihn zur Sachlage verhörten, da der alkoholisierte Mann ihn schon vom Krankenhaus aus wegen schwerer Körperverletzung angezeigt hatte. Wer ist Schuld?

Der Betrunkene trägt Mitschuld, weil ...?

Timo Zwick trägt Mitschuld, weil ...?

---

11. Vielleicht ging es auf der 40. Geburtstagsfeier des ledigen Verkäufers Thomas Munter wirklich etwas laut zu, aber sein Nachbar, der 28-jährige Heizungsinstallateur Mike Gundmann, hätte am letzten Mittwoch nicht gleich nachts um 03:00 die Polizei deswegen rufen müssen. Erbost darüber parkte der Verkäufer seinen Wagen quasi Heck an Stoßstange des Nachbarn und freute sich schon abends darüber, dass der Heizungsinstallateur wohl nicht aus der engen Parklücke heraus-

kommen würde. Auf dem Seitenstreifen der Straße standen die parkenden Autos in der Tat dicht an dicht und als Mike Gundmann morgens um 06:15 zur Arbeit losfahren wollte, hatte er kaum eine Chance, aus der Parklücke herauszukommen. Er wusste nicht, wem die vor und hinter ihm parkenden Autos gehören, musste aber zur Arbeit und rangierte minutenlang herum, dennoch schabte er beim Ausparken mit einem hässlichen Geräusch am Auto des verhassten Nachbarn. Er stieg aus, sah sich die Stelle an, konnte aber im Halbdunkeln des Wintermorgens keinen wesentlichen Schaden entdecken und fuhr also ab. Nur wenige Tage später bekam er eine Anzeige wegen Sachbeschädigung und Fahrerflucht. Wer trägt die Schuld?

Der Heizungsinstallateur Mike Gundmann trägt Mitschuld, weil ...?

____

____

Der Verkäufer Thomas Munter trägt Mitschuld, weil ...?

____

____

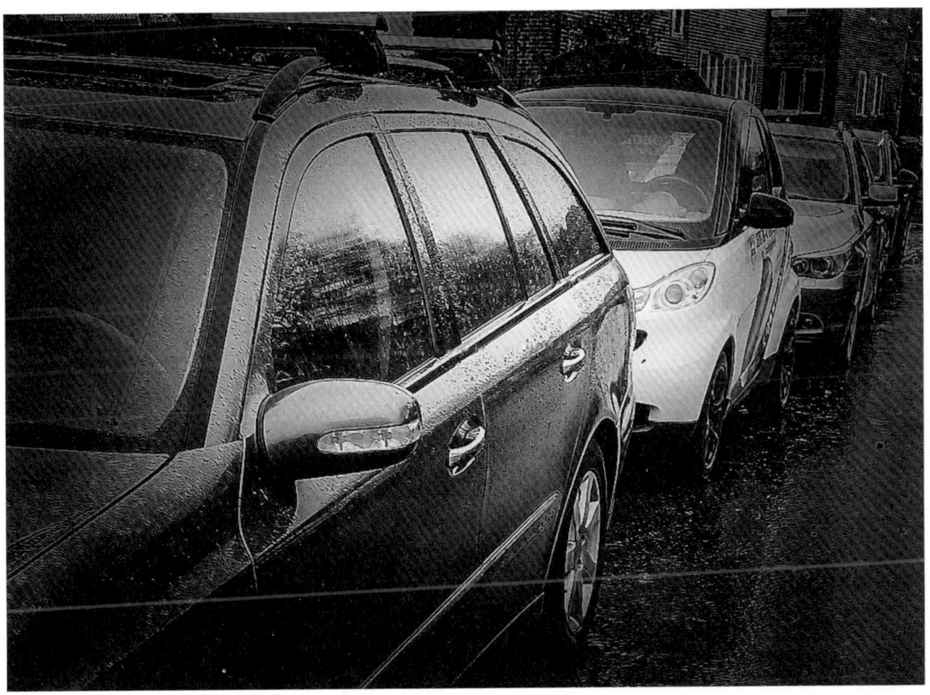

17.3 Urteilsfähigkeits-Übung: Gerichtsfälle

Stellen Sie sich vor, Sie wären Schöffe in einem Gericht, das heißt, Sie sollen mithelfen, eine vernünftige Entscheidung bei einem juristischen Streitfall zu finden. Bitte entscheiden Sie bei den folgenden Situationen, wie man urteilen sollte!

1. In einem Supermarkt wurde ein Dieb dabei ertappt, dass er sich seine ganzen Manteltaschen voller Nahrungsmittel (Brot, Käse, Wurst) gestopft und versuchte hatte, sich ohne Bezahlen aus dem Geschäft zu schleichen. Der Dieb gab in holprigem Deutsch an, dass er arbeitslos und ohne Obdach sei, als ausländischer Flüchtling kein Geld vom deutschen Amt bekäme, aber umso mehr Hunger hatte und nur versucht habe, die Nahrungsmittel zu stehlen, um nicht zu verhungern. Die gestohlene Ware habe einen Wert von weniger als 10,– Euro gehabt und das sei straffreier „Mundraub", da er die Nahrungsmittel sofort habe essen wollen. Später, auf dem Polizei-Revier habe ein Polizist ihm aus Mitleid sein eigenes Pausenbrot spendiert. Der Besitzer des Supermarktes beklagt, dass er ständig Personen beim Stehlen erwische, die behaupten arm zu sein, den Schaden würde ihm aber niemand bezahlen und er sei ja schließlich nicht vom Sozialamt. Letztlich müsse er das, was geklaut wird, den ehrlichen Kunden an Kosten draufschlagen, was er als ungerecht empfindet.
Welche Strafe würden Sie für angemessen halten? Sollte man den Dieb überhaupt bestrafen oder freilassen? Begründen Sie Ihr Urteil kurz:

2. Ein Lehrer ist angeklagt, weil er einem 9-jährigen Schüler eine Ohrfeige gegeben hatte. Er selbst behauptet zunächst, der Schlag ins Gesicht des Schülers sei nur reine Abwehr gewesen, denn bei dem Versuch das Kind zu bändigen habe der Neunjährige versucht ihn zu beißen. Mitschüler bestätigen aber, dass der Lehrer den Jungen mit der einen Hand am Arm festgehalten und mit der anderen Hand geschlagen habe. Die Eltern des Kindes bringen ein ärztliches Attest, das eine deutliche Rötung und Schwellung der linken Wange kurz nach dem Vorfall befundet. Schließlich gibt der Lehrer die „Watsche" zu; zwecks seiner Verteidigung berichtet er aber, dass der betreffende Junge mitten im Unterricht in aggressiver Weise das Schulheft seines Nachbarn zerrissen und dessen Schreibutensilien im Klassenzimmer umhergeworfen habe. Als er den Schüler deswegen zur Rede stellen wollte, stand dieser auf, schrie ihn an *„Du blöder Penner hast mir gar nichts zu sagen!"* und spuckte dem Lehrer ins Gesicht. Daraufhin sei die Situation eskaliert. Einige der Schüler-Zeugen bestätigen den Ablauf, andere wollen nichts gesehen haben. Die Eltern des Jungen beharren darauf, dass ihr Kind so etwas niemals sagen oder tun würde, zu Hause sei er das bravste Kind, das man sich vorstellen kann. Eine andere Lehrerin, die das Kind auch aus ihrem Unterricht kennt, bestätigte vor Gericht aber wiederum, dass der Schüler durchaus verhaltensauffällig sei.
Welche Strafe würden Sie für angemessen halten? Sollte man den Lehrer überhaupt bestrafen oder freilassen? Begründen Sie Ihr Urteil kurz:

3. Ein 84-jähriger Mann ist wegen Mord angeklagt. In den Akten ist nachzulesen, dass er seine 79-jährige Frau mit der Überdosis eines Herz-Medikaments getötet hatte. Der Mann hatte die Tat zunächst geleugnet und behauptet, er habe möglicherweise seiner Frau versehentlich die Abend-Medikation doppelt verabreicht. Die bei der Obduktion im Blut nachgewiesene Menge war aber rund das Vierzigfache dessen, was die Frau hätte bekommen sollen. Zur Verteidigung seines Mandanten schreibt der Rechtsanwalt, dass die Frau schwer dement gewesen sei und den Angeklagten jahrelang tyrannisiert habe. Sie habe ihn ständig angekreischt und von ihm verlangt, dass er sie bedienen müsse. Tagsüber war sie bettlägerig und gab an, nicht aufstehen zu können, nachts sei sie regelmäßig wach gewesen, sei stundenlang in der Wohnung umhergewandert und habe z. B. Schränke ausgeräumt. Sie sei schließlich so dement gewesen, dass sie ihren eigenen Mann nicht mehr zuverlässig erkannte, einmal auf den Flur ging und nach der Polizei schrie, es sei eine fremde Person in ihrer Wohnung. Mehrfach habe sie nach ihm geschlagen oder getreten und ihn dabei teilweise nicht unerheblich verletzt. In ein Pflegeheim habe er sie nicht bringen wollen, da es sich um eine Eigentumswohnung handelte und das Paar weit über Hunderttausend Euro auf dem Konto hatte. Er hätte die Heimkosten zum größeren Teil selbst bezahlen müssen und das ganze Geld, wofür er sein Leben lang gearbeitet hatte, wäre dafür weggegangen; er wollte es aber seiner Tochter vererben. Nach Einschätzung des zuständigen Facharztes habe seine Frau in dem Zustand einer schweren Demenz aber ohnehin nur noch höchstens ein Jahr lang leben können und wäre zum Schluss bettlägerig geworden, er hätte sie füttern, waschen und säubern müssen; dem fühlte er sich nicht gewachsen. Der 84-Jährige gibt auch an, dass er seiner Frau diese letzte Zeit habe ersparen wollen und dass sie durch das Medikament eigentlich einen *„schönen Tod“* gehabt habe, da sie im Schlaf verstorben sei. Welche Strafe würden Sie für angemessen halten? Begründen Sie Ihr Urteil kurz:

17.4 Urteilsfähigkeit: Tipps & Tricks im Alltag

Gerade die letzte Übung (Gerichtsfälle) zeigt, dass es oft nicht immer ein „wahr“ oder „unwahr“ oder einen „Täter“ und „Geschädigten“ gibt, sondern oft ist unsere Welt komplizierter und jeder hat seine eigenen und oft durchaus nachvollziehbaren Motive, so dass es schwer sein kann, Recht zu sprechen und Schuldige von Unschuldigen zu trennen. Hier gilt es abzuwägen und genau das ist ein wesentliches Kriterium des Konstruktes der Urteilsfähigkeit.

Urteilsfähigkeit lässt sich durchaus im Alltag üben, indem man den Patienten fragt, ob das Verhalten eines anderen in seinen Augen richtig oder falsch war. Neben realen Personen, wie z. B. Freunde, Bekannte und Nachbarn, kann man hierzu auch kleine Zeitungsartikel benutzen oder im Verlauf eines TV-Films gelegentlich fragen, ob die Handlung einer dargestellten Person korrekt oder moralisch verwerflich ist. Gerade Kinofilme beinhalten ja gerne einen Bösewicht, der ganz schrecklich schlimme Dinge tut und den edlen Helden, der gerade die Welt rettet, auf der anderen Seite des Flatscreens.

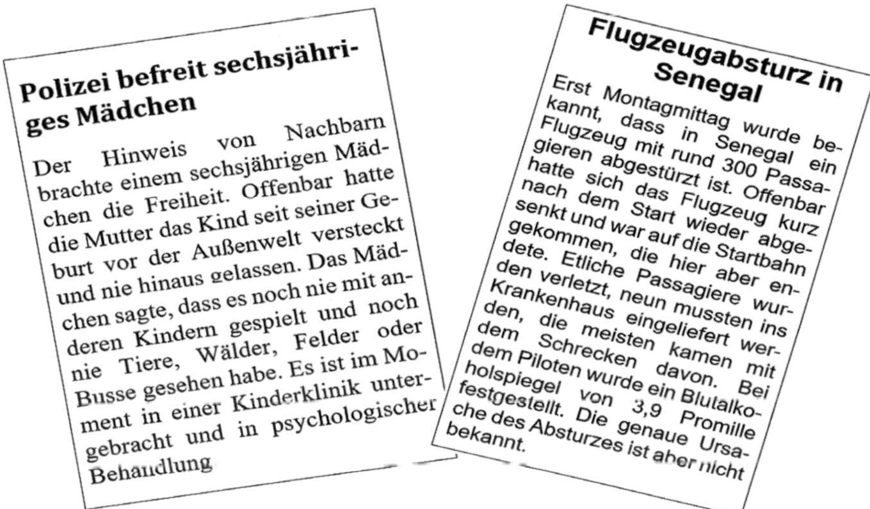

Polizei befreit sechsjähriges Mädchen

Der Hinweis von Nachbarn brachte einem sechsjährigen Mädchen die Freiheit. Offenbar hatte die Mutter das Kind seit seiner Geburt vor der Außenwelt versteckt und nie hinaus gelassen. Das Mädchen sagte, dass es noch nie mit anderen Kindern gespielt und noch nie Tiere, Wälder, Felder oder Busse gesehen habe. Es ist im Moment in einer Kinderklinik untergebracht und in psychologischer Behandlung

Flugzeugabsturz in Senegal

Erst Montagmittag wurde bekannt, dass in Senegal ein Flugzeug mit rund 300 Passagieren abgestürzt ist. Offenbar hatte sich das Flugzeug kurz nach dem Start wieder abgesenkt und war auf die Startbahn gekommen, die hier aber endete. Etliche Passagiere wurden verletzt, neun mussten ins Krankenhaus eingeliefert werden, die meisten kamen mit dem Schrecken davon. Bei dem Piloten wurde ein Blutalkoholspiegel von 3,9 Promille festgestellt. Die genaue Ursache des Absturzes ist aber nicht bekannt.

In Kinofilmen wird es einem leicht gemacht, den Bösewicht vom Engelchen zu unterscheiden, im Alltag ist das deutlich schwerer. Wenn jemand zu einer rigiden, d. h. extrem starren Beurteilung neigt, dann kann man versuchen, dass diese Person auch Gegenargumente berücksichtigt. Oft ist das aber ein sinnloses Unterfangen, wenn eine Meinung sich bereits verfestigt hatte und immer wieder verteidigt werden musste, werden auch gesunde junge Menschen oft stur wie ein Maulesel.

18. Kreativität

Der Begriff „*Kreativität*" stammt von dem lateinischen „*creare*" was soviel wie „*erschaffen*" bedeutet. Kreativität wird meist der künstlerischen Arbeit zugeordnet, wenn hier ein besonders originelles und neues Kunstwerk geschaffen wird. Das ist jedoch nicht ganz richtig, denn auch im Alltag jedes Menschen sind wir gezwungen, uns ständig neue Dinge auszudenken und damit kreativ zu arbeiten. Es fängt damit an, dass man sich z. B. überlegen muss, wie man sein Wohnzimmer neu einrichtet, wie man ein Festessen möglichst schmackhaft zusammenstellt, wie und mit welchen Blüten man einen Blumenstrauß bindet, was man in eine Glückwunschkarte an eine besonders nette Person schreibt, wie man den Chef überzeugt, eine Gehaltserhöhung zu bekommen oder wie man eine defekte Pumpe repariert, wenn das passende Ersatzteil schon seit zehn Jahren nicht mehr hergestellt wird.

Der Ablauf des kreativen Denkens besteht aus zwei Stufen: 1. Assoziationsreiches, spielerisches, bildhaftes Zulassen aller noch so verrückten Ideen, völlig ohne Eingrenzungen, im entspannten Zustand mit divergentem Denken. 2. Auswahl und systematische Ausarbeitung der besten Idee mit konzentriertem konvergentem Denken. Prüfung des Nutzens und der Anwendbarkeit. Dann erfolgt die weitere Ausarbeitung.

Die „*freie Assoziation*" ist eine Technik, die ursprünglich aus der psychoanalytischen Therapie von Sigmund Freud stammt. Hier liegt der Patient entspannt auf einer Couch und der Therapeut fordert ihn auf, stets den ersten Gedankengang auszusprechen, der ihm in den Sinn kommt. Die freie Assoziation lässt sich aber ebenso als Kreativitätstechnik benutzen, indem man zu einem Problem oder einem Begriff einfach, völlig ohne jede Zensur, alle Begriffe aufschreibt, die einem in den Sinn kommen. Sie möchten für eine gute Freundin ein kurzes Gedicht auf ihrer Hochzeit vortragen. Im Brainstorming fallen Ihnen ein: *Helga, Hochzeitspaar, rote Haare, attraktiv, hilfsbereit, kennen uns lange, sie ist klug, usw.* Und nun muss man nur noch passende Reime finden, zum Beispiel:

Wir erkennen Dich seit tausend Jahren,
an deinen roten Zottelhaaren.
Ihr sollt ein Paar jetzt werden,
Du kriegst die schönste Frau auf Erden,
doch ist sie nicht nur attraktiv,
auch vom Wesen her sehr tief.
Deine künftige Frau ist extrem gescheit,
auch ist sie immer hilfsbereit ...

18.1 Übung Kreativität: Tiere

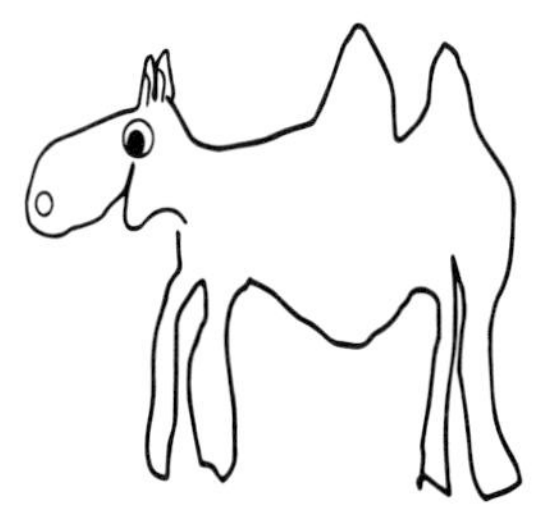

Untenstehend finden Sie den Kopf eines Tieres. Ihre Aufgabe besteht nun darin, den Körper des Tieres weiterzuzeichnen. Versuchen Sie möglichst viele unterschiedliche Tiere zu zeichnen. Es geht nicht um Perfektion, sondern um Erfindungsreichtum; gerne können Sie auch Tiere malen, die es gar nicht gibt, z. B. ein Nacktschwanzeichhorn.

18.2 Übung Kreativität: Geschichte erzählen

Bitte erfinden Sie eine Fortsetzung der unten folgenden Geschichte: Wie kann es weitergehen? Versuchen Sie möglichst viele (nicht unbedingt alle) der folgenden Wörter in Ihrer Geschichte unterzubringen: *affig, aggressiv, albern, attraktiv, berechnend, betrunken, bitter, blutig, brutal, chaotisch, deftig, düster, eiskalt, fatal, gemein, gefühllos, glühend, gruselig, hässlich, hundeelend, kahl, kaputt, knochig, nebelig, rosa, sandig, sauber, saumäßig, schmerzhaft, sozialistisch, staubtrocken, süß, tranig, übel, unheimlich, verschnupft, vollschlank, wütend, zerfetzt.*

Annemarie lag todmüde in einer Tiefschlaf-Phase in ihrem Bett, als es an ihre Wohnungstür klopfte. Es dauerte ein paar Minuten, bis sie aufwachte und schlaftrunken auf den Wecker blickte: 02:47 zeigte das Ziffernblatt. Vielleicht ein Notfall bei den Nachbarn? Sie wankte zur Wohnungstür und blickte durch den Spion, doch der Flur war leer, also schlurfte sie ins Schlafzimmer zurück und wollte sich gerade wieder hinlegen, um den so unsanft unterbrochenen Nachtschlaf nachzuholen. Aber erneut klopfte es und sie merkte, dass es nicht an ihrer Tür pochte, sondern am Fenster. Sie erschrak, wer würde um diese Uhrzeit an ihrem Fenster im III. Stock klopfen?

18.3 Übung Kreativität: Dating-App

Stellen Sie sich vor, Sie wären Single, einsam und auf Partnersuche. Sie eröffnen eine Seite auf einer *Dating-App*. Was würden Sie über sich schreiben, um das Herz eines anderen Menschen zu gewinnen?

Bitte nenne mich: ______ *Mein Geschlecht:* ______ *Mein Alter:* ______ *Körpergröße:* ______ *Gewicht:* ______ *Ich lebe im Raum:* ______ *So sehe ich aus:* →:	[Ihr Bild]

Ich suche hier: ______

______

______

______

Meine Freunde/Freundinnen würden mich so beschreiben: ______

______

______

______

______

Meine Hobbys: ______

Mein Beruf: ______

Meine Lieblingsmusik: ______

Mein Lieblingsfilm: ______

Meine Lieblingsfarbe: ______

Sport: ______

Meine Stärken: ______

______

______

Meine Schwächen: ______

______

18.4 Kreativität: Tipps & Tricks im Alltag

Kreatives Arbeiten verlangt Flexibilität, d. h. geistige Beweglichkeit und Originalität. Besonders einfach haben es Menschen, die von Natur aus neugierig sind und sich nicht so sehr an vorgegebene Regeln halten. Dadurch sind Kinder oft sehr kreativ, denken sich selbst Spiele aus oder malen fantasiereiche Bilder; eine Fähigkeit, die bei vielen Menschen im Erwachsenenalter leider völlig verlorengeht. Aber Kreativität ist auch etwas, das man erlernen kann, sie ist absolut nicht nur Genies vorbehalten. Eine Fülle von Techniken erlaubt es auch dem Laien, künstlerisch tätig zu werden. Allzu leicht übersetzt man „Kreativität“ damit, dass etwas völlig Neues geschaffen werden muss. Das ist nicht ganz richtig, denn man kann heutzutage so gut wie nichts absolut Neues mehr erfinden. Die meisten Erfindungen sind lediglich Weiterentwicklungen oder Verbesserungen von bereits Bestehendem. Man sollte also die Messlatte nicht zu hoch ansetzen. Seien Sie nicht unzufrieden mit der Originalität Ihrer Arbeiten, wenn es etwas Ähnliches bereits gibt. Es ist schon viel wert, wenn eigene Ideen ein kleines Bisschen besser sind als das, was bisher vorhanden war und benutzt wurde. Auch Automodelle, Bücher und Musikstücke gibt es reichlich und dennoch werden Jahr für Jahr neue entwickelt.

Es gibt für viele Aufgaben nur eine einzige richtige Lösung und der größere Teil der im Alltag anfallenden Arbeiten verlangt konvergentes Denken, d. h. auf ein Ziel hin gerichtet. Das Gegenteil des konvergenten Denkens ist das divergente Denken. Hier geht es darum, etwas Neues zu erfinden und das klappt mit den zielgerichteten Gedanken nicht mehr. Man muss versuchen, auch unlogisch erscheinende Assoziationen zuzulassen. Viele Künstler, Maler, Musiker, Buchautoren wie auch Filmregisseure sind deshalb berühmt geworden, weil sie über genau diese Fähigkeit verfügen. Während der größere Teil der Bevölkerung eingleisig und stur zielgerichtet denkt, lassen diese Künstler ihre Assoziationen in alle Richtungen zerfließen und widmen sich dann den abwegigsten aber zugleich auch interessantesten Ideen. Während wir konvergenten Denkvorgängen durchaus auch im überfüllten Büro nachgehen können, verlangt assoziationsreiches, divergentes Denken immer eine ruhige, entspannte Situation. Je verkrampfter man an der Lösung eines Problems herumbohrt, das Fantasie verlangt, umso weniger wird es gelingen. In entspannten Situationen dagegen, sogar in der Badewanne, beim Einschlafen oder bei einem ruhigen Spaziergang, wenn die Gedanken frei und ungehemmt fließen, klappt es viel mehr, auch auf neue Ideen zu kommen. Originalität kann man nicht erzwingen. Oft hat man die besten Ideen, wenn man gar nicht damit rechnet

19. Berufliche Belastbarkeit

Es gibt zwei Häufigkeitsgipfel für Hirnschädigungen und zwar einmal bei jungen Leuten zwischen 15 und 30 Jahren durch Unfälle und einen zweiten Gipfel durch Schlaganfälle oberhalb des 60. Lebensjahrs. Insbesondere für die erste Gruppe ist die (Wieder-)Eingliederung in das Berufsleben wichtig. Neben dem individuellen Leid liegt der Gesamtschaden bei einem einzigen jungen Menschen, der nicht ins Berufsleben (zurück-)geleitet werden kann, bei weit über einer Million Euro pro jungem Patient. Von daher ist der Richtsatz „Rehabilitation geht vor Rente" sinnvoll; es darf nichts unversucht bleiben, um die Betroffenen beruflich zu (re-)integrieren.

Die Rehabilitationskette sieht nach der Akutphase im Krankenhaus eine Anschlussheilbehandlung (AHB) vor. Ist die Arbeitsfähigkeit noch nicht wieder hergestellt, kommen in Betracht:

- weitere medizinische Maßnahmen (Phase I);
- medizinisch-berufliche Maßnahmen (Phase II);
- berufliche Förder- oder Umschulungsmaßnahmen (Phase III);
- stufenweiser Wiedereinstieg (Hamburger Modell) für Menschen, die ihre Anstellung noch haben.

Wenn eine berufliche Reintegration nicht möglich ist, kann der Betroffene eine meist zunächst auf zwei Jahre zeitlich befristete Erwerbsunfähigkeitsrente erhalten. Das Sozialgesetz unterscheidet hier eine Belastbarkeit von unter drei Stunden täglicher Arbeitszeit, mit der man eine Rente beantragen kann, einen mittleren Bereich zwischen 3 und 6 Stunden täglicher Arbeitszeit, mit der man eventuell Anspruch auf eine Teilrente oder auf fördernde Maßnahmen hat und eine Belastbarkeit von über 6 Stunden, mit der man als voll vermittelbar auf dem normalen Arbeitsmarkt eingestuft wird und in der Regel keinen Rentenanspruch hat. Absolut oberproblematisch ist es, eine solche Einstufung überhaupt zu treffen, da die Belastbarkeit von Patienten mit Hirnschäden extrem instabil ist und die Patienten nach guten Leistungen an einem Tag an dem darauffolgenden Tag oft totale Zusammenbrüche erleiden können, insbesondere wenn sie sich überlastet haben. Kritisch ist vor allem, dass in sozialrechtlichen Einstufungen der potenziellen täglichen Arbeitszeit von den Gutachtern oft lediglich die Erkrankungen und Defizite aufgezählt werden und der Gutachter dann zu dem Schluss kommt, dass man mit diesen Einschränkungen aber durchaus noch über 6 Stunden täglich einsetzbar ist. Statt die Defizite aufzureihen hätte man aber prüfen müssen, welche Ressourcen der Betroffene trotz seiner Erkrankung noch hat und in welchem Ausmaß er damit arbeitsfähig ist. Regelrechte Belastungsproben über mehrere Tage werden hier eher selten durchgeführt, obwohl sie letztlich das einzige Maß sind, mit dem man wirklich einstufen kann, ob jemand nach einer Hirnschädigung wieder ganztags beruflich aktiv werden kann.

Anders zu beurteilen ist die Berufsunfähigkeit, die nur greift, wenn der Patient für genau den Beruf, den er ausübt, eine entsprechende Versicherung abgeschlossen hat. D. h. wenn jemand eine Berufsunfähigkeitsversicherung für den Beruf als Bau-Ingenieur abgeschlossen hat und diese Tätigkeit nicht mehr ausüben kann, weil ihm dreidimensionales Denken fehlt, erhält er eine Berufsunfähigkeit-Rente, kann aber durchaus einer anderen (meist weniger komplexen) beruflichen Tätigkeit nachgehen.

Bei Arbeitsunfällen ist die zuständige Berufsgenossenschaft für die Kosten zuständig. Allerdings nur für alle Gesundheitsschäden, die wirklich auf den Unfall bzw. andere typische Berufserkrankungen zurückzuführen sind. Hier sind oft komplizierte Zusammenhangs-Gutachten notwendig, in denen Vorschäden (z. B. frühere Unfälle) und andere Risikofaktoren (z. B. Rauchen, Alkoholkonsum) quasi „herausgerechnet" werden müssen.

Für berufliche Maßnahmen muss der Patient medizinisch stabil sein; die Belastbarkeit sollte mindestens bei über drei Stunden täglich liegen. Für eine Ausbildung oder Umschulung muss die Arbeitsfähigkeit mindestens sechs Stunden betragen.

Wichtig ist, beim zuständigen Landesamt einen Grad der Behinderung (GdB) zu beantragen. Ab einem GdB über 50 gilt der Patient als schwerbehindert und hat z. B. Anspruch auf einen behindertengerechten Arbeitsplatz. Ab einem GdB von 30 kann man beim Arbeitsamt eine Gleichstellung mit einem Schwerbehinderten beantragen, wenn dies den Erhalt des Arbeitsplatzes unterstützt. Über BEM-Gespräche (Berufliches Eingliederungs-Management), an denen der Patient, der Chef, sowie Vertreter des Personal- und Betriebsrates teilnehmen, versucht man dann eine geeignete Position innerhalb der bisherigen Firma zu finden.

Hirngeschädigte können oft dieselben Leistungen erbringen wie gesunde Menschen, brauchen dafür aber oft deutlich mehr Zeit. Auch Persönlichkeitsveränderungen, z. B. erhöhte Reizbarkeit, und die reduzierte Fähigkeit störende Umweltbedingungen wie etwa Telefonklingeln, Tippen der Kollegen auf der Tastatur, Türklappern usw. auszublenden, erleichtern den Patienten die Arbeit z. B. in einem Großraumbüro nicht. Wie gesagt haben die Betroffenen ab einem GdB >50 Anspruch auf einen behindertengerechten Arbeitsplatz, wie z. B. ein eigenes, ruhiges Arbeitszimmer. In der Praxis ist das leider oft nicht machbar.

Für die Reha-Prognose sollte die prämorbide Leistungsfähigkeit (schulische und berufliche Karriere) erfragt werden. Überspitzt gesagt, ist es wohl eher unwahrscheinlich, dass ein Patient ohne Schulabschluss, der nie richtig gearbeitet hat, dafür aber mengenweise Drogen und Alkohol verbraucht hat, nach einer Schlägerei mit Schädel-Hirn-Trauma nun durch die Rehabilitation künftig fähig sein wird, ein dauerhaftes Arbeitsverhältnis aufrecht zu erhalten.

Eine umfassende Arbeitsplatzanalyse und ein Abgleich der Anforderungen mit dem Leistungsprofil des Rehabilitanden kann helfen, Enttäuschungen zu vermeiden. Hierzu gibt es mehrere standardisierte Verfahren, mit denen sowohl ein Anforderungs- als auch ein Fähigkeitsprofil erstellt wird. Differenzen zwischen beiden Profilen sollten Anlass geben, die entsprechenden Funktionen gezielt zu trainieren. Sind die Kurven völlig inkongruent, muss über eine Umschulung nachgedacht werden. Andere Systeme versuchen demgegenüber versteckte Potenziale aufzudecken und den Patienten in Tätigkeitsbereichen einzusetzen, die er noch beherrscht.

Eine Arbeitsprobe im realen Beruf ist letztlich jeder noch so ausgeklügelten Testbatterie deutlich überlegen. Auftretende Probleme ermöglichen dann eine bessere Therapie- und Zukunftsplanung. Ein zu früher Arbeitseinsatz kann den Rehabilitanden leider auch erheblich frustrieren, wenn er der Belastung entgegen aller Hoffnungen nicht gewachsen ist, und auch beim Arbeitgeber wird eine skeptische Haltung aufgebaut.

Für Jugendliche ohne Ausbildung stehen Berufsbildungswerke (BBW) zur Verfügung. Patienten, die ihren erlernten Beruf nicht mehr ausüben können, machen Umschulungen in Berufsförderungswerken (BFW). Viele Hirngeschädigte finden nach Abschluss der Ausbildung leider keine Anstellung. Obwohl alle größeren Firmen, die keine Behinderten einstellen, Ausgleichsabgaben zahlen müssen, besteht von Seiten der Arbeitgeber leider oft nur geringe Bereitschaft, Behinderte zu beschäftigen.

19.1 Übung-Belastbarkeit: Namen sortieren

Bitte sortieren Sie die folgenden Namen in alphabetischer Reihenfolge des Nachnamens und in die richtige Spalte für den jeweiligen Wohnort in die Tabelle auf der folgenden Seite ein. Es reicht, wenn Sie nur den Nachnamen eintragen. Also z. B.:

BERLIN	WIEN	ZÜRICH
BRAUER	AUSTERMANN	AUERTAL
CHRUSTNER	ATZKOPF	...
GUTTMANN	...	
...		

Leander Losikowsky (Zürich), Annegret Melkmann (Wien), Sarah Klimperer (Zürich), Thorsten Freier (Zürich), Leonie Habicht (Wien), Angelika Herrmanns (Berlin), Frauke Achims (Wien), Silke Freudenberg (Zürich), Chiara Schelling (Berlin), Claudia Wahlberg (Wien), Nina Heiermann (Zürich), Melanie Quentin (Wien), Elfriede Timmermann (Berlin), Liane Austermann (Wien), Helen Ycker (Zürich), Hendrik Hintermann (Wien), Fred Histner (Berlin), Maya Ostreich (Zürich), Frederik Guttmann (Berlin), Maria Prachtowitz (Wien), Denise Auertal (Zürich), Marianne Vielmann (Wien), Erika Endlos (Zürich), Antonia Seger (Wien), Gesine Schmitt (Berlin), Gerd Blockberg (Wien), Elias Murkowsky (Zürich), Hermann Drucker (Wien), Sascha Witworski (Zürich), Matthias Alberns (Wien), Henning Brauer (Berlin), Inge Spitzer (Zürich), Jan Zanderer (Berlin), Ingmar Gerberer (Zürich), Jasmin Horowitz (Berlin), Ursula Schrammer (Zürich), Jennifer Chrustner (Berlin), Jürgen Knüppner (Berlin), Karl Klausener (Berlin), Gunnar Jedermann (Zürich), Linda Buchmann (Wien), Mike Wendiger (Berlin), Miranda Stelzner (Berlin), Thomas Frueger (Berlin), Hugo Atzkopf (Wien).

BERLIN	WIEN	ZÜRICH

19.2 Übung-Belastbarkeit: Rechnungen

Bitte füllen Sie die Rechnung für die untenstehenden Bestellungen aus. Waren und Preise finden sie hier:

Hexenkraut (100 g)	**10,00 €**
Krötenschleim (1 g)	**12,00 €**
Liebestrunk (10 ml)	**8,00 €**
Luftküsse (1000 Stck.)	**2,00 €**
Purzelbäume (50 Stck.)	**5,00 €**
Unsichtbarkeit (1×)	**16,00 €**
Kopfnüsse (500 Stck.)	**6,00 €**
Zauberstab (1 Stck.)	**18,00 €**

Hexenbesen (1 Stck.)	**7,00 €**
Pentagramm (1 Stck.)	**9,00 €**
Zauberhut (1 Stck.)	**14,00 €**
Flugzauber (10 Stck.)	**14,00 €**
Knochenmehl (100 g)	**11,00 €**
Hypnosezauber (1×)	**19,00 €**
Hexenkessel (1 Stck.)	**13,00 €**
Regenbogen (5 Stck.)	**17,00 €**

Bitte ordnen Sie die obige Liste alphabetisch, um Ihre Rechnungen schneller schreiben zu können:

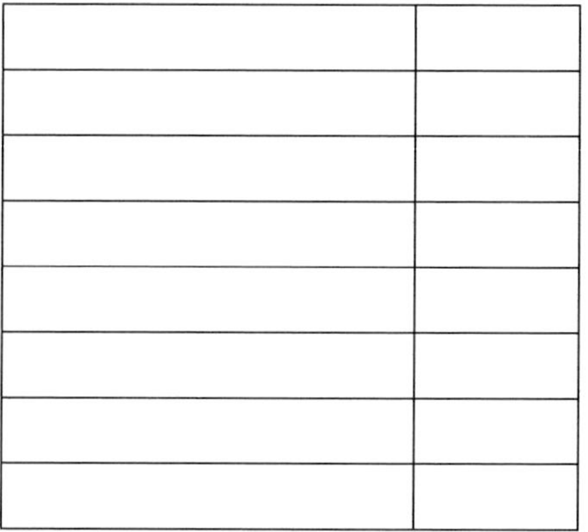

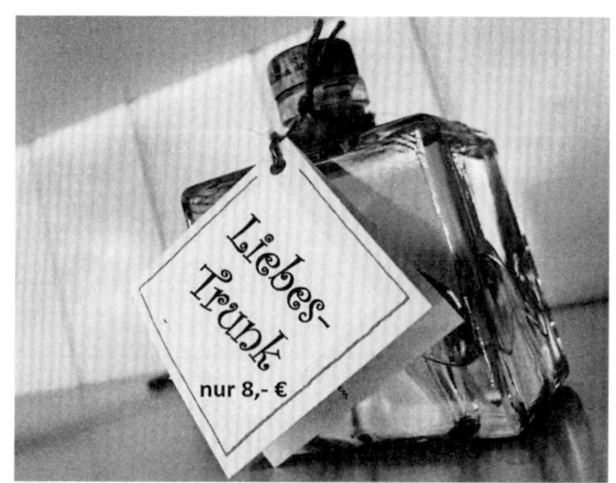

1. Die Firma „Das Hexenwerk", Zaubergarten 100 in ZWERGENBERG hat bestellt: 1× Regenbogen, 2× Zauberhüte, 1× Pentagramm, 10 Pakete Liebestrunk, 31 Pakete Hexenkraut.

An Firma

____

____

____

Anzahl	Ware	Einzelpreis	Gesamtpreis
SUMME:			

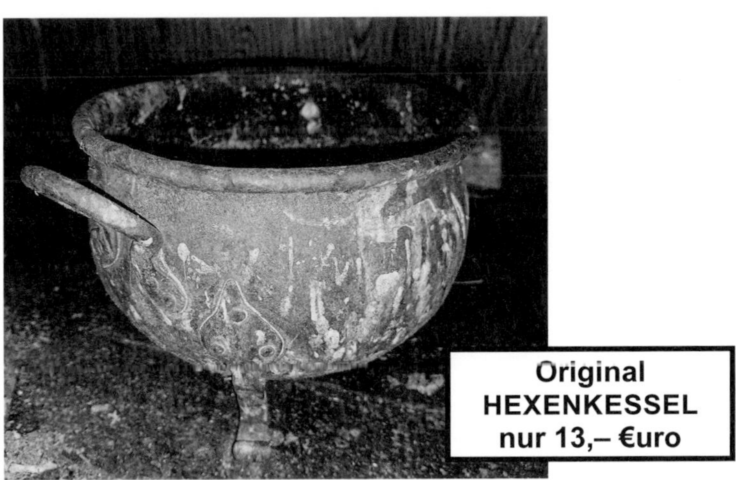

2. Bestellung: Zauberlehrlingsschule, Nordsüdostweg 666, ELFENDORF hat bestellt: 3× Knochenmehl, 1× Hypnosezauber, 1× Flugzauber, 10× Unsichtbarkeit, 20× Zauberstäbe, 25× Krötenschleim, 50× Zaubernüsse, 3× Regenbogen, 5× Zauberhüte, 2× Hexenkessel.

An Firma

____

____

____

Anzahl	Ware	Einzelpreis	Gesamtpreis
SUMME:			

3. Bestellung: Magie-Institut, Sumpfmoorweg 77a, DÜSTERBERG hat bestellt: 53× Hexenkraut, 5× Krötenschleim, 50× Liebestrunk, 2× Luftküsse, 3× Purzelbäume, 10× Unsichtbarkeit, 1× Kopfnüsse, 10× Zauberstäbe, 10× Hexenbesen, 10× Hexenkessel.

An Firma

____

____

____

Anzahl	Ware	Einzelpreis	Gesamtpreis
SUMME:			

Lösung: 1. Rechnung: 444,00 Euro, 2. Rechnung: 1.333,00 Euro, 3. Rechnung: 1.555,00.

Weitere Aufgaben hierzu bestehen darin, dass Sie sich selbst Bestellungen schreiben und dann die Rechnungen dazu anfertigen.

19.3 Belastbarkeit: Tipps & Tricks im Alltag

Viele Patienten, die eine Hirnschädigung erlitten haben, möchten gerne so rasch wie möglich wieder arbeiten gehen. Nicht selten fangen die Betroffenen viel zu früh an und überlasten sich völlig, was dann zu Frustrationen bis hin zu regelrechten Zusammenbrüchen führt. Nach einer Läsion des ZNS gilt es, die Leistungsfähigkeit allmählich wieder aufzubauen. Das kann durchaus zunächst auch im häuslichen Milieu durchgeführt werden. Langfristig gibt es heute unzählige Einrichtungen, in denen diese Leute in einem geschützten Rahmen ihre Arbeitsfähigkeit erproben können. In der Regel zahlen Rentenversicherungen, Arbeitsamt oder Berufsgenossenschaften solche Erprobungen. Zu Hause kann man aber durchaus auch schon vorher beginnen, die Belastbarkeit Stück für Stück zu steigern. Der Betroffene selbst muss dabei zum Sachkundigen für seine eigene Leistungsfähigkeit werden und spüren, wo seine Grenzen sind.

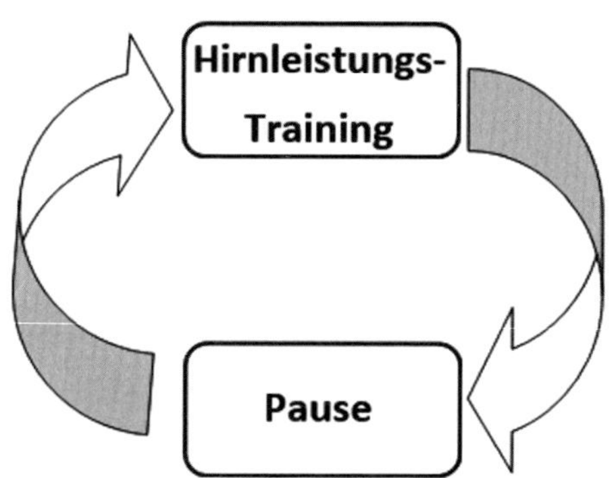

Auch ein völlig gesunder Mensch kann nicht 8 Stunden ohne Pause durcharbeiten. Jeder macht intuitiv eine Pause, wenn die Speicher der Botenstoffe im Gehirn sich der Nullgrenze nähern. Man kann sich dann nicht mehr konzentrieren, beginnt vermehrt Fehler zu machen und versteht zum Teil gar nicht mehr, was man lesen oder tun soll. Das Gehirn regeneriert sich meist erstaunlich schnell. Oft reichen kurze Pausen, um wieder leistungsfähig zu sein, etwa ein Schwätzchen mit dem Kollegen, ein kurzer Spaziergang oder zur Not geht man einfach mal etwas länger auf die Toilette. Was für den Gesunden gilt, das gilt für Patienten mit neurologischen Schäden umso mehr. Sie benötigen ein gutes Pausen-Management, dann halten sie erstaunlich lange durch. Es kann sein, dass die Belastungsspanne anfangs nur 10 oder 15 Minuten beträgt, bis man eine Pause machen muss, aber wenn man das immer wieder trainiert, wird die Zeit, die man durchhält, stückweise immer länger. Gut ist hierbei auch der Wechsel unterschiedlicher Tätigkeiten, z. B. ½ Stunde Hirnleistungstraining, dann ½ Std. Pause, danach ½ Stunde Haus- oder Gartenarbeit, anschließend ein kleiner Spaziergang und wenn es geht, durchläuft man diesen Zyklus noch ein zweites Mal, ein drittes Mal, ein viertes Mal ...?

20. Umgang mit Ängsten und Depressionen

Patienten mit einer Hirnschädigung können auf unterschiedliche Arten Veränderungen ihrer Persönlichkeit erfahren. Zum einen verständliche Depressionen als Reaktion darauf, sich aus einem oft völlig normalen Leben plötzlich im Zustand eines Schwerbehinderten zu befinden. Typisch sind, z. B. nach einem Schlaganfall, auch Ängste bei kleinsten körperlichen Veränderungen wie normaler Schwindeligkeit, dass so etwas wieder passiert. Unfall-Patienten leiden häufig unter reaktiven Ängsten, sobald sie sich in einer ähnlichen Situation befinden, nach einem Autounfall schwitzen sie *„Blut und Wasser"*, wenn sie in einen PKW einsteigen sollen. Tumor-Patienten leiden unter schlaflosen Nächten, je näher der Kontrolltermin für das nächste MRT rückt.

Depressionen und Ängste sind negative Emotionen, die man am besten mit positiven Gefühlen bekämpfen kann. Gerade, dass man *„dem Tod von der Schippe gesprungen"* ist, sollte Anlass dafür gegen, das Leben noch einmal zu genießen, einen Sinn dafür zu finden, warum man überlebt hat und sich bemühen sollte Gutes zu tun. Forschungen aus dem Bereich der Todesnähe-Erlebnisse (*Near-Death Experiences*) zeigen, dass gerade Menschen, die klinisch tot waren und nur mit den Methoden der modernen Intensivmedizin überlebt haben, künftig oft viel bewusster leben. Auch wenn Behinderungen vorhanden sind, sollte man es als riesige Chance sehen, das Leben überhaupt fortführen zu dürfen. Je weniger man über Defizite lamentiert und das, was man aufgrund der Schädigung nicht mehr kann und je mehr man sich auf das konzentriert, was man noch kann, umso mehr verschwinden auch Depressionen. Die ständige Auseinandersetzung mit der Frage *„Warum gerade ich?"* dagegen zermürbt und führt zu endlosen und meist sinnlosen Grübeleien.

Neben diesen reaktiven Folgen, die im Sinne einer Trauerarbeit oft überwunden werden können, gibt es gravierende Veränderungen, wenn die Schädigung Hirnareale betrifft, in denen unsere Persönlichkeitseigenschaften verankert sind. Ausschlaggebend für solche organischen Persönlichkeitsveränderungen ist vorrangig der frontale und hier insbesondere der orbitale Kortex, so dass die Folgen häufig unter dem Begriff „Frontalhirnsyndrom" subsumiert werden. Menschen mit frontalen Hirnverletzungen weisen oft höhere Impulsivität, mangelnde Kontrolle des eigenen Verhaltens, ein geringeres Einfühlungsvermögen in andere und Defizite der sozialen Kompetenzen auf. Hierdurch entstehen oft große Schwierigkeiten der Verhaltensweisen anderen gegenüber im Alltag.

Man differenziert zwei Varianten: Die Störung der Impulskontrolle und distanzlos-antisoziale Verhaltensweisen stehen im Vordergrund der Plusvariante, während bei der Minusvariante Antriebslosigkeit und Apathie vorherrschen. Bei einigen Patienten können beide Varianten auch gemeinsam auftreten. Beispiele sind das pseudodepressive Syndrom, es ist durch Antriebsarmut, Unzufriedenheit und fehlende Zukunftsplanung charakterisiert. Beim pseudopsychopathischen Syndrom zeigen die Patienten trotz massiver Schädigung euphorische Unbekümmertheit; Handlungen und sprachliche Äußerungen sind unpassend, distanzlos und überschreiten leicht gesellschaftliche Normen. Der impulsiv-ruhelose Patient verbreitet Hektik und bricht unvermittelt in Aktivität aus, ohne etwas Sinnvolles zu leisten.

Persönlichkeitsveränderungen werden, wie gesagt, hauptsächlich auf Schädigungen des Stirnlappens zurückgeführt, sind jedoch auch ohne frontale Läsion beobachtbar. Unterscheiden lassen sich zwei große Regelkreise des Charakters: zum einen die emotionale Basis, zum anderen erworbene Eigenschaften. Emotionale Grundlagen unseres Temperaments (z. B. Ängstlichkeit, Risikofreude, Kontaktreichtum, innere Ruhe usw.) sind größtenteils angeboren und damit eigentlich kaum beeinflussbar. Geht jedoch der Hirnbereich kaputt, in dem diese Persönlichkeitseigenschaften liegen, kann das durchaus den ganzen Charakter umkrempeln. Interessanterweise fällt das dem Betroffenen selbst oft kaum auf, da das eigne ICH sich immer als dieselbe Person wahrnimmt.

Der Mandelkern (Amygdala) ist ein wichtiges Zentrum für Emotionen, insbesondere für die Konditionierung von Angst. Eine Schädigung der Amygdala kann dazu führen, dass der Betroffene keine Furcht mehr spürt (z. B. beim Urbach-Wiethe-Syndrom). Der Hippokampus, eine Struktur im Schläfenlappen, ist ausschlaggebend für die Abspeicherung von Informationen im Gedächtnis. Da auch Erfahrungen aus unserem Leben unsere Persönlichkeit formen, spielt dieses Hirnareal gleichfalls eine Rolle. Betroffene, die aus Erfahrungen nicht mehr lernen können, da ihr Gedächtnis Handlungskonsequenzen nicht abspeichert, benehmen sich verständlicherweise seltsam. Das mesolimbische Belohnungssystem spielt gleichfalls eine Rolle für Persönlichkeitsveränderungen, bei einem Defekt entsteht z. B. das amotivationale Syndrom, die Betroffenen sind von sich aus nicht mehr motiviert etwas Sinnvolles zu tun, da die innere Zufriedenheit fehlt, die der gesunde Mensch spürt, wenn man etwas Schönes getan oder erlebt hat.

Der orbitofrontale Cortex liegt ganz vorne im Gehirn, direkt über den Augen. Patienten mit Läsion in diesem Hirnbereich können die Konsequenzen ihrer Handlungen nicht mehr adäquat voraussehen, manchmal zeigt sich eine verflachte, emotionslose Persönlichkeit. Auch ethische und moralische Grundsätze sind hier festgelegt; bei einer Schädigung des Frontallappens zeigt sich oft das klinische Bild antisozialen Verhaltens. Die Betreffenden sind schwer erziehbar, reagieren nicht auf Lob oder Strafe, werden häufig straffällig, ohne Einsicht in das Falsche ihrer Handlungen, ohne Gewissensbisse und ohne Empathie in das Leid ihrer Opfer.

Persönlichkeitsveränderungen sind testpsychologisch schwer festzustellen, da man keinen Vergleich dazu hat, wie der Patient vor der Hirnschädigung war. Bei der Diagnostik muss zunächst einmal auf die Selbst-, insbesondere aber die Fremdeinschätzung durch Angehörige, Bekannte und Kollegen zurückgegriffen werden.

Auch lassen sich charakterliche Veränderungen oft kaum von kognitiven Defiziten abgrenzen und beeinflussen sich überdies gegenseitig. Eine exakte Erfassung von Veränderungen erfordert daher hohe Kreativität. Vom Arbeitskreis Persönlichkeitsstörung-Hirnschädigung-Wesensveränderung der Gesellschaft für Neuropsychologie (GNP) wurde ein spezieller Fragebogen für cerebral geschädigte Patienten mit 16 Dimensionen entwickelt. Unverfälschte Introspektionsfähigkeit kann man bei Hirngeschädigten nicht als gegeben voraussetzen. Von daher ist die Interpretation von Persönlichkeitsfragebögen nur mit Vorsicht zu genießen. Brauchbarer sind Skalen zur Fremdeinschätzung, z. B. beinhaltet der Gießen-Test von Beckmann, Brähler & Richter Formblätter für eine Selbst- und eine Fremdeinschätzung. Die PAC-Bögen (Progressive Analyse und Curriculum von Günzburg) wurden für geistig behinderte Menschen entwickelt, hiermit lässt sich aber hervorragend bei Familienangehörigen oder auch beim Pflegepersonal erfragen, welche Alltagsfähigkeiten der Patient beherrscht (und welche nicht), außerdem gibt es ein Persönlichkeitsprofil, das auch hier positive Züge wie auch Probleme aufzeigt:

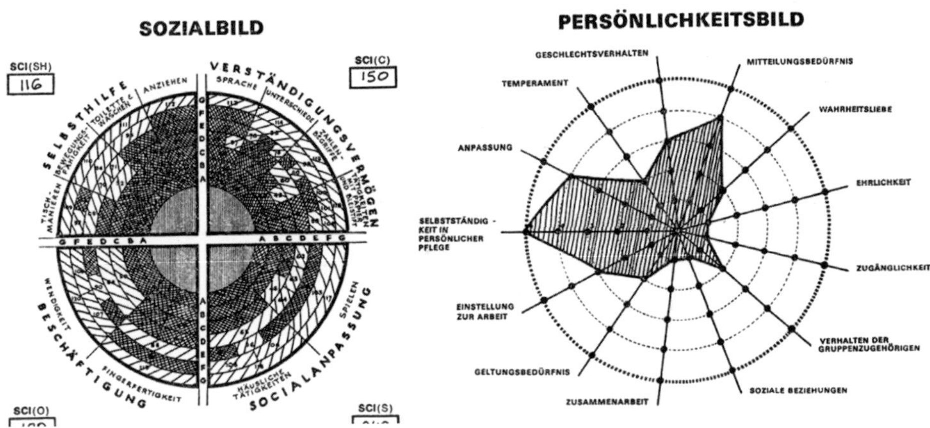

20.1 Übung: Kognitives Umstrukturieren

Die kognitive Verhaltenstherapie bietet hilfreiche Methoden, um mit destruktiven Gedankengängen besser umzugehen. Das Gehirn ist lernfähig und je häufiger man Negatives über sich selbst denkt, umso mehr verfestigen sich diese Grübeleien im Gehirn, bis man gar nicht mehr davon loskommt. Sinnvoll ist es, diese belastenden Kognitionen in die hinterste Ecke des Denkens zu schieben und durch positive Gedanken zu ersetzen. Das können Sie hier einmal üben. Schreiben Sie in die linke Spalte typische negative Gedanken, die Sie nur belasten und in die rechte Spalte einen positiven Satz, den Sie künftig stattdessen denken werden, um die Depressionen aus Ihrem Kopf zu fegen.

NEGATIVER GEDANKE	POSITIVER GEDANKE
Durch den Hirnschaden bin ich doch nur noch ein Ballast für meine Familie.	*Meine Familie liebt und unterstützt mich, jeder ist froh, dass ich das überlebt habe.*

20.2 Übung: Selbstvertrauen aufbauen

Die Verhaltenstherapie geht bei der Behandlung von Ängsten von dem eigentlich simplen Satz aus: *Angst wird man nur los, wenn man sie durchsteht!* Konkret bedeutet das, dass Befürchtungen immer stärker werden, je mehr man Situationen vermeidet, die zu Händezittern und Schweißausbruch führen, wenn man eine solche Situation aber meistert, dann wird die Angst mit jeder Erfahrung stetig immer weniger. Bitte schreiben Sie hier typische Situationen auf, in denen Sie Angst bekommen und bei denen Sie gerne lernen würden, sie durchzustehen und langfristig angstfrei zu erledigen. Typische Defizite sind z. B. alleine zu Hause bleiben, sich mit Besuch unterhalten müssen, alleine Einkaufen gehen, eine fremde Person ansprechen, mit öffentlichen Verkehrsmitteln fahren, alleine einen Arztbesuch machen, usw. Bitte schreiben Sie Ihre persönlichen Ängste in die folgende Tabelle:

Nun bringen Sie diese Ängste bitte in eine Hierarchie. Die Verhaltensweise, die Ihnen am wenigsten Angst bereitet, wird in der ganz linken Spalte mit der Zahl „1" nummeriert, die Handlung, die etwas mehr Angst macht, erhält die „2", diejenige, die noch mehr Befürchtungen auslöst wir mit „3" gekennzeichnet. Nun fangen Sie an, das mit einer 1 bezifferte Verhalten zu üben, möglichst täglich und möglichst oft, so lange bis sie diese Tätigkeit angstfrei erleben. Mit jedem Training wird es leichter! Danach folgen weitere Übungen mit der nächst-schwereren, also die in Nummer 2 beschriebene Handlung. Und so weiter. Es wird hin und wieder zu Rückschlägen kommen, lassen Sie sich davon nicht entmutigen. Machen Sie in die ganz rechte Spalte ein Häkchen, wenn Sie die Angst besiegt haben.

20.3 Ängste und Depressionen: Tipps & Tricks im Alltag

Schon zu einem frühen Zeitpunkt, wenn der Patient noch auf der Intensivstation liegt, können Angehörige stabilisierend auf den Patienten einwirken und Hoffnung vermitteln. Dr. J. S. Robinson, ein englischer Arzt, landete als Patient auf der Intensivstation. Er berichtete später: „*Die Besuche eines geliebten Menschen bleiben wie klare Inseln im Gedächtnis. Die Anwesenheit meiner Frau war die beste psychologische Therapie, besonders da sie von der dramatischen Not der Situation unbeeindruckt schien. Es war nicht nötig, dass sie viel mit mir sprach. Schon ihre vertrauenerweckende Gegenwart war mir eine sehr große Beruhigung*" (Robinson 1975, Seite 416 f.).

Karl-Heinz Pantke, ein nach einem Schlaganfall von einem Locked-In-Syndrom Patient betroffener Patient, der später den LIS-Verein gründete, schrieb gegenteilig Folgendes über die Sätze eines Psychologen, die ihn noch lange schwer belasteten: „*Besonders ein Erlebnis blieb mir in negativer Erinnerung. Ein Psychologe wollte mir einreden, dass ich mich mit meinem gesundheitlichen Zustand abzufinden hätte. Heute leide ich unter Depressionen. Zu der Depression hat sich die völlig unbegründete Angst gesellt, er könne Recht haben. Eine Angst, die ich vorher noch nie erlebt hatte. Musste ich nicht genug während meiner Krankheit leiden? Diese Behandlung hat aus einem Alptraum, den meine Krankheit darstellt, einen Horrortrip werden lassen. Ich mache mir nichts vor. Die Depressionen wären auch gekommen, wenn ich dies nicht erlebt hätte. Aber sie wären dann wohl nicht so heftig ausgebrochen. Mit der Psyche eines Menschen verhält es sich wie mit der Rinde eines Baumes. Was hier eingeritzt wird, ist auch nach Jahrzehnten noch sichtbar. Der Körper gesundet schnell, die Psyche langsam.*" (Pantke 1999, S. 44)

Die Behandlungsansätze bei Verhaltensstörungen lassen sich in zwei Bereiche aufteilen, einmal externe und dann interne Ansätze. Erstere beruhen darauf, schwergeschädigte Patienten, die inadäquate Verhaltensweisen aufweisen, von außen her so zu beeinflussen, dass sie angepasste Verhaltensweisen zeigen. Interne Ansätze lassen sich anwenden, wenn jemand von sich heraus motiviert ist, seine eigenen Verhaltensweisen zu verändern.
Interne Behandlungsansätze beinhalten Belohnung (positive Verstärkung) erwünschter Handlungen und Nichtbeachtung (Löschung) oder sogar Bestrafung (z. B. durch Entzug von Privilegien) unakzeptabler Verhaltensweisen. Ein effektives Programm sollte den gesamten Tagesablauf umspannen und möglichst alle involvierten Personen einbeziehen, damit man nicht gegeneinander arbeitet.

Eames und Wood beschrieben einen jungen Mann, der nach einer Hirnschädigung permanent seinen Analbereich mit Hand und Unterarm stimulierte. Auf Ermahnungen reagierte er explosiv und war aus der Psychiatrie mit der Diagnose *nicht führbar* entlassen worden. Die Behandlung basierte auf einem Token-System; er bekam Plastikgeldstücke („Chips"), die er für Privilegien eintauschen konnte, außerdem Aufmerksamkeit und Lob für erwünschte Verhaltensweisen. Beim Auftreten von inakzeptablen Handlungen wurde die *time out*-Technik mit Entzug von allen sozialen Verstärkern angewandt, d. h. man beachtete ihn einfach nicht mehr. Die Therapie zog sich rund 12 Monate hin und zeigte eine deutliche Minderung der unangemessenen Verhaltensweisen.

Eine Studie von Sohlberg und Mitautoren beschrieb einen 38-jährigen Geschäftsmann, der durch einen Unfall Hirnblutungen erlitten hatte. Er war apathisch, wenig motiviert, antriebsgehemmt, sagte praktisch nie etwas von sich aus und konnte keinen Augenkontakt halten. Im ersten Schritt wurde nonverbales Verhalten verstärkt, z. B. vermittels zustimmenden Lächelns, Hinwendung zum Patienten und Kopfnicken. Dann wurde belohnt, wenn der Patient etwas spontan von sich aus sagte. Der Betroffene protokollierte sein eigenes Verhalten schließlich selbst, um die Eigenbeteiligung zu erhöhen. Die Beteiligung an Gesprächen stieg hierdurch erheblich an.

Eine Hirnschädigung kann jeden von uns an irgendeinem beliebigen Tag treffen. Von einer Sekunde zur anderen brechen dann sämtliche Lebensziele zusammen. Eine schwere ZNS-Läsion ist über den rein organischen Schaden hinaus auch ein Ereignis mit weitreichenden psychosozialen Konsequenzen. Es lassen sich dabei mehrere Einflussbereiche unterscheiden: die Schwere der neurologischen Hirnschädigung ist ursächlich für die Funktionsdefizite verantwortlich, unter denen der Patient leidet. Je mehr man durch Ergo-, Physio- oder logopädische Therapie verbessern kann, umso positiver wird auch die Stimmung des Patienten, da er das Gefühl hat, dass es bergauf geht. Viele Patienten sind direkt nach der Hirnschädigung völlig hilflos; jede Tätigkeit, die sie wieder selbständig durchführen können, erfüllt sie mit Glücksgefühlen.

Im Bereich der psychischen Verarbeitung kann man dem Betroffenen helfen, mit der Situation etwas besser klar zu kommen. Bei der Krankheitsverarbeitung und dem Aufbau neuer Ziele helfen Psychotherapeuten, z. B. Neuropsychologen, Gesprächs- oder Verhaltenstherapeuten.

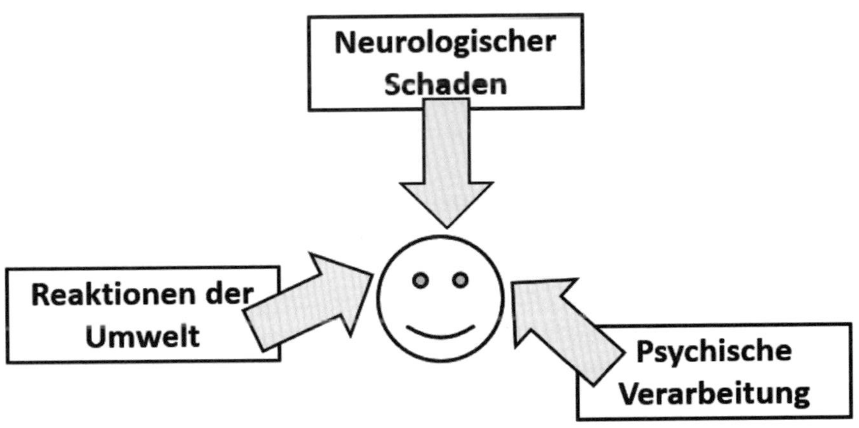

Wichtig ist die Unterstützung aus der Umwelt (sog. *„social support"*). Je hilfreicher Familie, Freunde und Bekannte oder sogar der Arbeitgeber sind, umso eher kann der Patient auch wieder ein positives Bild aufbauen. Ständige Kritik (*„Nun stelle Dich doch nicht so an"*) hilft nicht, wohl aber Lob und Zuwendung. Die Familie des Patienten leidet allerdings ebenso, denn die bisherige Struktur der Familie zerbröckelt und muss sich neu formieren. Direkt nach der Schädigung besteht bei der Familie fast immer eine Phase des völligen Entsetzens mit Bangen um das Leben des Angehörigen. Eine zweite Phase ist die der Hoffnung auf schnelle und totale Besserung. Hieran schließt sich oft eine Phase der Verzweiflung an, wenn sichtbar wird, dass die Probleme langfristig bestehen bleiben werden. Insbesondere der Partner ist gezwungen, neue Rollenverpflichtungen zu übernehmen. Oft müssen Verwandte eingebunden werden, um die Betreuung zu gewährleisten. Mit der Erkrankung eines Kindes verschwinden Zukunftshoffnungen der gesamten Familie. Die Umstrukturierungen sind gravierend und werden nicht von allen Beteiligten gemeistert. Ältere Ehepartner, die sich einen Lebensabend mit gemeinsamen Unternehmungen vorgestellt hatten, müssen ihren Partner nun füttern und auf die Toilette bringen. Gerade wenn junge Menschen betroffen sind, kommt es leicht zur Trennung und Scheidung. Die psychotherapeutische Behandlung Hirngeschädigter erfordert von allen Behandlern ein hohes Maß an Flexibilität, um auf die speziellen Probleme adäquat reagieren zu können.

Raum für Notizen

Raum für Notizen

Raum für Notizen

Raum für Notizen

Raum für Notizen

Praxisbücher von Prof. Dr. Erich Kasten

Erich Kasten

Progressives Gedächtnis- und Konzentrationstraining

Am Anfang des Bandes finden Sie einen Test, mit dem Sie prüfen können, ob Sie wirklich Schwierigkeiten des Behaltens haben. Das Buch erklärt dann, wie man Texte bearbeitet, die wichtigsten Informationen herausfiltert und wie man sich diese am besten einprägen kann.

In zehn Kapiteln werden anschließend kurze Artikel vorgelegt, die auf diese Weise bearbeitet werden sollen. Die Abfrage der Informationen wird durch eine riesige Fülle von Übungen verzögert, z.B. Konzentrationstrainings, Aufgaben zum Leseverständnis, freies Zeichnen, fehlende Buchstaben finden, Fehlersuche, Übungen zum logischen Denken, den Weg durch ein Labyrinth suchen, Aufgaben zur Rechtschreibung und zum Kopf- und Textaufgaben-Rechnen, Geheim-Code-Entziffern, Sätze ergänzen, Altgedächtnis prüfen und vieles andere mehr. Die Bearbeitung macht Spaß, der Übende lernt Gedächtnistechniken anzuwenden und merkt rasch, dass man Informationen auf diese Weise gut behalten kann. Die einzelnen Kapitel haben ansteigenden Schwierigkeitsgrad, sowohl bei den Merk- als auch bei den Konzentrationsübungen, und sind dadurch für nahezu alle Gruppen von Betroffenen gut geeignet.

3. Auflage, 232 S., Format 16x23cm, br, Alter: ab Jugendalter
ISBN 978-3-938187-61-6 | Bestell-Nr. 9412 | 17,90 Euro

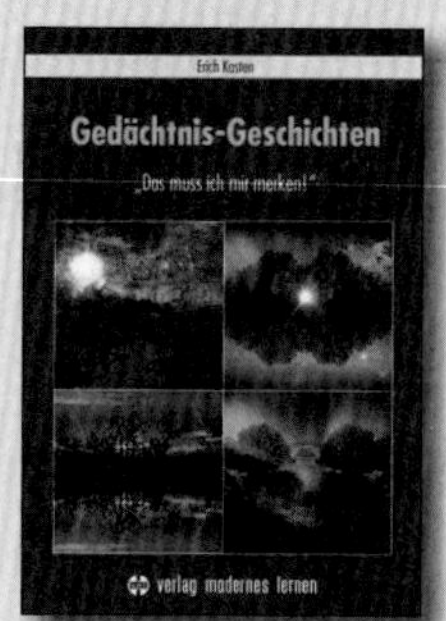

Erich Kasten

Gedächtnis-Geschichten

„Das muss ich mir merken!"

Aus Erfahrungen zu lernen ist nur möglich, indem wir das Erlebte in unserem Gehirn abspeichern, und ohne Gedächtnis könnten wir uns in dieser Welt weder zurecht finden, noch weiterentwickeln. Wir könnten uns kein neues Wissen merken, keine Termine im Kopf behalten und würden uns in derselben Umgebung jedes Mal wieder verirren. Das Gedächtnis ist damit eine der wichtigsten Funktionen des menschlichen Verstandes. Dieses Buch fokussiert darauf, wie man Informationen aus Texten systematisch und schnell erfassen kann. Hierzu werden (überwiegend frei erfundene) Zeitungsartikel präsentiert, die der Leser durcharbeiten soll und deren Information dann über mehrere Übungsdurchgänge hinweg immer wieder abgefragt werden. Gepaart wird dieses Gedächtnistraining mit dazwischengesetzten Konzentrationsübungen, Denksportfragen und kreativen Aufgaben, so dass niemals Langeweile aufkommt.

256 S., Format 16x23cm, br, Alter: ab 15
ISBN 978-3-8080-0815-7 | Bestell-Nr. 5230 | 19,95 Euro

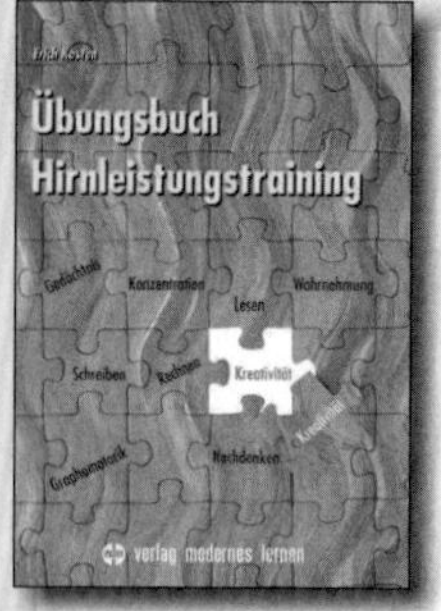

Erich Kasten

Übungsbuch Hirnleistungstraining

Hier finden Sie 137 abwechslungsreiche Übungen mit insgesamt zweitausend Einzelaufgaben, um ein gezieltes Hirnleistungstraining durchzuführen. Anhand von Symbolen im Inhaltsverzeichnis lassen die Übungen sich leicht bestimmten Schwerpunkten zuordnen, z.B.: Konzentration, Gedächtnis, Sprache, visuelle Wahrnehmung, Lesen, Textverständnis, Schreiben, Rechnen, Graphomotorik und Nachdenken. Innerhalb der einzelnen Übungsbereiche haben die Aufgaben meist ein ansteigendes Schwierigkeitsniveau, um das Leistungsvermögen stufenweise zu erhöhen. Viele der Aufgaben fördern auch die Kreativität des Übenden und machen richtig Spaß. Ein Hirnleistungstraining mit diesem Buch wird für Jung und Alt nicht zur langweiligen Pflichtübung, sondern zur interessanten Herausforderung, an der man eigene Fähigkeiten messen und trainieren kann. Durch die große Fülle unterschiedlichster Übungen eignet das Buch sich ebenso zur Erhöhung der Konzentration bei lernschwachen Schülern, zur Behandlung von Patienten mit Leistungseinbußen nach einer Hirnschädigung wie auch zur Anregung für ältere Menschen und alle anderen, die sich geistig fit halten wollen.

8., aktualisierte Auflage, 240 Seiten, 16x23cm, br, Alter: ab 18
ISBN 978-3-8080-0842-3 | Bestell-Nr. 8552 | 17,50 Euro

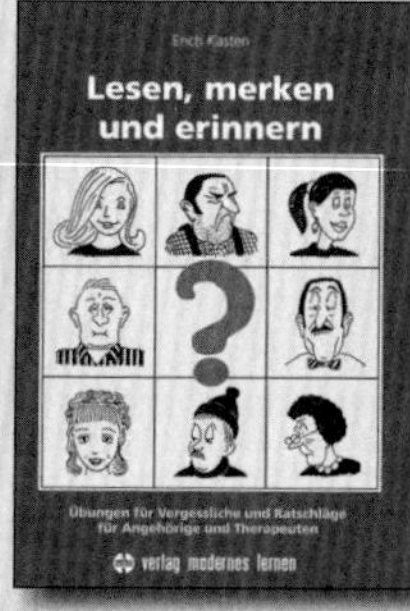

Erich Kasten

Lesen, merken und erinnern

Übungen für Vergessliche und Ratschläge für Angehörige und Therapeuten

„Das anschaulich geschriebene Arbeitsbuch über die Therapie von Störungen des Mittelzeitgedächtnisses bietet über 70 erwachsenengerechte Aufgaben für lese- und schreibfähige Patienten. Dabei gibt es acht verschiedene Aufgabentypen, wie Wortlisten merken, Zeitungsartikel lesen und wiedergeben oder Einkäufe per Liste erledigen. Durch die verschiedenen Aufgabentypen können gleichermaßen unterschiedliche Gedächtnisstrategien vermittelt, aber auch dem Lerntyp entsprechende Varianten beim Assoziieren ausfindig gemacht werden. Zu Beginn eines jeden Kapitels werden dem Leser die betreffenden Strategien dargestellt, die bei den dann folgenden 10 Aufgaben des gleichen Typs verwendet werden können. Der Übungsteil ist auch als Eigenprogramm und Therapiematerial für Kleingruppen verwendbar. Das Buch ist allen Vergesslichen sowie deren Angehörigen und Therapeuten, die gerne mit Papier und Bleistift arbeiten, statt am Bildschirm zu sitzen, sehr zu empfehlen." Kirsten Minkwitz, Ergotherapie & Rehabilitation

„Ich empfehle das Buch Menschen jeden Alters, die einfach mal etwas für ihr Gedächtnis tun möchten, ohne größere Einschränkungen zu haben. Es gibt dem Leser die Möglichkeit, in seiner eigenen Geschwindigkeit ein strukturiertes Training zu absolvieren." Natali Mallek, www.mal-alt-werden.de

8. Aufl. 2023, 192 S., durchgehend illustriert, Format 16x23cm, br, Alter: ab 13 | **ISBN 978-3-86145-332-1 | Bestell-Nr. 8533 | 15,30 Euro**

310/02-23

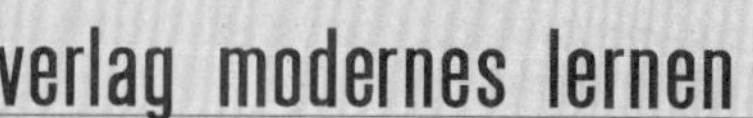

Schleefstraße 14, D-44287 Dortmund
Telefon 02 31 12 80 08, Fax 02 31 12 56 40
E-Mail: info@verlag-modernes-lernen.de
Leseproben und Bestellen im Internet: www.verlag-modernes-lernen